FASCIAL DYSFUNCTION

MANUAL THERAPY APPROACHES

后浪出版公司

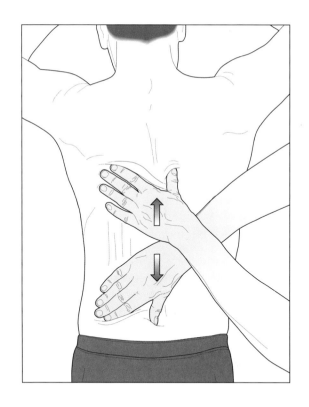

LEON CHAITOW

［英］里昂·蔡托 —— 编著

李哲 —— 译

筋膜功能障碍
与手法

科学技术文献出版社
SCIENTIFIC AND TECHNICAL DOCUMENTATION PRESS

·北京·

图书在版编目（CIP）数据

筋膜功能障碍与手法 /（英）里昂·蔡托（Leon Chaitow）编著；李哲译 . — 北京：科学技术文献出版社，2020.10

书名原文：FASCIAL DYSFUNCTION: Manual Therapy Approaches

ISBN 978-7-5189-6826-8

Ⅰ . ①筋… Ⅱ . ①里… ②李… Ⅲ . ①筋膜疾病—诊疗 Ⅳ . ① R686.3

中国版本图书馆 CIP 数据核字（2020）第 100570 号

著作权合同登记号　图字：01-2020-2958

中文简体字版权专有权归银杏树下（北京）图书有限责任公司所有。

FASCIAL DYSFUNCTION Manual Therapy Approaches by Leon Chaitow

The original English language work has been published by:

Handspring Publishing Limited

Pencaitland, EH34 5EY, United Kingdom

筋膜功能障碍与手法

责任编辑：彭　玉　王梦莹　　责任出版：张志平　　　　筹划出版：银杏树下

出版统筹：吴兴元　　　　　　营销推广：ONEBOOK　　装帧制造：墨白空间

出　版　者	科学技术文献出版社
地　　　址	北京市复兴路 15 号　邮编 100038
编　务　部	（010）58882938，58882087（传真）
发　行　部	（010）58882868，58882870（传真）
邮　购　部	（010）58882873
销　售　部	（010）64010019
官 方 网 址	www.stdp.com.cn
发　行　者	科学技术文献出版社发行　全国各地新华书店经销
印　刷　者	北京盛通印刷股份有限公司
版　　　次	2020 年 10 月第 1 版　2020 年 10 月第 1 次印刷
开　　　本	710×1000　1/16
字　　　数	369 千
印　　　张	20　彩插 4 面
书　　　号	ISBN 978-7-5189-6826-8
定　　　价	68.00 元

筋膜功能障碍与手法

里昂·蔡托（Leon Chaitow ND, DO） 编著

英国国家注册骨科医生，英国伦敦威斯敏斯特大学前高级讲师、荣誉研究员；《人体与运动疗法》杂志主编；美国艾达·P. 罗尔夫研究基金会主任；美国筋膜研究大会和筋膜研究学会常务委员会委员。

本书由以下人员贡献

朱利安·M. 贝克（Julian M. Baker）

斯特凡诺·卡萨帝（Stefano Casadei）

里昂·蔡托（Leon Chaitow）

朱莉·安·戴（Julie Ann Day）

约翰·迪克森（John Dixon）

塞萨尔·费尔南德斯-德拉-佩尼亚（César Fernández-de-las-Peñas）

罗伯特·施莱普（Robert Schleip）

威廉·傅里叶（Willem Fourie）

桑迪·弗里茨（Sandy Fritz）

沃伦·I. 哈默（Warren I. Hammer）

伊丽莎白·A. 霍利（Elizabeth A. Holey）

乔纳森·马丁（Jonathan Martine）

迪沃·吉塔·穆勒（Divo Gitta Müller）

托马斯·W. 梅尔斯（Thomas W. Myers）

亚历桑德罗·佩德雷利（Alessandro Pedrelli）

安德烈·派拉特（Andrzej Pilat）

安东尼奥·斯泰科（Antonio Stecco）

卡拉·斯泰科（Carla Stecco）

保罗·托兹（Paolo Tozzi）

米歇尔·沃森（Michelle Watson）

贡献者列表

朱利安·M. 贝克

（Julian M. Baker）

鲍恩技术践行者、创始人和首席讲师

英国，欧洲博文学院

斯特凡诺·卡萨帝

（Stefano Casadei）

物理治疗师和筋膜手法治疗导师

意大利，切塞纳

里昂·蔡托

（Leon Chaitow）

英国国家注册骨科医师

威斯敏斯特大学荣誉研究员

英国《人体与运动疗法》杂志主编

美国艾达·P. 罗尔夫研究基金会主任

美国筋膜研究大会和筋膜研究学会常务委员会委员

朱莉·安·戴

（Julie Ann Day）

取得认证的筋膜手法治疗教师（斯泰科方法）

筋膜手法治疗协会秘书

意大利，维琴察

约翰·迪克森

（John Dixon）

英国米德尔斯堡蒂赛德大学健康与社会护理学院康复科学

塞萨尔·费尔南德斯－德拉－佩尼亚

（César Fernández-de-las-Peñas）

西班牙马德里雷·胡安·卡洛斯·阿尔科康大学物理治疗、职业治疗、物理医学和康复系主任

丹麦奥尔堡大学，健康科学与技术系，感觉和运动相互作用（SMI）中心

威廉·傅里叶

（Willem Fourie）

执业者

南非，罗德波特

桑迪·弗里茨

（Sandy Fritz）

创始人、董事和首席讲师

健康提升中心

美国密西根州拉皮尔治疗按摩与身体工程学院

沃伦·I. 哈默
（Warren I. Hammer）
纽约，塞尼卡瀑布城纽约脊骨神经科医学
院研究生院
美国密苏里州，布卢明顿，西北健康科学
大学

伊丽莎白·A. 霍利
（Elizabeth A. Holey）
英国米德尔斯堡泰赛德大学前副校长
英国米德尔斯堡泰赛德大学健康和社会保
健及理疗科副主任

乔纳森·马丁
（Jonathan Martine）
已注册的高级罗尔夫按摩治疗师
美国，科罗拉多州博尔德

迪沃·吉塔·穆勒
（Divo Gitta Müller）
体细胞学引导骨再生术持续运动学教师
德国，慕尼黑

托马斯·W. 梅尔斯
（Thomas W. Myers）
美国缅因州沃波尔运动有限公司主管

亚历桑德罗·佩德雷利
（Alessandro Pedrelli）
物理治疗博士
执业筋膜治疗手法教师（斯泰科方法），
意大利，维琴察

安德烈·派拉特
（Andrzej Pilat）
"Tupimek"肌筋膜治疗学院主任
自治大学物理治疗学院讲师
西班牙，马德里

罗伯特·施莱普
（Robert Schleip）
筋膜研究项目主任
乌尔姆大学应用生理学研究所，乌尔姆
欧洲罗尔夫按摩治疗法协会研究主任
德国，慕尼黑

安东尼奥·斯泰科
（Antonio Stecco）
意大利帕多瓦大学物理医学和康复专家

卡拉·斯泰科
（Carla Stecco）
意大利帕多瓦大学分子医学系助理教授

保罗·托兹
（Paolo Tozzi）
意大利罗马整骨疗法学院
意大利维琴察筋膜治疗手法协会副主席

米歇尔·沃森
（Michelle Watson）
考文垂大学物理治疗系原高级讲师
英国斯特兰福德雅芳治疗融合有限公司
总经理及临床主管

前言

长久以来，解剖学家一直在仔细地整理和分解结缔组织，以解释教科书中出现的吸引人的肌肉、关节和器官的图像，但是这些图像对于那些在解剖过程中观察到相同结构的人来说往往又显得难以辨认。

毫不夸张地说，筋膜最终出现在裁剪室的地板上，是为了展示一件可以放在咖啡桌上的艺术品，而与其物理存在无关。

著名的荷兰解剖学家雅普·范德瓦尔（Jaap van der Wal）甚至建议，解剖教科书应该放在书店的小说类书架上！他指出："经过研究，我认为应将筋膜视为必须移除的结缔组织，因为它们'覆盖'了一些东西，一些必须分离的东西，一些需进行解剖和揭示的结构（'器官'）必须被'清理'，'清除'结缔组织。结缔组织就像一个覆盖物或套管，存在于被解剖的组织之间，通常在解剖过程中必须将其移除。"

筋膜/结缔组织对于解剖学家来说似乎是多余的，科学家们很少去研究和理解它的多重功能。

因此，数十年来，对筋膜的研究基本上被忽视了，除了格林内尔（Grinnell，2007）的成纤维细胞力学研究；欣茨及加比亚尼（Hinz & Gabbiani，2010）的纤维化和伤口愈合研究；慧京（Huijing，1999）的力传递研究；英伯（Ingber，2010）的机械转导和张拉整体研究；郎之万（Langevin，2006）的信号机制研究；珀斯洛（Purslow，2002）的结缔组织结构研究；里德及鲁宾（Reep & Rubin，2010）的流体动力学研究；所罗门（Solomonow，2009）的韧带研究；斯泰科等人（Stecco et al.，2009）的解剖筋膜的连续性研究；特萨兹等人（Tesarz et al.，2011）的筋膜神经学研究；范德瓦尔（van der Wal，2009a，2009b）的筋膜结构；威拉德（Willard，2007）的筋膜连续性研究。

虽然这些例子可能显示了一系列丰富的有关筋膜和结缔组织的研究活动，然而现实情况是，多年来在科学主体上，筋膜已经是一个被遗忘的组织，一个明显不重要、单调乏味且多余的结构，是为了使更引人注意的器官、肌肉、神经等接受充分的观察和检查，需要被剔除（在解剖中）的结构。

2007年，首届多学科国际筋膜研究大会（FRC1）在位于波士顿的哈佛医学院会议中心举行。

这次大会主要是由临床医生、治疗师和执业医师策划的，但并不仅限于罗尔夫结构整合、骨科和按摩行业。大会的理念很简单：邀请世界上最好的科学家，举办一个大会让他们向观众展示他们的主要研究成果。执业医师急于了解他们每天看到的关于患者的临床结果的产生机制，虽然在很大程度上这些结果是无法解释的。

令组织者真正感到意外的是，大多数科学家都同意出席，这次大会取得了惊人的成功。

科学家们惊讶地发现，有一群热情的听众并不是科学家和临床医生，他们对能够向科学家提出问题感到兴奋，其中许多人对他们的研究与手动治疗师的相关性知之甚少。

之后，依次在阿姆斯特丹自由大学（2009）和温哥华（2012）举行了FRC会议。而第四届FRC会议则于2015年在华盛顿举行。

这些会议对全球筋膜研究的影响是惊人的。

例如，2012年科学家、临床医师（筋膜研究会议发起的驱动力之一）汤姆·芬德利（Tom Findley）医学博士指出，"在Ovid Medline或Scopus（两个在线数据库）中检索到的关于筋膜的同行评议的科学论文数量已经从20世纪70年代和80年代的每年200篇增加到2010年的近1000篇"，这一增加趋势仍在持续。

每一个筋膜研究活动都是建立在之前的基础之上的，从业者和科学家之间互相告知、提问和学习，他们的对话越来越多。

然而，负面影响也出现了——对证据的误读，这是筋膜研究的一种常见问题。在这种误读中，复杂的过程和机制被过度简化到荒谬的程度，经常被不知情的治疗师和实践者忽视，这正是编写这本书的主要原因。

这本书的目的是解释从研究会议中涌现出来的大量的复杂科学信息的临床相关性，特别是最近的筋膜研究（已成为研究的热点）。

筋膜在身体中的多重作用，以及可能出现问题的地方，在本书的第一部分中将被概述，同时还包括评估和触诊方法的描述，以及对各种形式的手动治疗效果产生机制的总结。

第二部分包含了一系列的章节，分别详细介绍了若干主要的、与筋膜有关的治疗方法及其有效性证据，并阐述了其作用机制。

这本书应该被看作对当前基于研究获得的知识的转化，旨在平衡过多的与筋膜功能、功能障碍和治疗有关的错误信息。

随着新证据的出现，这是一个持续不断的过程，因此需要不断地转化，以便科学可以持续指导实践。

里昂·蔡托（Leon Chaitow）
希腊科孚岛，2014

参考文献

[1] Findley T 2012 Editorial: Fascia science and clinical applications: a clinician/researcher's perspectives. J Bodyw Mov Ther 16:64–66.

[2] Grinnell F 2007 Fibroblast mechanics in three dimensional collagen matrices. First International Fascia Research Congress, Boston.

[3] Hinz B, Gabbiani G 2010 Fibrosis: recent advances in myofibroblast biology and new therapeutic perspectives. F1000 Biology Reports 2:78.

[4] Huijing PA 1999 Muscle as a collagen fiber reinforced composite: a review of force transmission in muscle and whole limb. J Biomech 32(4):329–345.

[5] Ingber DE 2010 From cellular mechanotransduction to biologically inspired engineering: 2009 Pritzker award lecture, BMES annual meeting October 10, 2009. Annals of Biomedical Engineering 38(3):1148–1161.

[6] Langevin HM 2006 Connective tissue: a body-wide signaling network? Med Hypotheses 66(6):1074–1077.

[7] Purslow PP 2002 The structure and functional significance of variations in the connective tissue within muscle. Comp Biochem Physiol A Mol Integr Physiol 133 (4):947–966.

[8] Reed, R Rubin K 2010 Transcapillary exchange: role and importance of the interstitial fluid pressure and the extracellular matrix. Cardiovascular Research 87(2):211–217.

[9] Solomonow M 2009 Ligaments: a source of musculoskeletal disorders. J Bodyw Mov Ther 13(2):136–154.

[10] Stecco A et al. 2009 Anatomical study of myofascial continuity in the anterior region of the upper limb. J Bodyw Mov Ther 13(1):53–62.

[11] Tesarz J et al. 2011 Sensory innervation of the thoracolumbar fascia in rats and humans. Neuroscience 194:302–308.

[12] van der Wal J 2009a The architecture of connective tissue as a functional substrate for proprioception in the locomotor system. Second International Fascia Research Congress, Amsterdam, October 27–30.

[13] van der Wal J 2009b The architecture of the connective tissue in the musculoskeletal system an often overlooked contributor to proprioception in the locomotor apparatus. Int J Ther Massage Bodywork 4(2):9–23.

[14] Willard F 2007 Fascial continuity: four fascial layers of the body. First International Fascia Research Congress, Boston.

彩 插

彩插中的所有图在内文中再次被引用时会以黑白印刷的形示呈现（参见图号）。

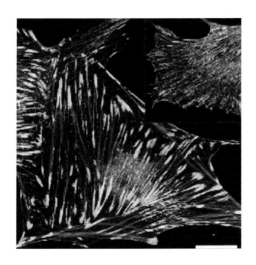

彩图 1 （图 1.2）硬基上的肌成纤维细胞（左）和软基上的肌成纤维细胞（右）

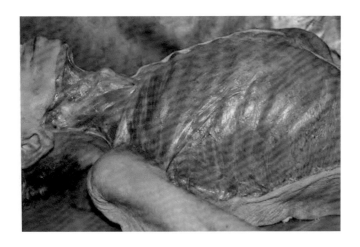

彩图 2 （图 1.6）胸大肌和前锯肌的外肌筋膜，注意其与颈筋膜之间的浅筋膜的连续性。图片由卡拉·斯泰科（Carla Stecco）提供

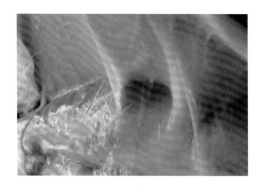

彩图3（图3.3）在解剖中筋膜粘连在一起。活体中和尸体中均可见毡状筋膜粘连。图片由罗伯特·施莱普（Robert Schleip）提供

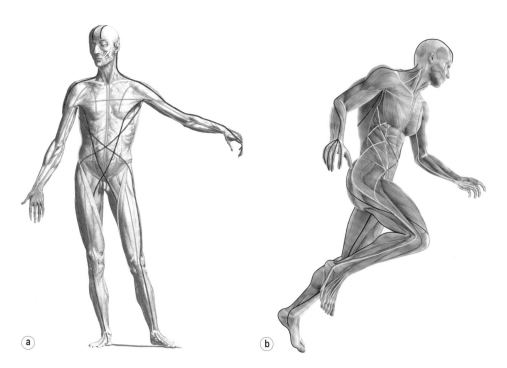

a

b

彩图4（图3.7 a & b）解剖列车中的肌筋膜经络图映射出了肌筋膜张力的连续线，它们通常沿身体的肌肉组织纵向运行

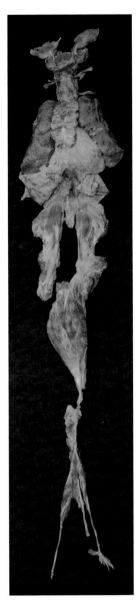

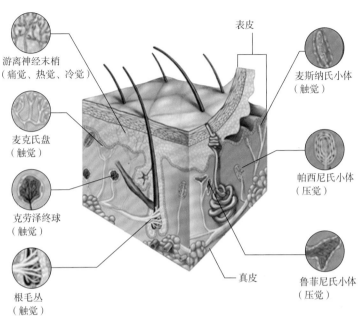

游离神经末梢
（痛觉、热觉、冷觉）

麦克氏盘
（触觉）

克劳泽终球
（触觉）

根毛丛
（触觉）

表皮

麦斯纳氏小体
（触觉）

帕西尼氏小体
（压觉）

真皮

鲁菲尼氏小体
（压觉）

彩图 6 （图 6.3）皮肤和浅筋膜内受体

引自：*Constantin 2006 Inquiry into biology. McGraw-Hill Ryerson, p.429, Fig. 12.27. Reproduced with permission of McGraw-Hill Ryerson Ltd.*，经麦格劳-希尔瑞尔森有限公司允许可转载

彩图 5 （图 3.11b）深前线被解剖成一条肌筋膜经络（至少对左腿来说如此），在线内包括作为"籽骨"的舌骨和颚骨

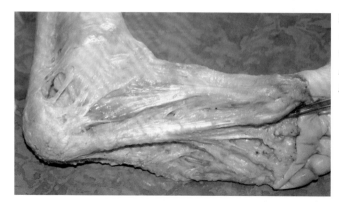

彩图 7 （图 9.4）足底筋膜解剖示意。虽然沿着足部主轴有明显的纵向连续性，但足底筋膜也通过足内侧和外侧的筋膜（分别为姆展肌筋膜和小趾展肌筋膜）延展

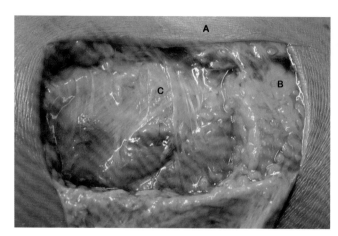

彩图 8 （图 14.4）类似基质的筋膜示意（注意高度水化）。图示位置为左侧肘窝区域。A：皮肤；B：浅筋膜层；C：深筋膜层

目录

第一部分

筋膜的基础知识

对于最近涌现的大量筋膜研究的临床相关性问题，需要且值得进行必要的澄清。在本书的这一部分中，作者总结了当前筋膜研究的关键领域内容，并且提供了手动治疗的相关证据。因此，在开篇章节中将评估筋膜的多重作用和功能障碍出现的方式，接着在逻辑上深入研究了评估方法，以及哪些类型的手动治疗已被

证实对筋膜行为产生了积极的影响。最近的研究为筋膜领域提供了关于筋膜功能、功能障碍、评估和治疗的洞见，因此这些方法都有相关证据的支撑，使读者能够从中提取与自己工作最相关的内容。随后的章节列出了许多与筋膜相关的方法案例，其中包括关于这些方法的治疗价值的证据。

第一章

筋膜功能的临床相关性：转化科学

里昂·蔡托（Leon Chaitow）

本章从手动治疗师的角度探讨了筋膜的显著功能，揭示了筋膜功能、功能障碍和筋膜解剖生理特征之间的临床相关性。

正如本章所述，筋膜有多种功能，当它们因各种原因（衰老或创伤）而受到干扰时，保持和恢复这些功能应该是从业者和治疗师的主要关注点。

定义：筋膜是什么及它有什么作用

目前还没有公认的筋膜分类方法。施莱普（Schleip，2012a）指出，至少有 3 种常见的筋膜分类方式：

• 联邦国际解剖术语委员会（1998）将筋膜描述为"鞘，片状或其他可解剖的结缔组织聚集物"，包括"与之相关的内脏和可解剖的结构"（解剖术语，1998）。

•《格氏解剖学教学版》（Stamdring et al.，2008）将筋膜描述为"结缔组织团块，大到足以用肉眼看到"，强调"筋膜中的纤维往往是交织在一起的"，它包括"疏松的网状结缔组织"，如皮下组织"浅筋膜"层。

• 国际筋膜研究大会（Schleip et al.，2012b）将筋膜描述为"纤维性胶原组织，是全身张力传递系统的一部分"。

当筋膜处于放松或者紧张状态时，为了提高筋膜的功能，我们需要：

• 理解筋膜的角色，它是什么及它的作用是什么（第一章）。

• 注意筋膜是如何变得功能不全的，进而会出现什么症状（第二章）。

• 具有鉴定、观察、触诊和评估筋膜功能和功能障碍的能力，这是第三章和第四章的主要内容（由托马斯·梅尔斯和里昂·蔡托撰写）。

• 注意能够防止出现功能障碍的方法，以及能有效地恢复和（或）增强其功能的方法。在第五章和第二部分（包括第六章至第二十章）为读者提供了 15 个不同的筋膜护理和治疗模型。这些章节研究了最广泛使用的筋膜治疗方法的原理、机制（就目前所了解的而言），以及有关治疗效果的证据（就目前所知）。

当选择治疗方法时，应有能够用于临床推理的循证照片，并为向患者或客户解释可能的筋膜介入提供基础。因此，在处理现有的与筋膜相关的问题时，应做出有效的临床选择。

本书中出现的术语

考虑到以上列出的各种定义，在适当的情况下，本书通过考虑以下因素来描述单个筋膜组织和结构：

- 特殊组织的功能性作用，如分离筋膜。
- 与所讨论组织相关的解剖结构，如颈筋膜。
- 可以提供其他的描述，例如疏松结缔组织或致密结缔组织。
- 所处的相对层次位置可一起被描述，例如浅筋膜或深筋膜。

注意：在本书中，由于目前对术语缺乏共识，以下描述符可能出现在不同的章节或引用中，均指同一结缔组织层：表层的、皮下的、疏松的、非致密的、网状的、膜组织层的。

科学研究的临床相关性（及精确度）和转化的重要性

由于最近的研究大会和研讨会及关于筋膜研究成果的出版物的激增，人们对筋膜的兴趣日益浓厚，因此促进和发展了各种新的治疗方法。其中的许多方法都试图通过引用研究结果来验证自己，且有相当一部分已注册为商标（™），或者试图通过添加注册符号（®）来保护它们的特有性。

在第二部分中，这些有版权的、已注册的方法会在单列的章节中介绍。这些章节的作者解释了构建这种模式的方法和基础——也就是将科学研究转化为临床方法的方式。

这种版权保护方法的增强趋势，强调了从业者、临床医生和治疗师需要有能力对呈现给他们的证据进行批判性评估，然后做出明智的决定。这本书的主要目的之一就是提供可以用以引导执行正确判断的工具。

临床实践依赖于研究证据

除了对筋膜的解剖和生理特征进行总结，本章还概述了近期筋膜研究的关键方面，同时也提供了关于可能与临床相关的新的研究信息的转化。

为了成功地实现筋膜功能障碍的预防、评估和治愈，我们依赖于对基础科学发现的准确解释。我们越清楚地了解筋膜的解剖和生理结构，越了解研究结果的意义，就越能更好地认识到筋膜在各种疼痛和功能障碍的情况下可能发挥的作用。

- 在实验室中对细胞和组织进行的研究，对于与筋膜相关的疼痛和功能障碍的治疗，究竟意味着什么？
- 我们可以从筋膜功能的数学建模评估中学到什么？（第五章）
- 这些研究如何指导治疗方法？（第二章和第四章）
- 如何将解剖学研究，例如解剖发现，转化为临床推理？（第三章和第四章）
- 从影像学研究中获得的信息如何能为手动治疗师提供临床上有用的医学信息？（第三章和第四章）

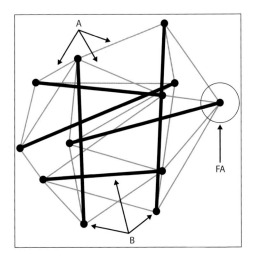

图 1.1　生物张拉整体结构模型

这是一个预应力张拉整体模型，代表了全身各个尺度上的生物张拉整体结构（在分子、组织、器官和器官系统层面上），都带有压缩和张拉元素。A＝张力特征：微丝细胞、肌肉、肌腱、韧带、筋膜。B＝压缩：DNA 螺旋、微管、细胞外基质、肋骨、骨骼、筋膜。FA＝局部粘连：细胞水平上的张性和压性元素的结合点。改编自斯瓦森（Swanson，2013）。

（生物）张拉整体结构的定义

•"张拉整体"是一个新词，结合了"紧张的整体"的元素。它描述了一种由系统各部件（刚性支板和柔性连接元件）的闭合、连续和张拉行为决定的结构形状，这些部件对张拉和压缩的响应是一致的（图 1.1）。

• 莱文和马丁（Levin & Martin，2012）观察到的生物张拉整体："它颠覆了几百年前的观念，即骨骼是被软组织覆盖的框架，并用一种集成的筋膜网状物替代了旧观念，这种结构具有'浮动'的压缩元素，缠绕在张拉元素的间隙中。"

• 英伯（Ingber，1993）已经证明了细胞是独立的预应力张拉整体结构，进而可以将分子、组织和器官看作张拉整体复合体。

• 在这些层次化的生物张拉整体系统（biotensegrity）中，单个的预应力细胞随时准备接收机械信号并将它们转化为生化反应，这就是机械转导（见下文）。

本章后面将讨论肌筋膜结构的筋膜连接、连续链、吊索、链和环的概念。有关筋膜的一些主要功能特征的摘要，请参见文本框 1.1。

关键点

张拉整体（生物）模型提醒我们，压缩或张力负荷具有力学（和化学）的机械转导效应，而结构的形状在其中发挥着重要作用，随着它的变化，其功能也随之改变（图 1.1）。（机械转导将在本章后面描述，它是指细胞将机械刺激转化为化学活动的方式）

文本框 1.1

筋膜功能特征示例（Kumka & Bonar，2012）

• **连接筋膜**：由致密结缔组织组成，可分为主动或被动两种类型，包括肌肉筋膜、区域筋膜（头颈、躯干和四肢）、腱膜、腱弓和神经血管鞘。（Terminologia & Anatomica，1998）

　　o **主动连接筋膜**：包含大量的疼痛感受器和机械感受器；在运动和关节稳定过程中是否活跃，对力的传递能否顺利进行至关重要（参见后面的章节）。它可能有收缩的能力，为肌肉提供预张力。例如，胸腰椎筋膜和髂胫束。

　　o **被动连接筋膜**：保持结构之间的连续性；具有本体感受的功能；它是通过肌肉负荷被动地参与力的传递的。例如，颈背韧带和足底腱膜。

• **成束的筋膜**：它由疏松结缔组织和致密结缔组织组成，这些结缔组织使肌肉可以保持其结构形状：

　　o 它包围着肌肉（肌外膜），也分离着肌肉纤维（肌束膜），同时覆盖着每一块肌肉纤维（肌内膜）。

　　o 束状筋膜合并形成致密的肌腱结构。这种肌束筋膜内网络既能在肌肉内部传播力量，也能集中力量，还能在协同肌群之间发挥作用，并通过筋膜与拮抗肌相连接。此外，它还为神经、血管和淋巴结构提供了一系列保护性的通道。

• **压缩筋膜**：这种致密结缔组织结构包裹和分隔四肢，包括片状层。

　　o 例如，下肢的筋膜是一种盘根错节的覆盖物，可以提供压缩力和张力，同时强烈地影响着肌肉效率和静脉回流。致密的纤维层被疏松的结缔组织分隔开来，这些结缔组织可以促进纤维层之间的滑动，从而使各层的作用有所不同。

• **分隔筋膜**：这种薄如蝉翼的材料主要由松散的结缔组织构成，有时会形成包膜、囊、分隔间、通道、鞘和衬套，将器官和身体的各个区域分隔开来，减少摩擦，同时提供减震和滑动电位，以应对运动、紧张和膨胀。

　　o 例如心包、腹膜和滑膜鞘。

库姆卡和博纳（Kumka & Bonar，2012）强调了筋膜的普遍性，他们给出了大腿上存在的所有这四类筋膜的例子：

• 髂胫束（连接）；

• 股四头肌的肌束膜（束状）；

• 阔筋膜（压缩）；

• 皮下组织（分隔）。

> **关键点**
>
> 　文本框 1.1 中注释的临床相关性与链、弦和吊索的连续性有关，也涉及筋膜连接。在本章的子标题下，如力传递和机械转导，将讨论手动治疗的具体临床意义。

筋膜：弹性是其标志

施莱普等人（Schleip et al.，2012a）将筋膜形容为："结缔组织系统中渗入人体的软组织成分。人们也可以把它们描述为纤维性胶原组织，它是全身张力传递系统的一部分。完整的筋膜网不仅包括致密的平面组织片（如隔膜、肌肉包膜、关节囊、器官包膜和视网膜），其可能被称为'特有筋膜'，而且也包括以韧带和肌腱的形式形成的网状结构的局部致密化。此外，它还包括软胶原结缔组织浅筋膜和肌内膜里最深处的肌肉层筋膜。'筋膜'一词现在还包括硬脑膜、骨膜、会阴、椎间盘纤维囊层、器官囊、支气管结缔组织和腹部肠系膜。"

筋膜是身体中所有软组织的一部分：

• 筋膜可以成束，可以包裹、保护和分隔组织，也可作为组织包膜存在。

• 筋膜参与和连接组织，发挥支撑和加强力量传递的脚手架的作用。

• 筋膜具有感觉神经功能，从微观层面，如单个细胞间的通讯，到大筋膜，如胸腰椎筋膜（TLF）。

• 筋膜为组织间的相互滑动提供了便利。

• 筋膜还提供了一种能量储存的方式——例如，在步态周期中，通过预应力筋膜结构，如腿部的大肌腱和腱膜，以弹簧般的方式发挥作用。想想袋鼠或猫！

• 结缔组织基质的多重功能及其生物张拉整体的强度和弹性的综合性质，可以用恢复力来描述。这可以被定义为具有适应扭曲力的能力，以及在适当的情况下返回初始形式和位置的能力，这是筋膜网的特性。恢复力还用以描述从疾病或伤害中迅速恢复的能力（文本框 1.2）。

筋膜的功能特性

与筋膜相关的定义和概念（见上文）为我们对如何使身体的筋膜成分具有临床意义提供了有用的观点（Langevin et al.，2011a；Swanson，2013）。结论是：

• 筋膜从微观和宏观上与身体的所有其他组织相连，因此它的三维胶原基质从头部到脚趾，从单个细胞到主要器官，在结构上都是连续的。

• 筋膜具有重要的胶质黏弹性、弹性和可塑性特征（文本框 1.2）。

• 筋膜有着丰富的神经支配，与身体的本体感觉和疼痛感相关联（文本框 1.3）。

• 筋膜是功能性的，不是被动的，而是动态和积极地参与运动和稳定的。

> **关键点**
>
> 库姆卡（2013）为我们提供了一个临床医师的视角：筋膜的形态学特征——其位置、关系、神经支配等，是临床医师接触筋膜的快捷途径。

筋膜的神经支配

• 先抛开机械转导的过程不谈（如上文所述，下文将做更详尽的描述），身体如何自我调节和适应环境，在很大程度上

文本框 1.2

筋膜性能：触变性、可塑性、弹性、黏弹性，以及拖曳、迟滞和蠕变过程

筋膜具有明显的多样化属性，这对手动治疗师来说是有意义的。在考虑筋膜特性时，应牢记两个关键原则：

胡克定律：施加在组织上的压力（即施加的力的程度）与在组织弹性范围内产生的应变（如长度的变化）成正比。参见下面关于弹性和可塑性的讨论。

沃尔夫定律：组织（如骨骼、筋膜）在受到外力或有需要时会进行重构。陈和英伯（Chen & Ingber，2007）描述了机械力是如何传递到细胞骨架和细胞核基质的，在这些细胞骨架和细胞核基质中，生化反应和转录变化是通过机械转导过程发生的。

- 筋膜是一种胶体，由悬浮在液体中的固体物质颗粒组成。施加负荷的阻力胶体的数量与施力速度成正比。举一个胶体行为的简单例子——面粉和水的混合物。用棍子或勺子缓慢搅拌得到的胶体，运动往往是平稳的，但任何快速移动的尝试都会遇到半刚性阻力（称为"阻力"）。这种胶体的性质称为触变性，在细胞外基质中最明显（在本章后面描述）。

- 胶原蛋白是体内分布最广泛的蛋白质，这决定了筋膜的胶体性质。

- 胶体的触变性意味着施加的力（负荷）越快，组织的反应就越迅猛，因

此当力快速地施加且大于骨骼的阻力时就有可能发生骨折。如果逐渐施加力量，能量就会被组织吸收并储存在组织中，且具有潜在的治疗意义（Binkley & Peat，1986）。

- 能量储备也是运动准备的一个特征，如下所述（Schleip et al.，2012a）。

当试图诱导那些最容易发生变化的筋膜软组织结构发生变化时，要降低拖拽力和阻力，就需要温和、持续、手动的负荷，如更浅、更疏松的筋膜层，而不是更致密、更深的筋膜。

- 软组织表现出不同程度的弹塑性（弹性、恢复力或"伸展性"），以承受负荷时的变形。筋膜的弹塑性特质具有一定的存在合理性，因为这些组织有能力储存一些作用在它们身上的机械能。然后，当负荷被移除时，它们就能够利用这个特性恢复到原来的形状和大小。

- 这种能量储存和能量损失的过程被称为迟滞现象（Comaux，2002）。迟滞（和蠕变）的性质为肌筋膜释放（或诱导，见第十四章）方法及神经肌肉治疗（第十五章）提供了可能的解释。在技术应用中应考虑这些特质。

- 如果负荷过大或反复施加，可能会克服组织的弹性势能，产生塑性变形，可能会导致结缔组织基质的永久性改变

或半永久性塑性变形，只有引入足够的能量来逆转变形过程，才能使其恢复正常，理想的治疗方法是采用缓慢的手动疗法（Doubal & Klemera，2002）。

• 奥尔森和所罗门（Olson & Solomonow，2009）为我们提供了一个强有力的例子来说明重复性负荷导致的疲劳对弹性的影响："黏弹性组织的特性会因长时间的循环性躯干屈曲伸展而受到损害，而这反过来又会影响肌肉的活化。这种胶体的特质在细胞外基质中最明显，被称为触变性（在本章后面描述）。人类腰椎黏弹性组织的张力降低发生在周期性屈伸期间，为了保持稳定性，肌肉组织的活跃性增加可以弥补这一点。在被动活动中，韧带-肌肉反射受到抑制，但在主动循环屈曲后变得异常活跃，这表明力矩需求是控制变量。我们认为，长时间的周期性屈曲会使黏弹性组织的功能最小化，并对神经肌肉系统提出越来越高的要求，随着时间的推移，神经肌肉系统可能会出现紊乱，并可能受到损伤。"

• 格林曼（Greenman，1996）描述了筋膜如何以可塑性和弹性的方式处理负荷和应力，其反应取决于负荷的类型、速度、持续时间和数量。当负荷逐渐施加于筋膜时，弹性反应随之发生，松弛随着组织的反应而减少。持久的负荷会导致俗称的"蠕变"，由于结缔组织的黏弹性，组织的形状会慢慢变长或变形。蠕变的一个例子就是直立时逐渐压迫椎间盘的过程。

• 任何组织的硬度都与它的黏弹性特质有关，因此也与胶原蛋白或筋膜的触变胶体性质有关。

• 坎图和格罗丁（Cantu & Grodin，2001）用"变形特征"来描述他们所看到的结缔组织的"独特"特征。如上所述，这个术语结合了黏性（永久的、塑性的）变形特性，以及像弹簧一样的（暂时的、弹性的）变形势。

关键点

对这些不同的筋膜特性的认识可以让临床医生深入了解机械负荷对他们接触的事物的影响。这种接触的另一个方面当然是知道神经系统是如何受到影响的，以及是如何受到流体力学影响的，这两个方面在本章后面会讨论到。

文本框 1.3

主要的筋膜报告站

• **高尔基受体**：它们在致密结缔组织中大量存在。在周围关节的肌腱连接和韧带中，它们被称为高尔基腱器官，在那里它可对肌肉收缩做出反应。其他高尔基受体对主动的（可能不是被动的）伸展运动做出反应，之后与其相关的运动纤维张力随之降低。人工施加的负荷在多大程度上能引起高尔基体的反应尚不清楚（Schleip，2003）。

• **帕西尼和帕西尼机械受体**：在致密结缔组织中可以发现这些受体。在肌肉筋膜、肌腱连接、深囊层和脊柱韧带中的帕西尼受体对压力和振动的变化可做出反应（但不是持续的压缩），从而增强本体感觉反馈和运动控制。

• **罗菲尼机械受体**：它们位于致密结缔组织、周围关节韧带、硬脑膜和外囊层。一些罗菲尼机械变体会对快速的压力变化做出反应，但大多数会受持续的压力，或缓慢的有节奏的深层次的触碰，以及横向（纵向的）拉伸力的影响。其影响结果包括减少交感神经活动。

• **间隙（如 3 型和 4 型）机械感受器**：这类感受器可提供感官信息，而且比帕西尼受体和罗菲尼受体的肌梭和筋膜要丰富得多。其最高密度位于骨膜。10% 是有髓鞘的（3 型），剩下的是无髓鞘的（4 型）。一些对快速压力变化有反应，另一些对筋膜（和皮肤）伸展有反应，还有一些则是低阈值，对轻如画家画笔的触摸做出反应（Mitchell & Schmidt 1977）。它们也被称为筋膜间组织受体（感受器）。施莱普（Schleip，2011）认为这些内感受器具有自主影响作用，如对血压的影响。

• 第五章将进一步探讨临床应用中适用的可影响不同神经受体的手动疗法。

关键点

认识不同程度、不同时间和不同方向的负荷可能对筋膜内的神经结构产生的影响为临床相关治疗提供了选择；例如，将轻的、简洁的、切向负荷（影响帕西尼机械感受器），与中度、持续拉伸（影响高尔基腱器官）相比较。当有功能障碍的筋膜被拉伸或压缩时，通常会出现一种尖锐的切割或刺痛感。

取决于神经受体，它为大脑提供关于内部和外部需求的信息，从不同类型的疼痛感受器和机械感受器接收到的这些信息的转译，决定着身体对生命需求的反应方式。

• 本体感受器是一种持续监测关节位置、肌腱负荷、韧带张力、肌肉张力和收缩状态的机械感受器。高尔基腱器官（文本框 1.3）是典型的本体感受器，它们与维护关节的完整性相关。肌筋膜的本体感觉很大程度上是由位于筋膜结构内的机械感受器提供的，也包括我们所说的外骨架（Benjamin，2009）。这描述了一种虚拟的软组织骨架，肌肉中的机械感受器与肌束插入的筋膜层相连，作为力传递过程的一部分（本章后面将对此进行讨论）。

• 斯泰科等人（Stecco et al.，2007）已经证明在深筋膜中存在多种神经结构，包括罗菲尼和帕西尼小体。这有力地表明，筋膜参与了对姿势的感知，以及对运动、张力和位置的感知（文本框 1.3）。

• 此外，TLF 受不同筋膜层上神经末梢分布的显著差异性的支配：皮下组织（浅筋膜）含有大量的感觉机械感受器，如帕西尼受体和罗菲尼末梢（文本框 1.3）。被认为有痛觉反应的 P 物质阳性的游离神经末梢只存在于这些层：含有大量感觉纤维的筋膜外层和皮下组织。这一发现在一定程度上似乎解释了为什么一些针对筋膜和皮下组织的手动治疗（如筋膜释放）往往是痛苦的（Tesarz et al.，2011）。

注意： TLF 的进一步描述和特别注意事项将在第九章应用于下背痛的筋膜手法®中呈现。

与临床相关的关键筋膜特征

如上所述，筋膜支撑着身体软、硬组织间结构和功能的连续性，作为一个无处不在的具有弹塑性的敏感组织（如上所述），筋膜参与、支持、分离、连接、分割、包裹着其他组织，并赋予身体其他部分以凝聚力——但有时也支持滑移活动——同时在结构间的机械力传递方面起着重要作用（Huijing，2007）。

归纳得到的各个特性（弹性、塑性、感觉、分隔、滑动等）需要被阐明和单独讨论，就像在书的开篇章节和第二部分中对临床方法的许多讨论一样。

筋膜的所有这些功能和属性都很有趣；但其中有的要比其他的更具临床相关性。值得注意的是，潜在的具有临床相关性的筋膜特征包括筋膜细胞对不同形式和不同程度的机械负荷（机械转导）的反应方式，以及筋膜的多重连接、缠绕和连接方式是如何影响评估和治疗的。

力传导

力传导描述了细胞对不同程度的负荷做出反应的多种方式：扭曲、紧张、剪切、轻松、压缩、拉伸、弯曲和摩擦，这些方式可迅速改变细胞行为并使其产生生理适应，包括基因表达和炎症反应。结缔组织中的机械转导包括在特殊细胞之间发生的物理和化学传播过程，例如肌成纤维细胞及它们的直接生活环境，包括起作用的汤状细胞外基质（ECM）网络。力传导过程中涉及的胶原酶和TGF-β1（转化生长因子β1）至关重要，如下所示。

关键点

机械性转导效应（由于细胞的不同形式和不同程度的负荷）在多大程度上会受到手动治疗的影响仍是未知的。然而，有证据表明，局部组织张力的改变可以通过力传导影响创伤后愈合，如胶原酶的变化或TGF-β1的产生。在第五章中，我们将详细讨论这些特征。

细胞外基质（ECM）

ECM是细胞运行的物理微环境。ECM还为细胞提供了固定自身的条件（通过如下所述的黏附复合物）。

细胞周围和细胞之间的空间由结构复杂的弹性网状结构和局部分泌的蛋白质、胶原纤维和多糖分子，以及富含离子的水和糖原聚糖（GAGs）组成，如组成ECM的透明质酸。筋膜的关键细胞——成纤维细胞，可以在负荷条件下合成ECM和胶原。

• 细胞表面产生ECM的成分物质——成纤维细胞——通过GAGs和胶原纤维直接与之相连。

• 基质中的细胞外胶原纤维翻转迅速，24小时内可达50%，显示出一种活跃的不断变化的性质（Hocking et al., 2009）。

• 两个基本的因素推动了肌成纤维细胞的发展：机械应力和转化生长因子β1（TGF-β1）。

o 肌成纤维细胞通过特殊的基质黏附因子来感受压力（见下文）。

细胞基质黏附复合物（CMACs）

细胞用可溶性黏附物质将自身固定在ECM的支架上。这些蛋白聚糖和胶原纤维与细胞表面的受体相连。通过这种结构框架（参见本章前面关于张拉整体的说明），细胞可以感知并将机械信号转化为化学反应，使它们能够立即对外部负荷做出反应。因此，细胞黏附分子除了具有黏附功能外，还能调节信号转导。

• "CMACs是非常灵活和有活力的复合物，它们的成分经过快速和规范的翻转来保持机械和化学信息的微妙平衡。CMACs除了在细胞迁移中起关键作用外，其发出的信号对几乎所有主要的细胞功能都会产生影响，包括细胞存活、细胞分化和细胞增殖。"（Lock et al., 2008）

• 从字面上讲，细胞使相邻细胞"知晓"它们对变异负荷的物理和化学反应。在这个过程中，物理负荷也被转移到附着复合体上，即"锚定"到ECM细胞的虚拟"肢体"上。

• 这在伤口愈合过程中尤为重要。当肌成纤维细胞被激活成为修复伤口的结构/结构稳定剂时，研究发现，若它们所操纵的组织处于紧绷状态（而不是松弛/放松状态），他们能最有效地发挥这些作用，随着这些特征（硬/软）被它们的表面受体识别，黏附特性得到显现。

• 威普夫和欣兹（Wipff & Hinz，2009）注意到，当被置在刚性塑料上时，肌成纤维细胞的反应是扩大和发展厚应力纤维束，但当放置在柔性表面上时，它们的粘着斑没有生长，保持在相对较小的范围内（图 1.2 和彩图 1）。

流体动力学和 ECM 的治疗相关性将在下文中进行描述。

> **关键点**
>
> 要了解 ECM 的性质和功能的临床相关性应注意各种形式的负荷使其行为发生的改变，对结构和功能产生的深远影响。手动治疗对这些过程的影响将在第五章中讨论，第二部分的部分章节则概述了个体治疗的相关模型。

筋膜的特定细胞、结构和功能
（Benjamin，2009）

筋膜将身体连接在一起，是一个由致密纤维组成的全身张力网络，有时是有弹性的、脆弱的（薄如蛛丝）胶原质软组织。

注意：下文所列内容并不全面，但是突出了筋膜结构和功能的主要元素。

• **胶原：**胶原蛋白源于希腊的"胶水"一词，意为"粘合"。胶原蛋白是由不同组合和不同浓度的蛋白质组成的，它们被包裹在不同的纤维中。胶原的结构有时是根据这些纤维的方向，以及由此产生的结构的厚度和密度来描述的。胶原蛋白提供支持、形状和稳定性作用，而它与弹性蛋白

结合的比例（见下文）决定了它的柔韧性特征（Langevin & Huijing，2009）。组织特征，如纤维方向，在很大程度上依赖于它们正在适应的张力和压缩需求。身体里的大部分胶原蛋白（约 90%）是 I 型的，比如皮肤里的；当然，还有许多其他的胶原蛋白类型（Ross & Pawlina，2011）。珀斯洛和德拉赫（Purslow & Delage，2012）说，交联可以稳定肌肉筋膜中的胶原分子，但由于衰老及受饮食的影响，这些交联可能会变得过度，如烟草的毒性作用。第二章讨论了营养和生活方式对筋膜功能的影响，以及衰老或创伤导致的功能障碍的出现。胶原蛋白生成的主要影响物质稍后讨论——参见副标题下的胶原酶和转化生长因子 β-1（TGF-β1）。

• **成纤维细胞：**这是结缔组织中最常见的细胞类型。它们分泌胶原蛋白，维持细胞外基质的结构框架——细胞外基质是环绕细胞的非常多样化的网状结构，它起到了支架的作用，同时也是一个通讯网络。成纤维细胞随着活性和负荷的变化而改变其功能（见关于机械转导的讨论）。库姆卡和博纳尔（Kumka & Bonar，2012）已经注意到了这一点："成纤维细胞对周围环境有很强的适应能力，并表现出对各种机械刺激方向的重构能力，会产生生物化学反应。如果功能发生变化，如机械应力增加或固定化时间延长，成纤维细胞中原骨胶原的脱氧核糖核酸（DNA）转录将发生改变（例如，I 型胶原蛋白转化为 III 型胶原蛋白），或未分化细胞类型可能向更适应

功能的方向分化。"

• 胶原酶：当成纤维细胞受到持续负荷或周期性负荷（拉伸、剪切力或压缩力，例如水肿）影响时，它们会分泌胶原酶，这种酶会破坏胶原蛋白肽键，防止结缔组织过度形成，例如在伤口的愈合期间（Tortora et al.，2007）。

• 成纤维细胞的周期性伸展（或压缩）达到大约 10% 的可用弹性时，会引起胶原酶产量加倍。

• 相比之下，持续拉伸的效果只有 50%（Langevin，2010；Carano & Siciliani，1996）。此外，布法德等人（Bouffard et al.，2009）报告说，短而轻的、伸展的成纤维细胞会促进胶原酶的产生，减少新胶原结构的形成，因此降低了纤维化的可能性。虽然还有许多其他的机械转导过程，但这里给出的例子足以使我们对在细胞行为上产生机械影响（通过锻炼、手动疗法或针灸）的可能性有了一定的概念。

> **关键点**
>
> 潜在的临床重要性在于观察到，轻度负荷细胞在 10 ~ 15 分钟后失去了对机械变形的敏感性，需要休息或在不同的刺激条件下才能重新开始分泌胶原酶。
>
> 间歇性负荷对胶原酶产量的影响大于持续性负荷，这一观察结果在临床上也具有相关性。
>
> 一般来说，不同程度和形式的负荷包括锻炼及轻的、重的、持续的、周期

性的机械刺激会改变细胞行为和基因表达，影响组织重建——包括酶和各种生长因子，如 TGF-β1 等。

> 毫无疑问，运动增强了胶原蛋白的形成，而不运动则显著地减少了胶原蛋白的形成。

• 肌成纤维细胞：这些细胞来自成纤维细胞，由于机械负荷和随之而来的变形，成纤维细胞受到刺激，改变其形状和功能。肌成纤维细胞包括肌动蛋白和肌凝蛋白，具有平滑肌细胞的一些特征，因此它们有收缩的能力。肌成纤维细胞通过分泌新的 ECM（见上文）和运用强收缩力来帮助受损组织修复、重建和重塑。如果这些过程不受控制，就会发生组织挛缩（如杜普特伦氏症）和纤维化。第二章将进一步讨论纤维化。在成纤维细胞向肌成纤维细胞转化的过程中，有两个关键影响因素，即机械负荷和化学 TGF-β1。肌成纤维细胞的发育需要一定程度的压力，如创伤。肌成纤维细胞通过特殊的基质粘连感知负荷 / 张力的变化，使它们附着在结构的表面（见图 1.2 和彩图 1）。

> **关键点**
>
> 不同的负荷施加形式对肌成纤维细胞有机械转导作用，对重建和康复有显著影响。

• 平滑肌细胞：不出所料，它们位于平滑肌组织中，就像在内脏和血管壁中发现的那样。也许更令人惊讶的是，它们也

嵌入到了结缔组织中。这些无条纹的棘状细胞能够以缓慢的节奏进行非自主收缩。施莱普等人（Schleip et al.，2006）认为平滑肌细胞在筋膜中的存在可能与筋膜张力有关，会影响肌肉骨骼动力学行为。

> **关键点**
>
> 　　在第二章中就 pH 值改变对筋膜的影响有一个简短的讨论（有时是由呼吸过度引起的，如过度通气）。这会导致平滑肌收缩，可能与筋膜张力有关。

• **整联蛋白**：天线状的蛋白质投射，对细胞与细胞之间和细胞与 ECM 之间的通讯至关重要。托马斯·梅尔斯（Myers，2012）对此做了很好的解释："ECM 通过细胞表面成百上千的整联蛋白与细胞膜和细胞骨架相连。来自细胞外部的力通过这些黏附连接被传递到细胞的内部运行中。因此，我们现在可以理解每一个细胞及其

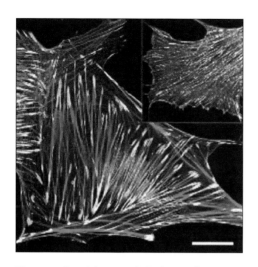

图 1.2　硬基上的成纤维细胞（左）和软基上的成纤维细胞（右）。可参考彩图 1（Wipff & Hinz，2009）

化学环境，都在对其力学环境产生'感觉'和响应。在肌肉或成纤维细胞收缩的情况下，力也会向相反的方向移动——从细胞到 ECM。"

• **纤连蛋白**：这是一种类似胶体的物质，例如，它与整联蛋白结合，就会使细胞生成受体蛋白。

• **弹性蛋白**：它使身体组织在拉伸或收缩后能恢复其形状；例如，浅筋膜要支持明显的滑行动作，就像在手背上那样，弹性蛋白的水平会随着运动而增加，以恢复位置和原有形状。

• **原纤蛋白**：ECM 的这一成分对于形成弹性纤维至关重要，弹性纤维为结缔组织提供力量和柔韧性。当它发生基因突变时，就会出现马凡氏综合征。

• **脂肪（脂肪组织）**：身体不同部位的浅筋膜中（见下文）含有不同的脂肪层，具有隔热和缓冲作用。脚后跟的这种缓冲是以纤维脂肪组织的形式存在的。

• **转化生长因子 β-1（TGF-β1）**：这是一种具有多种细胞功能的分泌蛋白，可控制细胞生长、细胞增殖和细胞分化。新胶原蛋白的形成，可以应对机械负荷（如运动或手动疗法），激活其他物质，如 TGF-β1。朗之万指出（Langevin，2006），简短的拉伸会减少 TGF-β1 对生产额外的胶原蛋白的影响，而这可能与旨在减少瘢痕或纤维化风险的手动治疗技术有关。不活动已被证明可以显著降低肌肉组织中的胶原增殖功能，但在肌腱中没有出现这一现象（Kjaer et al.，2009）。

筋膜润滑剂

• **蛋白聚糖（PG）、糖胺聚糖（GAG）**：这些亲水的、黏液状的物质，主要是由蛋白质和糖分子组合而成，形成了一个具有松散的 ECM 特征的基质。这些物质在促进营养物质和废弃物扩散方面发挥着重要作用，同时也为软骨素和其他硫酸盐，以及具有稳定、抗压或抗拉功能的各种胶原纤维提供了生存空间。

• **透明质酸（HA）**：PG 和 GAG 的这个成分具有润滑功能，有助于维持 ECM 的黏度。深层筋膜和肌肉之间有一层润滑透明质酸（Langevin，2009）。

• **负荷对 HA 的影响**：罗曼等人（Roman et al.，2013）采用复杂的数学建模方法，比较了施加 3 种不同形式的手动负荷——持续滑动、垂直振动、切向振荡时，HA 的润滑效果。由于"在治疗过程中肌肉和筋膜之间的液体产生的压力导致了液体间隙的增加"，因此可以通过 HA 的流体压力来判断其有效性。研究结果表明，"垂直振动和切向振荡可能会增加细胞外基质治疗的作用，为目前仅使用持续滑动的手动治疗提供额外的益处"。

• 朗之万等人（Langevin et al.，2011b）的研究表明，胸腰椎区域筋膜滑动电位的降低（技术上称为"胸腰椎剪切应变的降低"）与 TLF 厚度的增加有关，而男性似乎更容易出现下背痛。在 TLF 中筋膜的自由滑移运动、结缔组织层的厚度和腰痛之间的这种性别特异性联系尚未得到解释。

吉贝尔托（Guimberteau）的交替滑行模型

吉贝尔托根据观察，提出了一个不同的模型（Guimberteau & Bakhach，2006；Guimberteau，2012）：

"不同筋膜或滑行、滑动、胶原蛋白系统的传统观念都集中在这些结构的分离上。电子扫描显微镜显示这个系统不是由不同的叠加层组成的。实际上，它存在着一个单独的组织架构，具有不同的专门化功能。为了强调它的功能含义，我们将这种组织称为多微液泡胶原（动力）吸收系统（MVCAS）。"

吉贝尔托和他的同事通过详细的观察发现：

• 这种细胞间环境中含有高含水性的蛋白多糖凝胶，具有高脂含量。它的侧面是由胶原蛋白和弹性体组成的相互缠绕的液泡。

• MVCAS 被认为是："一种在不同层次上起作用并发挥着 3 个主要机械作用的有机网络：（1）以高度适应性和节能的方式对任何一种机械刺激做出反应；（2）保护结构，在行动中提供信息，并恢复到原来的形状；（3）确保各功能单元的相互依存和自治。"

他们还注意到：

• "微液泡系统的功能是维持周围结构的接近，但不受正在进行的身体动作的机械影响。相反，它也提供阻力，一开始是最小的，然后随着负荷的增加而增加。"

• 一个实际的例子是观察手指的屈

曲。在这个过程中"手掌内屈肌腱的运动几乎看不出来。皮肤下的网状组织也是如此，它是肌肉、肌腱、脂肪、腱膜和真皮下区域之间的连接纽带。位于肌腱和邻近组织之间的 MVCAS 系统似乎有利于最佳的滑动。肌腱的偏移可以是大而快速的，没有阻力，也不会引起邻近组织的任何运动，从而解释了为何这种运动对皮肤表面没有任何动态的影响"。

• 当出现水肿、创伤、炎症、肥胖和（或）衰老等负面影响时，MVCAS 的弹性响应能力就会发生改变，从而造成微液泡形状的改变。

关键点

　　ECM 和 GAGs（如透明质酸）的临床相关性强调了在筋膜层之间或涉及不同机制时，滑动功能的重要性。从本质上来说，无摩擦的肌肉活动能力是最理想的。有一些证据表明，不同形式的治疗负荷可能有助于增强滑动电位。有关负荷的具体形式，请参阅第五章。

流体力学和筋膜

• 克林格和他的同事（Klingler et al., 2004）研究了拉伸对动物结缔组织基质水合能力的影响，他们发现在拉伸时基质中水的含量就像挤压海绵一样减少了。这有效地缓解了组织的僵硬化。大约 30 分钟后，水的含量又增加了，所以在拉伸后的几个小时内，组织的弹性刚度增加了。他们的结论是，筋膜似乎对机械刺激（如压缩和拉伸）做出了水动力学式的反应，这主要是由于亲水性的 GAGs 和蛋白多糖的生物结构中出现了海绵样的机械挤压和再填充效应。这表明，至少手动治疗和锻炼的一些效果——相对于运动的放松、僵硬等——与结缔组织含水量的变化有关。这对于减少水肿，以及增加水供应不足的蛋白质以增加组织的可扩展性具有潜在的相关性。

• 里德等人（Reed et al., 2010）研究了液体在周围淋巴、血管和间质组织之间的流动方式。例如，在炎症过程中，他们发现疏松结缔组织（如上所述，包括 GAGs 和透明质酸）的物理性质可以在几分钟内发生变化，导致液体流动性增加 100 倍。他们提出："结缔组织细胞对 ECM 纤维施加拉力，从而抑制缺水的基质吸收液体和发生肿胀。"结缔组织被认为是影响液体平衡和生理机能的一个活跃特征。

• 梅尔特（Meert, 2012）指出，ECM 中的流体"为营养物质、废物和信使物质创造了一个运输空间，实际上促进了细胞外和细胞内区域之间的平衡。此外，淋巴系统将这些供应从组织间液的'海洋'中过滤出来，并将其排入静脉系统"。

• "成纤维细胞对结缔组织张力的反应是通过调节组织间液压力和腋窝液流量来实现的。从成纤维细胞到细胞外基质的力的传递……引起间质静压的变化……影响了其对损伤和炎症的反应"（Langevin et al., 2005）。

• 弗莱尔和弗萨姆（Fryer & Fossum,

2009）提出，肌肉能量技术中使用的等长收缩（MET；参考第十三章）可"增加间质间隙的引流，降低促炎细胞因子的浓度"。

• 筋膜流体力学和肌内筋膜的变化，有助于解释包括等长收缩模式的影响（如MET和本体感受神经肌肉促进疗法）。

关键点

流体动力学的临床相关性和筋膜的流体/水对柔韧性和刚度有重大影响，也会影响物质的分布，如营养、促进和抗炎症性物质，还包括将在炎症和组织修复等过程中产生的碎片的排出——影响体内平衡功能。

更大的图像：筋膜的结构特性

在下文中，将分别描述不同的筋膜结构，这可能会偏离筋膜网络是连续的这一事实；它的每一部分在结构上和功能上都与其他部分相连接。

施莱普等人对此进行了简明的描述（2012，前言）：

"筋膜体是一个巨大的网状器官，有许多袋子和数百个像绳子一样的局部致密结构，口袋里又套着数千个口袋，这些都由坚固的隔膜和松散的结缔组织层连接在一起。"

下面的文字描述了筋膜的一些不同形式、类型和位置及其"地理学"分布（参见文本框1.1中的"筋膜功能"），然后总结了如何将其转化为当前研究证据中最具临床价值的方面之一——负荷转移。

筋膜层和囊（Willard，2012a）

肌肉收缩和负荷需求所产生的张力通过筋膜片，以及致密的线、串珠状物、带状物、包裹状和绳状连接形式的筋膜（肌腱、韧带、视网膜等），传递到邻近和远处的组织。

筋膜还包括各种复杂的包、隔膜、袋和包膜形态，以包含、分隔和划分组织和结构——在许多情况下，具有可滑行或滑动的特性，为软组织层之间的无摩擦运动提供了基础。这种情况可以通过粘连和密度增加而消失或减少。

筋膜的"地理学"分布可被分解为广义的功能范畴：

1. 浅的、网状的或有膜的（疏松的）筋膜。
2. 深轴（或包裹）筋膜。
3. 脑膜筋膜（外周神经系统）。
4. 内脏筋膜（包围和支持器官）。

浅筋膜（疏松、网状或膜状）

躯干和四肢的周围有一层疏松的结缔组织和脂肪，但没有外部窍。这使得它可以在自身与更密集、更深的包裹和覆盖肌肉的筋膜之间滑动。

血管和神经通过浅脂肪层进出深层结构。

这种疏松的皮下浅筋膜是一种结缔组织，最便于（也最易接受）进行手动治疗的

文本框 1.4

疏松结缔组织和拉伸

- 朗之万等人（Langevin et al.，2005）指出，持续的轻拉伸（低于可用弹性的20%）可使成纤维细胞体周长和横截面积随着拉伸的持续时间显著增加："这项研究对我们理解正常的运动和姿势，以及使用物理疗法、按摩和针灸等结缔组织机械刺激疗法具有重要意义。"

- 傅里叶（Fourier，2009）指出，针对动物和人类的研究都表明，延长疏松结缔组织所需的理想拉伸程度不应超过可用弹性的20%，通常5%～6%就足够了。

- "当结缔组织伸展时（例如，通过物理拉伸或用针灸针的机械刺激），成纤维细胞帮助其产生和维持结缔组织基质，并使其扩大和变平。我们认为可以通过成纤维细胞表面的局灶性黏附复合物检测到拉伸，并启动由 Rho 蛋白介导的信号传导。然后细胞向外空间释放ATP（三磷酸腺苷），促进细胞形状的改变（可能会释放具有镇痛作用的分解产物）。此外，Rho 通路促进了细胞局灶粘连的重塑，后者介导了细胞与细胞外基质的连接位置和方式，导致结缔组织的松弛。"（Langevin，2013）

- 有关"局灶性粘连"的解释，请参见副标题"细胞基质黏附复合物（CM-ACs）"。

- 当受到机械压力时（如持续拉伸），肌筋膜内的成纤维细胞会分泌白细胞介素-6，这已被证明对肌肉修复至关重要的分化过程具有显著影响，且会对炎症过程具有强大的影响，即根据其他因素的不同，它有可能引发促炎或抗炎作用（Hicks，2012）。

- 成纤维细胞在拉伸等负荷下合成ECM 和胶原蛋白。

干预（见文本框 1.4，关于抻伸和浅筋膜）。

浅筋膜的主要特性

- 包含淋巴管。
- 具有减震功能，例如在脚跟处。
- 作为隔热体和热调节器。
- 以甘油三酯的形式储存能量。
- 为静脉和某些区域的大神经纤维提供通道，以及包含许多机械感受器（Schleip et al.，2012b）。
- 有时包裹退化的肌肉结构，比如颈部的颈阔肌。
- 含有弹性纤维，使皮肤（真皮、表皮）得到伸展，还能产生拉伸和弹性，促使皮肤在延长后恢复到原来的状态。
- 连接深筋膜与体表；包裹脂肪小叶（小区域）。

• 包含填充基质-ECM-细胞之间的空间，并有多个属性，决定胶原纤维的取向，以及含有各种液体，允许这些组织的运动，如滑动功能（见在本章前文中有关ECM和GAGs的注意点）。

• 里德等人（Reed et al., 2010）总结了浅筋膜基质的主要特征：

"构成间质基质的疏松结缔组织的ECM有3个主要成分：

（1）构成了器官和有机体刚性支架的胶原蛋白。

（2）弹性纤维和微纤维。

（3）由蛋白多糖、透明质酸，以及糖蛋白组成的基质物质。这种间质基质为营养物质和代谢物在任何组织细胞的内膜屏障的外腔侧之间的运输提供了途径。"

• 浅筋膜还包含各种重要的细胞类型，包括：

    o 储存脂肪的脂肪细胞；

    o 成纤维细胞（请参阅本章前面的注释）；

    o 各种免疫性血细胞，如嗜中性粒细胞和巨噬细胞；

    o 肥大细胞和浆细胞；

    o 汗腺。

关键点

临床意义上的松散组织、浅表组织及结缔组织的重要性在于其相对容易压缩，如拉伸和（或）针刺。以增加长度为目的的负荷需要轻微的延伸压力（远低于20%），通常会持续几分钟而不是几秒钟。

深筋膜（轴向或包裹）

轴向筋膜向身体深处延伸，围绕着躯干的主要肌肉、肌腱、韧带和腱膜（扁平的、宽的腱状薄片，连接肌肉及肌肉作用的身体部位），延伸到四肢，具有保护和润滑作用。肌肉收缩时的力传递是深筋膜的一个重要特征。

脑膜筋膜（外周神经系统）

它被包裹在轴向筋膜内，包围和保护神经系统的结构。

内脏筋膜和纵隔筋膜

威拉德（Willard, 2012b）对内脏筋膜进行了总结："内脏筋膜可以从颅底进入盆腔。它在身体腔周围形成包裹，在体腔中被挤压到体壁上。它还在内脏器官周围形成包膜，其中许多内脏筋膜会通过肠系膜等悬韧带到达内脏器官。在神经血管和淋巴束从胸、腹和盆腔纵隔向外辐射到达特定器官的过程中，这种筋膜也起着导管的作用。"

内脏筋膜包围和支撑器官，为身体的中线结构提供包囊（Drake et al., 2010），从鼻咽部和颈部一直延伸到胸腔（纵隔），穿过横膈膜和腹部，到达骨盆底。在中线，除了腹丛和自主神经外，它还包括主动脉、腔静脉系统和胸导管等主要血管。内脏筋膜有效地包裹所有主要器官，支持胸膜和腹膜，形成神经血管鞘。纵隔筋膜主要由疏松结缔组织组成，形成胸腔中央分隔腔，容纳主要器官及神经和血管结构。

手动治疗方法对纵隔有潜在的治疗影响（Barral & Mercier，2004）。

> **关键点**
>
> 各种筋膜的形式和位置特征与临床相关，因为存在于颅底和盆底之间的大多数结构之间的连续性，为手动治疗师提供了潜在的可能性。

四肢和躯干深筋膜的差异

四肢的深筋膜与躯干的深筋膜有明显的不同。与四肢肌肉有关的深筋膜可以自由滑动，而在躯干中，肌肉更容易附着在深筋膜上。

四肢的深筋膜不仅覆盖了肌肉。有证据表明，它们由2~3层致密层或薄片组成，这些致密层或薄片上的平行的胶原束呈波浪状排列，其中可能包括一些弹性纤维。深层、致密的筋膜层通常由疏松的薄层结缔组织隔开，这些薄层结缔组织可起到缓冲作用，使深层的筋膜层能够相互滑动，从而为有机体提供无摩擦的机械适应性。

在硬组织和软组织相遇的地方、筋膜和骨头相连的地方，以及处于紧张状态的应力纤维局部集中的区域，胶原蛋白与深层结缔组织相互连接并固定，将其合并成韧带（肌腱周围的稳定带）或纤维软骨（特别是弦软骨，如膝盖的半月板）。薄的、片状的、深层的、致密的筋膜层相对彼此定向，大约为78°。当筋膜片在下层

滑动时，这个方向显然可以减少摩擦，提高筋膜承受压力的能力。

如果肌筋膜负荷被施加到肌肉上，力就会自动通过包裹肌肉的筋膜层（肌外膜）传递到肌内结缔组织。要使这种力量得到充分的传播，连接必须牢固，不能松懈。慧京和朗之万（Huijing & Langevin，2009）认为，由于一些不致密的筋膜结构能够传递一些肌肉力量，因此对于这种结构，"疏松结缔组织"一词无法充分描述它，而首选的术语应该是"网状的"（图1.3）。

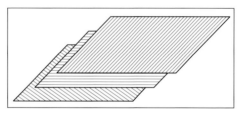

图1.3　四肢深筋膜示意图，显示了三层不同的纤维组成和方向

引自：*Figure 1.5.2 from Stecco C, Stecco A 2012 Deep fascia of the lower limbs. In：Schleip R et al.（eds）：Fascia：the tensional network of the human body. Churchill Livingstone Elsevier, Edinburgh, Ch. 1, p. 34.*

> **关键点**
>
> 例如，在以感知限制障碍为目标的手动治疗方法中，应考虑筋膜面不同方向的临床意义，以实现负荷应用方向的优化。

肌筋膜（图1.4）

• 每一块肌肉都被一层结缔组织包裹着，这层结缔组织叫作肌外膜，它通过肌

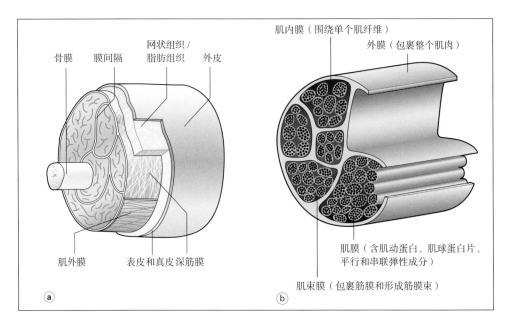

图 1.4 （a）肌筋膜层；（b）骨骼肌筋膜层

腱将肌肉与骨骼相连。

• 肌肉本身被筋膜网——肌周肌束——分成更小的肌束单位。

• 肌内膜将肌束进一步分离成肌纤维。

• 肌间隔膜是一种坚硬的筋膜，它能将四肢间室和肌肉分开，例如前壁和后壁隔、股外侧和内侧隔，以及肱骨外侧和内侧。

这些结构有利于负荷的分担和转移，使一个连续的功能机械性三维网络能够顺利运行。

力传递、载荷传递与筋膜

施莱普（Schleip，2003a，2003b）将筋膜描述为："致密的不规则结缔组织，包围并连接着每一块肌肉，甚至最小的肌原纤维，以及身体的每一个器官，在全身形成连续性。"

这种对无处不在的筋膜的准确总结将如何改变我们对运动和移动的理解？其中一个关键因素是重新学习力的传递方式。我们被引导着要考虑特定的肌肉在力的作用下的收缩，然后通过腱膜和肌腱以线性的方式传递，从而产生关节运动。

在标准解剖图集中，肌肉活动的插图通常会去除筋膜成分，以揭示运动的主要机械要素——特定的肌肉——这通常是不准确的，它忽略了至关重要的筋膜连接的连续性，在那里力同时向多个方向传

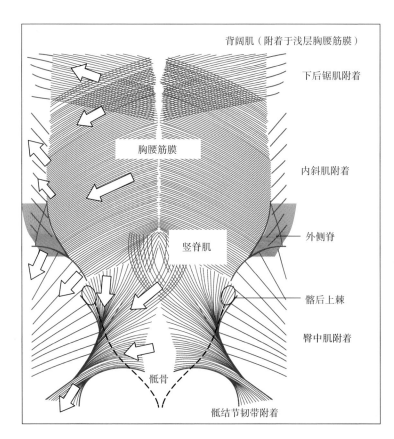

图 1.5　胸腰筋膜的深层和臀中肌的附着物，以及深层筋膜和竖脊肌之间的附着物

背阔肌（附着于浅层胸腰筋膜）

下后锯肌附着

胸腰筋膜

内斜肌附着

竖脊肌

外侧脊

髂后上棘

臀中肌附着

骶骨

骶结节韧带附着

递：有时是横向的，有时是倾斜的，有时是线性的。例如，通常情况下我们所说的髋关节、骨盆和腿部肌肉结构通过胸腰筋膜与手臂和脊柱肌肉相互作用，从而使脊柱、骨盆、腿部和手臂在一个综合系统中实现有效的负荷转移（图 1.5）。

腰筋膜间三角（LIFT）（Willard et al., 2012）

如上所述，TLF 整合了来自被动结缔组织和许多主动肌结构的力量，包括腱膜和筋膜层，它们将椎旁肌与后腹壁的肌肉分开。

• TLF 的后浅表层主要是背阔肌和后下锯状肌的腱膜，而在它的深处是包围支持腰骶棘椎旁肌的韧带鞘。

• 这个鞘与腹横肌的腱膜相遇，形成一个裂口（缝状脊）——一个致密的隔膜。这是脊柱前和脊柱后筋膜室的交界处，在这里形成腰椎筋膜间三角（LIFT）。

• 这种特殊的结构（梅尔斯术语中所说的一个"一个圆形房屋"，见第三章）有助于将腹部和四肢肌肉的负荷分配到 TLF 中，再从 TLF 中分配出来。

• 所有层的 TLF 融合于髂后上棘和骶结节韧带，对下腰椎和骶髂关节产生辅助支撑作用。

• 从腹部肌、背阔肌、下肢和骨盆肌到达腰筋膜间三角的负荷因此得以适当地分布，以帮助稳定脊柱、躯干和骨盆。

斜角肌和胸

从胸肌到心包，由于覆盖和连接它们的筋膜片和膜的存在，斜角肌与胸肌相连。因此，如果不考虑它们通过筋膜在解剖学和功能上的联系，就确诊斜角肌功能障碍是不明智的。斯泰科（Stecco，2012）指出："肌间筋膜和肌外筋膜是肌肉纤维的插入区域……可以机械地到达骨骼元素，而不必直接附着在骨骼上。"显然，这也适用于与浅筋膜（如小腿筋膜和前臂筋膜）的连接，它们为肌肉纤维提供了广泛的插入区域（图 1.6 和彩图 2）。

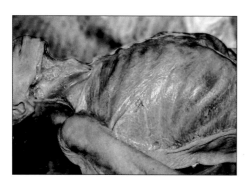

图 1.6　胸大肌和前锯肌的外肌筋膜，注意这些筋膜与颈筋膜之间的浅筋膜的连续性。参见彩图 2。图片由卡拉·斯泰科提供

肩膀、躯干、颈筋膜的连续性

斯泰科（Stecco，2012）已经发表了大量的解剖结果，如肩部深筋膜的特征与躯干和四肢的筋膜相似。特别是胸大肌、三角肌、斜方肌和背阔肌的筋膜，形成了一个独特的层，包围着这些肌肉并穿过前锯肌，并且在那里形成了一个强大的筋膜薄层。

他继续指出："所有的这些筋膜牢固地附着在各自的肌肉上，这是由于从这些筋膜的内表面延伸出的一系列肌内隔，将肌肉本身分成了许多束。"不可思议的是，这些肌肉上的任何一个负荷都不会直接影响到上述其他肌肉（图 1.5）。这种"分离"的肌肉由筋膜结构连接在一起的模式，也存在于四肢、背部、颈部等部位。

腘绳肌负荷如何分布

富兰克林-米勒等人（Franklyn-Miller et al.，2009）已经用微型应变仪证明了，在腘绳肌拉伸过程中使用的力的程度会导致各种意想不到的负荷转移：

• 施加的 240% 的压力转移到髂胫束。

• 腘绳肌负荷的 145% 通过骶结节韧带转移到同侧腰筋膜。

• 103% 转移到小腿外侧室。

• 45% 转移到侧腰筋膜。

• 26% 转移到足底筋膜。

可以看到，在拉伸过程中，通过筋膜连续性进行的压力传递，会影响到许多组织，而不仅仅是被施加负荷的肌肉。

研究人员报告说："压力株的分布规

律与胶原纤维的走向密切相关。"这表明，明显的肌肉限制实际上可能起源于筋膜，而这种功能障碍的来源可能与感知到的部位有一定的距离。

背阔肌-臀大肌连接

卡瓦利艾斯等人（Carvalhais et al., 2013）研究发现，主动的背阔肌张力——如当肩膀主动内收、肩胛骨压低时，使用相当于最大自愿性收缩25%的力——使对侧髋部发生了横向旋转，同时增加了被动（也包括对侧）臀大肌（GM）的刚度。

臀大肌和膝盖疼痛

斯泰科等人（Stecco et al., 2013）也发现了一种从胸腰筋膜，通过 GM 到 IT 束，再到膝盖的力传递链接。这表明：

"臀大肌高张力可以说明腰椎区域的张力增加，会导致腰痛和膝盖的外侧区域疼痛。

在 12 名受试者中，臀大肌主要插入阔筋膜中，因此可将髂胫束视为臀大肌的插入肌腱（解释），力从胸腰筋膜传递到膝盖，这可能解释了为什么 GM 的高张力会导致髂胫束摩擦综合征（IBFS），或者更普遍的膝盖疼痛。

只有正确处理髋关节的生物力学方面的问题，才能解决 ITBS。"

通过肌电图验证的浅背线连接

与肌筋膜运动链相连的肌肉组织，称为浅背线（Myers，2009；见本章后面的详细内容，更详细的描述见第三章，特别是图 3.2b），研究人员已使用肌电图对其进行了测试（Weisman et al., 2014）。

本研究旨在利用单独的有或无阻力主动活动范围和被动活动范围条件，绘制浅背线（SBL）肌肉激活的关系，其结果具有临床相关性：

• 在右侧腓肠肌最大等长收缩过程中，放置于右侧腘绳肌、髂后上棘（PSIS）、左右第 12 胸椎节（T12）和右上斜方肌的电极记录到了强烈的激活信号。

• 在颈部最大等长伸展（俯卧）过程中，位于上斜方肌、T6、T12、SPIS 上的电极记录到了强烈的激活信号，肌腱中度但显著激活。

临床意义及注意事项

例如，我们可以看到，膝关节疼痛可能来自于臀大肌功能障碍，臀大肌（和髋关节）可能通过胸腰椎筋膜受到对侧背阔肌活动的强烈影响。

斯泰科的研究数据显示，背阔肌、上斜方肌、斜角肌和胸肌之间存在直接联系。膝盖疼痛是否反映了筋膜或其他与这些肌肉有关的限制？或者这些肌肉的功能障碍是否与膝盖的影响有关？

我们还可以看到腓肠肌功能和同侧上斜方肌之间的联系；同时还有颈部肌和腘绳肌。

这些例子凸显了纠正之前关于有机体生物力学方面的运行方式的观点的必要性。为了更好地理解筋膜功能的进展，对以前的概念进行修订是一个必要的过程，同时也需要学习软组织的形状、位置、连接和结构，包括筋膜——就像许多解剖学文献中所做的那样。我们需要知道筋膜在哪里及如何影响功能。

简单地说，筋膜整合并组织了身体的姿势和运动。

关键点

从这些研究中可以明显看出，临床相关性与治疗师需要意识到（随着证据的出现）的身体不同部位的力传递途径有关。

上面描述的膝关节-肌腱-臀大肌-髋关节-胸腰筋膜-背阔肌等连接的例子表明，在找寻疼痛和限制的病因和维持特征时，需要考虑远处的影响。

肌肉链

本节的目的不是提供一个包含对构成肌筋膜负荷共享的连接进行分类的多次尝试的列表。

• 里克特（Richter，2012）描述了一些不同的模型，其中肌筋膜连接、吊索等形成了理解生物力学功能的基础。他解释道："即使这些模型有时非常不同，但它们都有一个共同点，它们表明了运动系统和肌筋膜组织是一个整体，且总是作为一个整体发挥作用。"

• 也许应用最广泛的模型是梅尔斯（Myers，2009）的"解剖列车"，其中线

路、轨道和连接点等被隐喻地用来描述构成运动系统的"整体、测地线张力复合体"，"同时稳定并允许骨骼框架内的调整"。在这个网络中，可以将结构的功能性分离描述为涉及身体600多块肌肉，以及多个位置更深的力传递系统，包括韧带、肌腱、囊体等。梅尔斯承认"解剖列车"模型将会得到进一步发展，但它提供了一个"设计论证"方式，与张拉整体和载荷转移研究相匹配，因此具有临床意义——正如他在第三章评估中所描述的那样。

梅尔斯描述的"轨迹"如下所示（在第三章中有更完整的描述）。在回顾梅尔斯所记录的这些连接时，请记住范德瓦尔（vom der wal）的观察结果：身体任何地方都没有肌肉附着在骨头上，而骨连接总是通过中间的结缔组织结构来形成：

1. **浅表前线**：趾伸肌、小腿前室、股四头肌、腹直肌和腹膜、胸肌和胸骨筋膜、胸锁乳突肌。

2. **浅背线**：短趾屈肌和足底腱膜、腓三头肌、腘绳肌、骶结节韧带、骶筋膜、竖脊肌、颅外筋膜。

3. **外侧线**：腓肠肌、小腿外侧室、髂胫束、髋关节外展肌、侧腹腱束、肋间内外肌、胸锁乳突肌、脾肌。

4. **螺旋线**：脾肌、（对侧）菱形肌、前锯肌、外斜肌、（对侧）内斜肌、阔筋膜张肌、髂胫前束、胫骨前肌、股腓骨长肌、股二头肌、骶结节韧带、竖脊肌。

5. **后臂浅线**：斜方肌、三角肌、外侧肌间隔、伸肌群。

6. **臂后深线**：菱形肌、肩胛提肌、肩袖、肱三头肌、尺骨筋膜、尺骨附着韧带、小鱼际肌。

7. **前臂浅线**：胸大肌、背阔肌、肌内隔、屈肌群、腕管。

8. **深前臂线**：胸小肌、锁胸筋膜、二头肌、桡骨筋膜、桡侧副韧带、手掌肌。

9. **前部功能线**：胸大肌（下缘）、半月线、锥状肌、前内收肌（长肌、短肌、耻骨肌）。

10. **后部功能线**：阔肌、腰骶筋膜、臀大肌、股外侧肌（图1.5）。

11. **同侧功能线**：背阔肌（外缘）、腹外斜肌、缝匠肌。

12. **深前线**：胫后肌、长趾屈肌、深部后室、腘窝、膝关节后囊、内收肌组、盆底、前纵韧带、腰大肌、髂腰肌、腰方肌、膈肌、纵隔、长收肌、舌骨复合体、口底肌、颚肌。

这些解剖线将在第三章中详细讨论。

如前所述，存在许多不同的模型来解释筋膜所提供的链和连接。例如，参考第九章关于筋膜手法®的讨论，其中协调和感知的局部区域与肌筋膜序列相关。

关键点

对肌肉链和连接的认识（无论是解剖学训练模型，还是其他许多已被描述的模型）的临床相关性，无论怎样强调都不过分。对负荷传递和肌筋膜连续性的相互作用的理解，拓宽了手动和运动、治疗和康复方法方面的临床选择。

筋膜问题是如何开始的

第二章探讨了筋膜功能障碍的多种表现方式。与大多数肌肉骨骼功能障碍一样，其"原因"往往很容易总结为过度使用、误用、不使用和滥用。

• 筋膜功能障碍可能是由缓慢发展的创伤（不使用、过度使用和误用）或突然损伤（滥用）导致的炎症和重塑不足引起的（如瘢痕或纤维化过度发展）：

• 致密化可能发生于肌筋膜间关系的变形、滑动范围的减少、肌肉平衡和本体感觉异常（Stecco & Stecco，2009）。由于这些变化，慢性组织负荷形成了"总体软组织承载模式"（Myers，2009）。

• "当筋膜过度地受到机械应力或出现炎症或不动时，胶原蛋白和基质沉积会变得紊乱，导致纤维化和粘连。"（Langevin，2008）

• 朗之万等人（Langevin et al.，2011b）清晰地演示了筋膜滑动功能的致密化和丧失。慢性腰痛患者的TLF厚度比没有腰痛的人高25%。在这些个体中，筋膜层之间的滑动电位也显著降低了。

• 斯泰科等人（Stecco et al.，2013）认为，疏松结缔组织的刺激、炎症、酸化和致密化可能导致肌筋膜疼痛，这是由于"游离神经末梢过度活跃"导致了局部炎症、疼痛和敏感。这些改变可以通过可减少硬度、密度、黏度和提高pH值的手动治疗干预措施来逆转；所有这些都有可能通过手动治疗得到治愈。

筋膜也受衰老过程的影响（以及可能与疾病或并发疼痛有关的不活动现象）：

• 随着年龄的增长，我们的皮肤会发生变化，其特征是皱纹的出现，这反映了表皮成纤维细胞和胶原母细胞的减少。

• 胶原纤维组织性降低，逐渐变得紊乱，组织失去了它们的固定形状（即下垂）和回弹能力。

• 这个不可避免但多变的过程中有一部分涉及到弹性蛋白的丧失，因此从生命的第 3 个十年开始，这个过程是可以测量的（Kirk & Chieffi，1962）。

• 与此同时，脂肪细胞的萎缩，使纤维脂肪连接系统的定量和定性特征发生改变，其黏弹性能降低。此外，皮肤和皮下浅筋膜伸展和变得疏松，会导致软组织下垂，以及脂肪沉积和脂肪团形状的改变（Macchi et al.，2010）。

与这些改变相关的治疗方案在第五章和第二部分中进行了探讨，其中有 15 个单列章节分别介绍针对筋膜功能障碍的不同处理模式。

参考文献

[1] Barral J-P, Mercier P 2004 Lehrbuch der Visceralen Osteopathie; Band 1, 2. Auflage. Urban and Fischer, Munich.

[2] Benjamin M 2009 The fascia of the limbs and back-a review. J Anat 214:1–18.

[3] Binkley JM, Peat M 1986 The effects of immobilization on the ultrastructure and mechanical properties of the medial collateral ligament of rats. Clin Orthop Relat Res 203:301–308.

[4] Bouffard N et al 2009 Tissue stretch decreases procollagen-1 and TGF-β1 in mouse subcutaneous fascia. Abstract. 2nd Fascia Research Congress. Free University of Amsterdam, Amsterdam.

[5] Cantu R, Grodin A 2001 Myofascial manipulation, 2nd edn. Aspen Publishing, Gaithersburg, MD.

[6] Carano A, Siciliani G 1996 Effects of continuous and intermittent forces on human fibroblasts in vitro. Eur J Orthod 18(1):19–26.

[7] Carvalhais V et al 2013 Myofascial force transmission between the latissimus dorsi and gluteus maximus muscles: an in vivo experiment. J Biomech 46:1003–1007.

[8] Chen C, Ingber D 2007 Tensegrity and mechanoregulation: from skeleton to cytoskeleton. In: Findley T, Schleip R (eds) Fascia research. Elsevier, Oxford, pp 20–32.

[9] Comeaux Z 2002 Robert Fulford DO and the philosopher physician. Eastland Press, Seattle.

[10] Doubal S, Klemera P 2002 Visco-elastic response of human skin and aging. J Amer Aging Assoc 3:115–117.

[11] Drake RL, Vogl AW, Mitchell, AWM 2010 Gray's anatomy for students, 2nd edn. Churchill Livingstone Elsevier, Philadelphia.

[12] Fourie W 2009 The fascia lata of the thigh–more than a stocking. In: Huijing PA et al (eds) Fascial research II: basic science and implications for conventional and complementary health care. Elsevier GmbH, Munich.

[13] Franklyn-Miller A et al 2009 The strain patterns of the deep fascia of the lower limb. In: Huijing PA et al (eds) Fascial research II: basic science and implications for conventional and complementary health care. Elsevier GmbH, Munich.

[14] Fryer G, Fossum C 2009 Therapeutic mechanisms underlying muscle energy approaches. In: Physical therapy for tension type and cervicogenic headache. Fernandez-de-las-Peñas C et al (eds) Jones & Bartlett, Boston.

[15] Greenman P 1996 Principles of manual medicine. Williams and Wilkins, Baltimore.

[16] Guimberteau JC, Bakhach J 2006 Subcutaneous tissue function: the multimicrovacuolar absorbing sliding system in hand and plastic surgery.

In: Siemionow MZ (ed) Tissue surgery. New techniques in surgery. Springer, London, Ch 4, pp 41–54.

[17] Guimberteau JC 2012 The subcutaneous and epitendinous tissue behavior of the multimicrovacuolar sliding system. In: Schleip R, Findley T, Chaitow L, Huijing P (eds) Fascia: the tensional network of the human body. Churchill Livingstone Elsevier, Edinburgh, pp143–146.

[18] Hicks MR et al 2012 Mechanical strain applied to human fibroblasts differentially regulates skeletal myoblast differentiation. J Appl Physiol 113(3):465–472.

[19] Hocking D et al 2009 Extracellular matrix fibronectin mechanically couples skeletal muscle contraction with local vasodilation. In: Huijing PA et al (eds) Fascia research II: basic science and implications for conventional and complementary health care. Elsevier Urban and Fischer, Munich, pp 129–137.

[20] Huijing PA 2007 Epimuscular myofascial force transmission between antagonistic and synergistic muscles can explain movement limitation in spastic paresis. J Electromyogr Kinesiol Dec 17(6):708–24.

[21] Huijing P, Langevin H 2009 Communicating about fascia: history, pitfalls and recommendations. In: Huijing PA, et al (eds) Fascia research II. Basic science and implications, for conventional and complementary health care. Elsevier, Munich.

[22] Ingber DE 1993 Cellular tensegrity: defining new rules of biological design that govern the cytoskeleton. J Cell Sci 104 (pt 3):613–627.

[23] Kapandji I 2007 The physiology of the joints, 6th edn. Vol 1–3. Churchill Livingstone, Edinburgh.

[24] Kirk JE, Chieffi M 1962 Variation with age in elasticity of skin and subcutaneous tissue in human individuals. J Gerontol 17:373–380.

[25] Kjaer M et al 2009 From mechanical loading to collagen synthesis, structural changes and function in human tendon. Scand J Med Sci Sports19 (4):500–510.

[26] Klingler W, Schleip R, Zorn A 2004 European

Fascia Research Project Report. 5th World Congress Low Back and Pelvic Pain, Melbourne.

[27] Kumka M, Bonar B 2012 Fascia: a morphological description and classification system based on a literature review. Can Chiropr Assoc 56(3):1–13.

[28] Langevin HM 2006 Connective tissue: a body-wide signaling network? Med Hypotheses 66: 1074–1077.

[29] Langevin HM 2008. In: Audette JF, ailey A (eds) Integrative pain medicine. Humana Press, New York.

[30] Langevin HM 2010 Tissue stretch induces nuclear remodeling in connective tissue fibroblasts. Histochem Cell Biol 133: 405–415.

[31] Langevin HM 2013 The Science of Stretch The Scientist Magazine®, 1 May. Available online at http://www.the-scientist.com/?articles.view/articleNo/35301/title/The-Science-of-Stretch/. Accessed 11 February 2014.

[32] Langevin HM, Huijing PA 2009 Communicating about fascia: history, pitfalls, and recommendations. Int J Ther Massage Bodywork 2:3–8.

[33] Langevin HM et al 2005 Dynamic fibroblast cytoskeletal response to subcutaneous tissue stretch ex vivo and in vivo. Am J Physiol Cell Physiol 288:C747–C756.

[34] Langevin HM et al 2009 Ultrasound evidence of altered lumbar connective tissue structure in human subjects with chronic low back pain. Presentation, 2nd Fascia Research Congress, Amsterdam.

[35] Langevin HM et al 2011a Fibroblast cytoskeletal remodeling contributes to connective tissue tension. J Cell Physiol 226(5):1166–1175.

[36] Langevin HM et al 2011b. Reduced thoracolumbar fascia shear strain in human chronic low back pain. BMC Musculoskeletal Disorders 12:203.

[37] Levin S Martin D 2012 Biotensegrity the mechanics of fascia. In: Schleip R, Findley T, Chaitow L, Huijing P (eds) Fascia: the tensional network of the human body. Churchill Livingstone Elsevier, Edinburgh, pp 137–142.

[38] Lock JG et al 2008 Cell-matrix adhesion

complexes: master control machinery of cell migration. Semin Cancer Biol 18(1):65–76.

[39] Macchi V et al 2010. Histotopographic study of fibroadipose connective cheek system. Cells Tissues Organs 191(1):47–56.

[40] Meert G 2012 Fluid dynamics in fascial tissues. In: Schleip R, Findley T, Chaitow L, Huijing P (eds) Fascia: the tensional network of the human body. Churchill Livingstone, Edinburgh, pp 177–182.

[41] Mitchell JH, Schmidt RF 1977 In: Shepherd JT et al (eds). Handbook of physiology, Sect. 2, Vol. III, Part 2. American Physiological Society, Bethesda, pp 623–658.

[42] Myers T 2009 Anatomy trains, 2nd edn. Churchill Livingstone, Edinburgh.

[43] Myers T 2012 Anatomy trains and force transmission. In: Schleip R, Findley T, Chaitow L, Huijing P (eds) Fascia: the tensional network of the human body. Churchill Livingstone Elsevier, pp 131–136.

[44] Olson M, Solomonow M 2009 Viscoelastic tissue compliance and lumbar muscles activation during passive cyclic flexion-extension. J Electromyogr Kinesiol 19 (1):30–38.

[45] Purslow P, Delage J-P 2012 General anatomy of the muscle fasciae. In: Schleip R, Findley T, Chaitow L, Huijing P (eds) Fascia: the tensional network of the human body. Churchill Livingstone Elsevier, Edinburgh.

[46] Reed RK, Lidén A, Rubin K 2010 Edema and fluid dynamics in connective tissue remodelling. J Mol Cell Cardiol 48(3):518–523.

[47] Richter P 2012 Myofascial chains. In: Schleip R, Findley T, Chaitow L, Huijing P (eds) Fascia: the tensional network of the human body. Churchill Livingstone Elsevier, Edinburgh, pp 123–130.

[48] Roman M et al. 2013 Mathematical analysis of the flow of hyaluronic acid around fascia during manual therapy motions. J Am Osteopath Assoc 113:600–610, doi:10.7556/jaoa.2013.021 Available online at http://www.jaoa.org/content/113/8/600. abstract.html. Accessed 11 February 2014.

[49] Ross M, Pawlina W 2011 Histology, 6e. Lippincott Williams & Wilkins, Baltimore, p 218.

[50] Schleip R 2003a Fascial plasticity: a new neurobiological explanation. Part 1. J Bodyw Mov Ther 7(1)11–19; 7 (2):104–116.

[51] Schleip R 2003b Fascial plasticity: a new neurobiological explanation. Part 2. J Bodyw Mov Ther 7 (2):104–116.

[52] Schleip R 2011 Fascia as a sensory organ. In: Dalton E (ed) Dynamic body®, Exploring Form, Expanding Function. Freedom from Pain Institute, Oklahoma City pp 137–163.

[53] Schleip R, Jäger H, Klingler W 2012a What is 'fascia'? A review of different nomenclatures. J Bodyw Mov Ther 16 (4): 496–502.

[54] Schleip R, Findley T, Chaitow L, Huijing P 2012b Fascia: the tensional network of the human body. Churchill Livingstone Elsevier, Edinburgh.

[55] Standring S 2008 (ed) Gray's anatomy–the anatomical basis of clinical practice, 40th edn. Elsevier, Edinburgh.

[56] Stecco L, Stecco C 2009 Fascial manipulation: Practical Part. Piccin, Padova.

[57] Stecco A et al 2013 The anatomical and functional relation between gluteus maximus and fascia lata. J Bodyw Mov Ther 17(4):512–7.

[58] Stecco C et al 2007 Anatomy of the deep fascia of the upper limb. Second part: study of innervation. Morphologie 91: 38–43.

[59] Stecco C, Stecco A 2012 Deep fascia of the shoulder and arm. In: Schleip R, Findley T, Chaitow L, Huijing P (eds) Fascia: the tensional network of the human body. Churchill Livingstone Elsevier, pp 44–48.

[60] Swanson RL 2013 Biotensegrity: a unifying theory of biological architecture. J Am Osteopathic Assoc 113(1):34–52.

[61] Terminologia Anatomica: international anatomical terminology 1998 Federative Committee of Anatomical Terminology (FCAT). Thieme, New York, pp 1–292.

[62] Tesarz J et al 2011 Sensory innervation of the thoracolumbar fascia in rats and humans. Neuroscience, doi: 10.1016/j.neuroscience. 2011.07.066.

[63] Tortora G et al 2007 Microbiology: an introduction.

Pearson Benjamin Cummings, San Francisco.

[64] van der Wal J 2009 The architecture of the connective tissue in the musculoskeletal system- an often overlooked functional parameter as to proprioception in the locomotor apparatus. In: Fascia Research II. Elsevier GmbH, Munich.

[65] Weisman M et al 2014 Surface electromyographic recordings after passive and active motion along the posterior myofascial kinematic chain in healthy male subjects. J Bodyw Mov Ther: in press.

[66] Willard F 2012a Somatic fascia. In: Schleip R, Findley T, Chaitow L, Huijing P (eds) Fascia: the tensional network of the human body. Churchill Livingstone Elsevier, Edinburgh, pp 30–36.

[67] Willard F 2012b Visceral fascia In: Schleip R, Findley T, Chaitow L, Huijing P (eds) Fascia: the tensional network of the human body. Churchill Livingstone Elsevier, Edinburgh, pp 53–56.

[68] Willard F, Vleeming A, Schuenke M et al 2012 The thoraco-lumbar fascia: anatomy, function and clinical considerations. J Anat 221(6):507–536.

[69] Wipff P J, Hinz B 2009 Myofibroblasts work best under stress. J Bodyw Mov Ther 13:121–127.

筋膜功能障碍和疾病：原因、影响和合适的手动治疗选项

里昂·蔡托（Leon Chaitow）

本章主要讨论和评估筋膜功能障碍的原因和过程，看其是否是由创伤、炎症、遗传学因素、病理学因素、不良使用模式（如习惯性姿势或呼吸模式）或衰老过程导致的。

另外，在出现上述问题之处存在的迹象为预防和治疗策略提供了指导。在没有出现问题的部位，其经验性的和坊间的相关信息都会被提到。这些区分，无论是证据、道听途说的信息还是观点，都将被清楚地表述出来。

本章的主要目的是解释，并在可能的情况下，确定有效的和（或）建议的预防、改善或正常化筋膜功能障碍的方法，甚至是在症状明显的病例中（即使有时症状缓解已经是最好的可能结果）。因此，注重筋膜功能障碍及其病理情况（无论是后天的还是遗传性的，都是有必要的）。

筋膜功能障碍和适应证

适应于：过度使用、误用、不使用和创伤

撇开本章后面讨论的病理学不谈，过度使用、误用、不使用和创伤的影响最有可能引起所有流派的手动治疗师的注意。

这些一般会表现为适应、代偿、失代偿的急性或慢性效应，以及肌肉骨骼系统中出现的适应性不良变化，通常涉及结缔组织结构的损伤。在这些情况下，由于"致密化"、黏附、限制、纤维化或瘢痕化区域的演变，筋膜板、平面、带和纤维（如示例）的正常组织功能将改变其力传递/负荷传递功能，并降低滑动电位（Langevin，2011）。

克林格（Klingler，2012）说："疼痛性挛缩和活动范围缩小常常与骨骼肌内和周围的硬性胶原组织及其他与力传递相关的结缔组织有关。筋膜功能，如涉及关节囊、肌腱或肌表和肌内膜的功能可能，会受到创伤和（或）炎症的破坏。"

这样的变化可能发生在局部，也可能涉及更广的区域，有时会是全身的姿势扭曲，这与机械力矢量的重新定向有关，可能导致肌肉骨骼受到限制和疼痛，并且会改变循环系统和引流效果。

虽然非筋膜原因也可能在下面列出的

所有症状和体征中起作用，但仍然可能涉及筋膜功能障碍的一些主要特征：

· 改善局部或整体的活动范围，可能涉及关节和软组织结构。

· 局部组织黏弹性、回弹性降低。

· 组织表面间滑动电位的丧失（见第一章浅筋膜、糖胺聚糖、透明质酸和微泡系统的描述）。

· 协调能力和运动控制能力受损——通常在走路或日常活动中表现得很明显。

· 如第三章和第十七章所述，姿势偏差和失调，经常涉及适应和代偿的连锁反应。

· 通常会在运动中感觉到的软组织的疼痛。

· 肌筋膜疼痛（与激痛点相关，见本章和第十五章、第二十章）。

· 本体感觉减退——可能涉及平衡受损。

· 自主神经失调——包括交感神经兴奋，或慢性疲劳（见第七章的进一步讨论）。

所有或任何这些（和其他）适应性变化、体征和症状都可能随着时间的推移而逐渐演变；然而，它们也可能会很快出现，例如在炎症诱导出现之后不久。

观点：筋膜疗法和适应证

众所周知，除少量个例外，无论是过度使用、误用（不良姿势、使用压力模式、呼吸模式紊乱等）、滥用（如创伤）或不使用（可能由于年龄增长而出现）——讨论的大多数情况（除了明显的病理性症状）都是正在进行的适应或未能适应的结果，在这种情况下，身体的组织和系统已

经尽可能地对生化、生物力学或心理社会学上需求做出了反应。如果负荷过大并且未能充分应对功能障碍的核心问题，那么治疗的选择可归纳为要么修改或消除适应性需求，要么提高局部组织的能力，或者提高身体整体的能力来处理这个问题——亦可提供针对症状的姑息性方法。

一旦发现功能障碍并引入治疗措施，适应性就会再次成为后续发展的核心。无论治疗干预是否包括手动治疗、外科手术、针灸、运动处方、压力管理、生活方式的改变等，这个过程总的来说是一个减少适应需求的过程，或者是激发身体的适应反应的过程。因此，所有的治疗都应包括寻找更多的功能性适应过程。

成功"治疗"的艺术和科学，在任何情况下，都需要根据对个人体内平衡系统做出有益反应的能力所进行的判断，进而选择适当的治疗投入。在急性、亚急性或慢性情况下，要根据个人的年龄、功能、活力、易感性程度，以及所处理的组织、结构和器官的特定情况，来选择合适的治疗方法。

关键点

了解适应证是很重要的——帮助解释功能障碍的病因，确定合适的治疗选择。

为了使治疗干预措施在临床上有效，应特别注意与不同程度和不同类型应用负荷的效果有关的证据——如本书中所述，特别是第五章。不同程度的负荷具

> 有不同的神经和生物力学效应——在不同的条件和情况下可能有用。

因此，在手动疗法中，选择施加力的类型（压缩、分散、拉伸、剪切等）、程度（轻、重、可变等）、方向和持续时间（高速、低速、持续几秒或几分钟）都是改善组织、细胞、神经等对适应性负荷/需求的潜在反应的方式。

本书的第二部分将致力于探索15种不同的处理模式，旨在解决上面列出的功能失调状态（和其他）。因此，在本节中只列举几个有关手动治疗的例子，以验证其有效性。

筋膜滑动功能的致密化和丧失

许多软组织的功能尚未得到充分的研究，包括它们的滑动、滑行和一般的能够适应邻近结构的运动。疏松结缔组织（第一章中讨论过，还可称为网状或浅层筋膜）与致密结缔组织相比，结构组织性较低。

皮拉特（Pilat，2011）指出，疏松结缔组织及其ECM的增厚和致密化过程似乎与致密筋膜层和邻近结构之间滑动电位的损失（或减少）相对应。这个观点受到了斯泰科等人的支持，他们指出："超声检测显示，深筋膜改变主要是纤维亚层间疏松结缔组织的增多。正因为如此，在表示筋膜改变时，我们不使用'纤维化'一词，因为它表示的是胶原纤维束的增加。我们更喜欢'致密化'这个词，这意味着筋膜的黏度发生了变化。"

卢奥马拉等人（Luomala et al.，2014）证明，与没有颈部疼痛的人相比，慢性颈部疼痛患者的胸锁乳突肌和斜角肌中存在更厚（"更致密"）的疏松结缔组织层。

朗之万（Langevin，2011）也证实，与没有腰痛的人相比，腰痛患者的胸腰浅筋膜致密度明显增加了（厚25%）。超声视频图像显示，增厚、致密化的过程与腰痛患者胸腰椎筋膜深层的滑动电位显著降低相对应。深筋膜厚度的变化与疏松结缔组织数量的增加有关——疏松结缔组织位于致密的胶原纤维层之间——而胶原纤维层本身并不增加（Stecco et al.，2013a、b）。

这些滑动特征的临床相关性再怎么强调也不为过。可参照第一章和第三章关于滑动/滑行等的说明。

肌筋膜（激痛点）疼痛中的筋膜成分

西蒙斯等人（Simons et al.，1998）将激痛点定义为："骨骼肌中的一个极度敏感的部位，它与紧绷肌带中的一个可触摸到的高度敏感的结节有关。"

• 多梅霍尔特（Dommerholt，2012）对研究背景进行总结："通常，激痛点的形成是局部肌肉过度使用的结果，并且经常与其他功能障碍相关，比如伴随外周和中央敏化的疼痛评估、关节功能障碍、牙科或耳鼻喉科评估、内脏及盆腔疾病和功能障碍、紧张型头痛和偏头痛、甲状腺功能减退、系统性红斑狼疮（SLE）、传染病、寄生虫病、使用药物的系统性不良反应、代谢或营养不足。"

• 沙阿等人（Shah et al.，2008）研究了激痛点的环境，并且指出缺氧和炎症标志物的存在都是其特征，如 P 物质和缓激肽。激痛点周围的组织通常也会呈现出过度酸性的特征。

• 莱蒙（LeMoon，2008）提出了一个令人信服的"筋膜致痛性"疼痛模型，在该模型中，长时间持续的筋膜增厚和硬化似乎是产生肌筋膜疼痛症状的原因。局部缺血似乎是肌肉因不断或反复过度使用而出现炎症、微创伤和机械性劳损的前兆。

• 斯泰科等人（Stecco et al.，2013a、b）指出，筋膜层之间滑动功能的降低，以及深筋膜的僵硬，是由分隔致密筋膜的疏松结缔组织层的改变引起的。他们已经证明这些变化（僵硬 / 增厚）通常是肌筋膜疼痛的相关因素。

• 高茨奇（Gautschi，2012）观察到，结缔组织"缩短"包括了肌肉内、肌筋膜和肌间胶原组织的交联。局部缺血可表现为一种疼痛刺激，可导致致敏物质的释放和随之而来的肌筋膜疼痛。

• 保尔（Ball，2012）观察到，纤维化肌筋膜改变的严重程度会因受影响的区域和随之而来的限制及功能障碍的程度而有所不同——可引起持续的、使人体衰弱的肌筋膜疼痛——尤其是在屈肌群中。

激痛点：治疗选择（也可参考第十五章和第二十章）

结缔组织按摩（见第七章）被认为是在多中心治疗中消除肌筋膜激痛点的有效方法（FitzGerald，2009）。

• 如果（似乎是很有可能的）激痛点活动性是经常滥用或误用（不良的姿势、重复过度使用）的副产品，那么将这些模式修正为更正常的模式应该会减少或者消除激痛点的活动性。

• 失败的切除使得一系列手动和其他方法被证明能够——尽管是暂时的——减少肌筋膜疼痛，下文中将列出一些例子。

• 一组被称为综合神经肌肉抑制技术（INIT）的手动疗法组合——在第十五章中描述——已经在临床研究中被证明可以有效地释放激痛点（Nagrale et al.，2010）。

• 费尔南德斯-德拉-佩尼亚等人对肌筋膜疼痛治疗方式的回顾（Fer-ndez de las Penas et al.，2005；Rickards，2006）发现，以下方法（单独或联合）似乎能够减轻肌筋膜疼痛：缺血性压迫（第十五章、第十九章、第二十章）、激痛点压迫与所涉及肌肉的活动收缩相结合（第十五章）、肌筋膜释放术（第十四章）、静力收缩后放松肌肉（第十三章）、结缔组织和筋膜拉伸、按摩疗法（第十九章）、喷疗和拉伸、肌肉能量技术（第十三章）、神经肌肉疗法（第十五章），以及其他软组织激活技术，如表皮滚动法（第七章）和摆位放松术（第十六章），以及干针疗法（第二十章）。

多梅霍尔特（Dommerholt，2012）解释道："很明显，相关研究需要探究筋膜在病因学、病理生理学和触痛点管理中的作用。虽然目前有几种合理且有效的非侵入性和侵入性治疗方案，但仍有许多未解之谜。"

> **关键点**
>
> 　　认识筋膜与肌筋膜疼痛的联系，目的在于更深入地了解可能的机制和治疗方案，这些方案已被证明是有效的——从极轻的到侵入性的——根据需要治疗的具体情况提供一系列选择。

筋膜和老化

　　随着年龄的增长，身体的筋膜会发生明显的变化：

　　• 表面的折痕和皱纹与成纤维和胶原纤维细胞数量的减少有关。

　　• 弹性纤维也会减少、磨损或增厚。

　　• 剩下的胶原纤维，尤其是浅筋膜上的胶原纤维，逐渐变得紊乱、相互纠缠、变形，导致下垂，如上睑下垂。

　　• 浅筋膜中的脂肪细胞萎缩变形，形成脂肪团。同时，皮脂腺和汗腺的变化会导致皮肤干燥。

　　• 这些变化可以从生命的第 3 个十年中看到（Macchi et al., 2010），且会因糖尿病等疾病而加速。

　　• 与年龄相关的变化也会影响肌筋膜，同时肌内组织和肌周组织发展出错综复杂的交叉连接，这对健康有着明显的影响，因为这些结构充当着"肌筋膜力传递的通道"。其结果是软组织的移动性降低了（Purslow，2005）。

　　• 本体感觉功能不可避免地会受到影响——平衡和运动控制都会受到影响。

　　• 这些退化衰老的过程会在各种生活方式的影响下加速，从缺乏运动（缺乏锻炼）到接触烟草烟雾，以及不良饮食习惯（Avery & Bailey，2008）。

延迟筋膜老化

　　这些进程能够在多大程度上被推迟或逆转，仍有待确定；然而，精心设计的运动形式似乎可以增强胶原纤维的稳定性，使其更连贯、更少产生紊乱，并且即使这种状态被破坏，至少可以部分恢复。

　　施莱普指出："年轻人的筋膜组织里的胶原纤维会出现更强的波动，这会让人联想到弹性弹簧，而老年人胶原纤维中的波动则相当扁平。研究已经证实，适当的锻炼可以诱导出更年轻的胶原结构，同时也会诱导出波动起伏的纤维排列，这会增加胶原纤维的弹性储存容量。"

　　施莱普坚称："只要进行几分钟的适当运动，每周 1～2 次，就足以重塑胶原蛋白，相关的更新过程将花费 6 个月到 2 年的时间，将会产生一个柔软的、有韧性的和有弹性的胶原基质。"

　　有关施莱普的相关练习序列，请参见第八章。

> **关键点**
>
> 　　年龄和缺乏运动具有可预测的——也是不可避免的——适应性结果。适当的运动似乎能够通过适应强加的要求来减缓和在一定程度上扭转这些结果。

筋膜炎症、伤口、瘢痕、纤维化和粘连

炎症

炎症首先是生理愈合的起点，其次是组织损伤的起点（无论是在宏观还是微观层面），也是创伤或手术的结果。发热、肿胀和发红都是炎症最明显的症状，没有炎症，就没有适应性治愈。因此，任何可以延缓炎症的因素都会延缓治愈的过程。有时使用消炎药可能有很好的医学理由；然而，这种治疗对愈合的负面影响也是众所周知的（van den Berg，2012；Tortland，2007）。

这种负面影响在血液供应相对较差的组织的愈合过程中表现得最为明显（很容易识别，因为它们在受损时出血不多），如肌腱、韧带和筋膜附着体。这种对愈合的负面影响也来自镇痛药物，因为个体很容易被掩盖的疼痛水平迷惑，而对愈合组织施加过大的负荷，延缓治愈的过程。

伤口、瘢痕和粘连（图 2.1）

伤口愈合的 3 个主要阶段：

1. 炎症发生的区域为后续阶段准备好了成纤维细胞、肌成纤维细胞和各种中介物质，如 TGF-β1——细胞因子、转化生长因子。这些物质增强了初始修复的过程，同时启动了细胞外基质（ECM）的发育（见第一章关于这些过程的说明）。

2. 在重塑纤维组织阶段，胶原纤维结构——胶原蛋白——支架是由成纤维细胞创建和合成的。

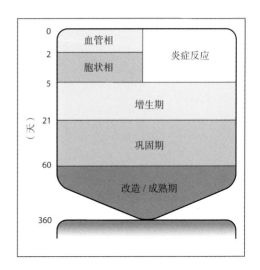

图 2.1　伤口愈合时间比例

3. 重塑阶段，尽可能恢复正常状态。

当组织损伤发生时，休眠的成纤维细胞（和小范围的其他局部细胞）会对机械应力做出反应，并获得适当的收缩性，然后转为肌成纤维细胞。

它们通过合成 ECM（包括各种类型的胶原蛋白）形成结构支架（参见第一章），以支持伤口的愈合。在正常情况下，随着愈合的进行，这个过程会逐渐减慢并停止。

• 欣兹（Hinz，2013）总结了组织损伤与创伤愈合之间的关系："肌成纤维细胞调节结缔组织重塑。在正常的组织修复过程中（如皮肤伤口的愈合），肌成纤维细胞的控制和短暂的激活通过形成一个机械性健全的瘢痕，帮助恢复组织的完整性。"

很简单，伤口愈合取决于肌成纤维细胞创造的新的组织基质，包括它们产生的胶原蛋白。

- 这一过程顺利进行所需的因素包括适量存在的 TGF-β1（如第一章所述），最重要的是从机械转导的角度来看，TGF-β1 具有足够的机械组织张力（Desmoulière et al., 2005）。

- 欣兹等人（Hinz et al., 2001）在其具有重大影响力的学说中提到："机械张力是肌成纤维细胞分化及肉芽组织收缩发育和维持的先决条件。考虑到成纤维细胞收缩力与基质力学状态的相互关系，细胞外和细胞内张力的调节可能有助于影响纤维收缩性疾病的创面的愈合和发展。"

- 通常情况下，当精心设计的伤口愈合过程出错并变得过度时，"有益的组织修复就会变成有害的组织畸形"。这些组织畸形可能包括增生性瘢痕、纤维瘤病和纤维收缩性疾病，如下所述。

- 个人的呼吸模式和伤口愈合之间可能存在着一种令人惊讶的关系（文本框 2.1）。

- 不充分的愈合会导致粘连发展、柔韧性降低和瘢痕过多，从而阻止常规活性组织之间的自由运动。

沙佩勒和博韦（Chapelle & Bove, 2013）总结了腹腔脏器中粘连形成的过程：

"首先，腹膜的多处损伤会造成粘连的形成，包括机械损伤、干燥、凝血和异物植入。

"任何病因导致的腹膜损伤引起的炎症都会破坏腹膜纤维形成和纤维溶解能力之间的平衡，使得纤维蛋白渗出物在受损部位沉积。

"接着，如果纤维蛋白溶解系统不能在几天内溶解纤维蛋白，就会形成粘连。然后，持续的粘连会妨碍内脏在蠕动和身体运动（如呼吸）过程中的正常滑动。黏附因子会变得受神经支配和血管化。"

- 几乎所有的手术，甚至是微创手术，都会导致粘连的形成，从而可能导致慢性疼痛和梗阻的出现（Lee et al., 2009）。

- 已有研究表明，伤疤容易在邻近组织中形成肌筋膜激痛点，并有可能在远处组织中引发疼痛——例如，阑尾切除瘢痕可引起下脊痛（Lewit & Olsanska, 2004）。

- 克莱默（Cramer et al., 2010）通过动物实验证实，不活动和固定会导致椎骨关节突（小关节）关节处粘连的产生。他们发现静止状态的持续时间与这些脊髓粘连的大小和频率直接相关（"小、中、大"）。他们假设这种粘连的发展可能与更高速度的脊椎手法治疗有关，后者理论上可以破坏 Z 关节内的粘连。

加强瘢痕愈合和重塑

手动治疗可以通过几种方法增强血管功能不全组织（如肌腱）的愈合，如小心地施加能提高灌注的深度摩擦。

- 在重塑期小心地对组织施加机械负荷可以帮助提高组织柔韧性，动员瘢痕组织，防止其与邻近组织发生粘连。杨和王（Yang and Wang, 2005）提出，有节奏的低振幅运动具有温和的抗炎作用（如果炎症强度过大可能有用）；相反，较大程度的拉伸会诱发促炎效应。

• 损伤后的组织若要恢复与损伤前状态相似的胶原结构，其生理负荷应与损伤前相似——损伤后第 4 周应激程度会缓慢增加。

• 斯坦德利等人（Standley et al.，2007）在他们的研究中提出，肌筋膜和位置释放手法可用于调节炎症过程。

• 范登伯格（van den Berg，2012）指出，营养因素可以改变瘢痕愈合——任何降低 pH 值（即增加酸度）的物质都会对成纤维细胞功能产生延迟性影响——降低愈合的效率（参照本章最后有关营养的说明）。

• 格林内尔（Grinnell，2008）指出，对筋膜进行物理操作有可能会改变细胞基质的紧张状态，影响细胞生长因子的局部释放。我们对成纤维细胞-胶原-基质相互作用的研究表明，这种变化可导致成纤维细胞与细胞外基质之间的结构、功能和机械性相互作用的加深和快速调节，有助于由身体练习导致的筋膜重组。

• 施压和摩擦的方法都可以有效地修正筋膜的异常致密化，增强筋膜的重塑。成肌纤维细胞通过分泌新的 ECM 和施加高收缩力来帮助受损组织重塑。成肌纤维细胞通过特殊的基质黏附来感知负荷（参考第一章；Wipff & Hinz，2009）。

• 运动（锻炼）和适当的机械力（如在手动治疗中施加的力）可以增强受损组织的修复和重塑过程（Ramage et al.，2009）。

• 博韦和沙佩勒（Bove & Chapelle，2013）通过动物实验证实，内脏筋膜松动术能在预防和治疗术后粘连中发挥作用。

> **关键点**
>
> 　临床上重要的是要保持对炎症价值的认识，对增强修复和重塑的手动和运动方法的认识，以及对炎症反应差（减弱或过度）的认识。pH 值（和呼吸）对伤口愈合的影响见文本框 2.1。

纤维化和瘢痕疙瘩

慢性炎症会引起软组织或器官由于结缔组织大量聚集而导致的纤维化（Wynn，2008）。

正如傅里叶（Fourie，2012）解释的那样：纤维化反映了正常组织的过度病理性修复，过度或持续产生的 TGF-β1 是组织纤维化的关键分子介质。

这些分子介质自始至终且强有力地作用于细胞，以促进细胞外基质的沉积。结缔组织对内部（炎症中介物和生长因子）和外部（运动和方向应变）压力的回应将决定瘢痕的成熟形式。因此，瘢痕既可以变得致密而坚硬，也可以变得柔韧而灵活。重塑并不局限于受伤区域。邻近的没有损伤的区域在炎症反应中也会改变胶原蛋白的生成速度。

除了纤维化外，胶原蛋白的过度生成还会导致不规则形状的瘢痕疙瘩，瘢痕可能会逐渐扩大。

文本框 2.1

呼吸模式紊乱、焦虑、pH 值、伤口愈合和运动过度

如前所述（第一章），肌成纤维细胞在伤口愈合过程中发挥着重要作用。从位于结缔组织的大量成纤维细胞转变为肌成纤维细胞，是由机械应变的增加及炎症标志物（如细胞因子）刺激造成的。

进一步的影响似乎是 pH 值的改变。其中呼吸功能在维持 pH 值在最佳水平上起着重要作用（约为 7.4）。

各种社会心理学、生物力学和生物化学的影响——以及纯粹的习惯（Lum，1984）——都可以促进加速的呼吸模式，包括极端的过度通气和惊恐发作。

这在短期内会导致 pH 值的改变，并对健康产生一系列的影响（Thomas & Klingler，2012）。

呼吸和伤口愈合

• 以过度通气为极端情况的上胸呼吸模式会导致血液中的二氧化碳水平降低（低碳酸血症），从而导致呼吸性碱中毒——pH 值升高（Foster et al.，2001）。

• 呼吸性碱中毒会导致平滑肌细胞收缩，可能会进一步导致结肠痉挛和假性心绞痛，同时也会导致筋膜张力的增加（Ford et al.，1995；Ajani，2007）。

• 碱中毒会阻碍早期伤口修复，因为它会促使成纤维细胞转化为肌成纤维细胞，从而降低胶原蛋白合成的效率，促使"建筑性"伤口的愈合（Jensen et al.，2008）。

• 因此，持续的过度呼吸可能会造成过多的瘢痕形成——尽管在组织修复的早期阶段可能是有帮助的。

呼吸和过度运动

• 呼吸模式紊乱，如过度通气，在高活动个体中更为常见，并且常常与焦虑和慢性疼痛综合征相关（Martin-Santos et al.，1998）。

• 患有焦虑症和恐慌症的个体（其中过度换气是常见的病因）更容易出现二尖瓣脱垂，这也显示出了结缔组织的松弛（Tamam et al.，2000）。

• 长期的生理和代谢变化源于慢性呼吸模式紊乱，因为稳态再平衡机制会试图恢复正常的酸碱度（pH 值）。

• 也许可以这样假设，会潜在地增加筋膜张力的过度换气，可能对过度活动个体的功能失调性松弛——一种功能紊乱有帮助？

想要了解更多关于过度通气的复杂过程，请看：*Thomas & Klingler 2012, Krapf et al. 1991 or Chaitow et al. 2013*。

生活方式、营养和炎症

• 严重的炎症会加速胶原蛋白沉积，从而导致纤维化。

• 生活方式也是导致纤维化的因素，如长期暴露在"二手烟"的环境或其他污染环境中。

• 饮食策略可以调节炎症，最显著的是减少花生四烯酸类产品的摄入量（如乳制品和肉类脂肪），增加富含 Omega-3 脂肪酸的二十碳五烯酸产品（如鱼油）和各种各样的以植物为原材料的食物（亚麻籽、橄榄油、核桃、大蒜、深色果蔬、姜、肉桂等草本植物、绿茶）的摄入（Hankinson & Hankinson，2012）。

> **关键点**
>
> 临床医生需要观察——并在必要时考虑进行干预——在最佳的有益炎症和损害性过度炎症水平之间进行平衡。可以通过营养和手动治疗的方法进行安全的调节，以确保最佳的组织张力（如上文及第一章所述）。

选定的筋膜病理和条件

痉挛性脑瘫

戴维斯等人（Davis et al）在一项涉及 57 名轻度至重度痉挛性脑瘫（CP）儿童的小型骨科研究中，证明了神经与肌肉症状、筋膜和脊柱运动受限之间的密切关系。评估了身体的筋膜"横膈"：小脑幕、颈胸交界处、呼吸横膈膜和盆骨底。这项研究涉及最多的是盆腔隔膜。

• 本研究在对脊髓区域进行限制评估的过程中，涉及最多的为：上颈椎（C1–C2）、上胸椎（T1–T4）和下胸椎（T9–T12）。

• 戴维斯等指出："筋膜和脊柱限制的指标预示着外部损伤的程度，表现为肌肉痉挛。"

• 他们进一步指出，研究结果支持这样一种观点："脊柱的问题通常与筋膜的问题有关，反之亦然。"

注意：戴维斯等人（2007）认为，针对痉挛性脑瘫患儿的研究发现可能适用于其他病理条件，并指出："我们在第二项（未发表的）研究中重复了因子分析，旨在研究复发性耳部感染的幼儿中类似因素（筋膜和脊柱限制）的情况。虽然两项研究的样本量都很小，但我们的中耳炎研究结果也为筋膜和脊柱运动受限因素的因子效度提供了证据。"

> **关键点**
>
> 这些信息可能具有临床相关性——如果可以在痉挛性瘫痪病例中证明脊柱和筋膜限制的客观改善伴随着功能增强。需要进一步的研究来验证这种可能性。
>
> 注意，在其他情况下，类似的筋膜和脊柱发现也可能是相关的——正如辛克和劳森（Zink & Lawson，1979）所建议的那样。有关这一主题的更多信息，请参阅第四章。

痉挛性脑瘫（CP）的肌筋膜结构整合选项

• 汉森等人（Hansen et al., 2012）指出，越来越多的证据表明："在痉挛性脑瘫中，肌肉和周围组织内的结构变化与产生和（或）增加肌肉僵硬和抗拉伸能力有关。"

• 在一项随机交叉研究中，对8名2～7岁的痉挛性脑瘫患儿在治疗开始时和治疗后的运动功能进行了评估和测量。

• 采用的治疗方法是肌筋膜结构整合法——一种"旨在重组肌肉和周围软组织"的深层组织操作技术。

• 所有儿童均接受每周10次，每次60～90分钟的肌筋膜结构整合治疗，以及每周10次的控制干预治疗（玩游戏）。"一半的孩子在玩游戏之后进行了肌筋膜结构整合，另一半则相反。"

• 结果显示，6名儿童在接受治疗后病情有了显著改善，其中3名儿童在接受控制（游戏）治疗后病情也有所改善。这表明："肌筋膜结构整合有望成为痉挛性脑瘫的一种新的补充治疗方法。"有关结构整合的资料见第十七章。

> **关键点**
>
> 汉森研究的临床相关性和许多报道表明，肌筋膜结构整合可能在调整某些痉挛性脑瘫的影响上会有一定的作用——至少在儿童身上是有效的。

纤维性挛缩疾病

• **杜普伊特伦挛缩**：这在很大程度上似乎是一种遗传疾病，主要（但不完全）影响北欧裔中年男性。它的特征是保护性结缔组织片挛缩形成手掌腱膜并覆盖手部屈肌腱。挛缩的最初特征包含连接肌腱和皮肤的垂直纤维发生变化。当它们变短时，就会在手掌表面形成"凹陷"。更进一步的发展（可以是快速的，也可以是缓慢的）包括结缔组织增生（成纤维细胞、肌成纤维细胞和收缩平滑肌细胞），会导致在筋膜上形成结节，这些结节可能会附着在皮肤上。这些组织可能形成致密的、坚韧的结缔组织网。随着情况的进一步恶化，这些组织网会产生纵向张力，影响掌指关节的伸展能力。到那时，可能会在手掌表面发现绳状结构。虽然可采用外科手术和药物干预等不同手段，但效果是很有限的。

• **Lederhosen病**：该疾病与杜普伊特伦挛缩相似——它涉及足弓的足底腱膜。外科手术在治疗由此导致的畸形方面收效甚微。

• **佩罗尼氏病**：斑块状结缔组织的改变（包括肌成纤维细胞），会对阴茎产生影响；这甚至比杜普征氏症更难以理解，因为手术和药物治疗效果都很差。

> **关键点**
>
> 目前还没有从这些纤维收缩性疾病的手动治疗干预中获得临床益处的报告。

肩周炎（Schultheis et al. 2012）

在肩周炎中有3个交叉的阶段，它们可以概括为：

• **疼痛期**：肩关节主动和被动活动范

围的逐渐丧失，常伴有剧烈疼痛，最明显的症状出现在夜间。这个阶段的特点是滑膜炎和囊炎，即该阶段的炎症是活跃的。

• 冻结期：疼痛减轻，但是在任何方向上的关节活动范围都会严重减少，外展和侧向旋转最有限。这一阶段的特征是包膜纤维化、成纤维细胞和成肌纤维细胞的水平显著增加（这方面的相关性见第一章）。

• 恢复期：整体运动范围的慢慢恢复，这个阶段的特点是纤维化溶解和恢复（或多或少）正常运动范围。

这个过程会持续数年或者是数月，每个阶段持续的时间都是不可预测的，但每个阶段的时间都不会少于 4 个月。

这种情况可能作为早期创伤、固定化或者是关节炎改变的次要特征出现，也可能作为**原发性**肩凝症出现（FS），且没有任何明显的触发因素。糖尿病患者多是原发性糖尿病。

在原发性（炎症性）FS 的第一阶段不建议进行物理治疗；然而，动员和锻炼在第二阶段可能是有帮助的。当手术失败时，经常尝试进行一些具有成功使用证据的干预措施（例如，麻醉状态下的关节镜检查，包括扩张、清创、松解和手法治疗）（Chen et al.，2002）。

继发性 FS 可以从一开始就通过物理疗法进行治疗，但要注意病因特征和活动能力。

手动疗法和运动选项

FS 的标准治疗方法包括抗炎药物、阻滞肩胛上神经、关节镜手术和麻醉下的手法治疗，这些方法的重点是对症治疗。但几乎没有证据表明这些方法会缩短病情的总持续时间。

只有很少的研究支持用手动方法来治疗 FS：

• 达马托和罗格斯（D'Amato and Rogers，2012）证实了一个公认的事实，即"没有足够的证据来证明治疗 FS 的有效性"。不过他们推荐了一系列针对软组织的整骨疗法和操作方法（摆位放松术、肌肉力量法和运动等）——没有提供证据支持在治疗 FS 上使用所列的方法，方法的选择很大程度上取决于当前 FS 所处的阶段，特别是要避免在早期"冻结"阶段使病情恶化。

• 塞利克（Celik，2010）对标准的医疗护理（经皮神经电刺激、冷敷和非甾类抗炎药物）和两种运动方案进行了比较。29 名处于 FS 第二阶段（"冻结期"）的患者参加了 30 个有监督的物理治疗疗程，包括单独或合并肩胛胸椎运动范围的锻炼，为期 6 周。结果显示，所有患者在两种方案下均获得了明显的疼痛减轻和活动范围的增加，而采用联合锻炼方法的组在 12 周的随访中显示出明显更好的结果。

• 霍等人（Ho et al.，2009）已证实，治疗性运动在治疗 FS 方面似乎与针灸或手动治疗一样有效。

• 布赫宾德等人（Buchbinder et al.，2009）进行的类似研究同样表明，对于黏附性囊炎，运动治疗后的中长期结果与更昂贵的治疗方法（包括关节造影扩张和皮质类固醇注射）相似。

• 将钟摆运动（手臂呈钟摆状的轻柔的圆周运动）与关节内注射类固醇、运动、冰疗法和不治疗这些方法比较时发现，除了类固醇注射后的短期疼痛减轻和一些活动范围的增加外，没有什么差别，也没有长期效益（Bulgen et al. 1984）。

• 韦尔默朗等人（Vermeulen et al., 2006）发现，高强度的松动（即在患者的疼痛耐受范围内，产生的疼痛不超过钝痛）优于低强度的松动（更轻并且无痛）。

• 卡特（Carter，2001）报道了鲍恩技术对治疗 FS 的影响（见第六章）。20 名患有 FS 的患者在 3 个月内接受 5 次鲍恩技术治疗。治疗前"最痛"评分中间值从 7 分（平均 7 分，范围 1~10 分）降至治疗后"最痛"评分中间值 1 分（平均 1.45 分，范围 0~5 分）。所有参与者的日常活动都得到了改善。结果表明，即使有长期的 FS 病史，鲍恩技术对参与者也有改善效果。

• 格温（Gerwin，1997）提出了他的意见。从临床的角度来看，很多与肩周炎有关的活动度的限制可以用肩部区域肌肉的肌筋膜激痛点来解释："必须对肩部所有受影响的肌肉进行检查和治疗，不要只治疗一两块疼痛最明显的肌肉。尤其是肩胛下肌，在所有的'肩周炎'病例中都必须对其进行检查，因为肩胛下肌和背阔肌的激痛点极大地限制了手臂的外展和外旋，并使手臂无法抬高到肩膀以上。"有关激痛点的更多信息，请参见第十五章和第二十章。

• 尼尔-亚瑟（in Chemeris et al., 2004）提供了一定程度的证据来支撑格温的观点。他提到了 2003 年一项试验性研究的积极结果，该研究对针对 FS 的不同物理治疗方式和安慰剂与他的治疗方案进行了对比。他声称运用了一种神经肌肉方法，包括"一系列特定的软组织疗法、关节技巧（在无痛范围内）及通过不同激痛点进行的抑制"。对结果的总结证实，神经肌肉方法与其他物理治疗和安慰剂相比具有显著差异，外展范围都增加了（52º 相比 24º 和 0.8º），同时疼痛和伤残程度也会相应地增加。

> **关键点**
>
> 对 FS 进行手动治疗时要谨慎。证据似乎支持运动和可能的手动治疗，如特定的肌筋膜激痛点失活，以及鲍恩疗法或摆位放松术，但只有在活跃的炎症阶段结束后方可使用。

运动过度

许多遗传性疾病以关节过度活动为主要症状（Beighton et al., 1999; Grahame, 2009）。这些都聚集在结缔组织遗传性疾病（HDCT）这个标题之下：

• 马凡氏综合征（MFS，也影响眼睛、皮肤和器官）；

• 埃勒斯-当洛综合征（EDS）；

• 成骨不全症（OI）；

• 关节过度运动综合征（JHS）是一

种具有上述 3 种特征的 "混合" 类型。

这些都具有关节运动过度的特点，不同的症状在不同的 HDCT 变异体中更为普遍。正如西蒙兹（Simmonds，2012）所指出的："虽然 EDS、MFS 和 OI 的主要特征分别包括皮肤过度扩张、马凡氏体型和骨质疏松，但这些特征并非是每种情况都有的病理学特征。"

种族划分

西蒙兹（Simmonds，2012）指出，约12% 的人会有某种程度的关节运动过度；然而不同种族间的运动过度等级会有很大的差异，在非洲、阿拉伯国家、南亚和南美洲的人口中比例最高。

运动过度在下列人群中更为常见：

• 女性，比例约为 3∶1。

• 儿童，随着年龄的增长过度运动会减少。

• 特定的种族：

白种人、北欧人为 5%；

伦敦西部风湿病诊所的非白种人：女性占 58%、男性占 29%（Clark & Simmonds，2011）。

雷姆维格等人（Remvig et al.，2007）提出的证据表明，HDCT 的一个潜在特征与肌筋膜肌成纤维细胞密度有关。可以确定的是，不同类型的胶原蛋白存在于受影响个体的 ECM 中。HDCT 的另一个特点是伤口愈合缓慢。

在评估工具中有贝顿量表（Beighton Scale，见文本框 2.2），它显示了个体运动过度的严重程度（注：还有其他评估准则，包括贝顿量表中的有关症状的查询准则）。

运动过度的相关情况

• 结缔组织松弛程度不断增加的患者更容易出现关节脱臼。

• 另外，运动过度的患者更容易出现过度通气的现象——并且焦虑的水平也会

文本框 2.2

九项贝顿运动过度得分（Beighton & Horan，1969）

每个人的得分取决于他们的能力：

1. 被动背屈第五掌指关节到 90°。

2. 将拇指朝同侧前臂的掌面相反的方向伸。

3. 超伸肘关节 10°。

4. 超伸膝关节 10°。

5. 将掌面在膝盖不弯曲的条件下接触地面。

总计：每侧得 1 分，每个动作得 1 ~ 4 分，总分 9 分。

运动过度主要的诊断标准是：

• 当前或过去的贝顿分数为 4 分或 4 分以上。

• 4 个或者 4 个以上的关节疼痛持续 3 个月以上。

增高（Martin-Santos et al., 1998；参见文本框 2.1）。

• 血管结缔组织松弛会导致心脏瓣膜脱垂或静脉曲张（Tamam et al., 2000）。

• 在运动过度的患者身上骨关节炎和骨质疏松症更为常见（Gulbahar et al., 2005；Bird et al., 1978）。

• 纤维肌痛和慢性疲劳综合征都是常见的随诊标志。

治疗方式

针对慢性运动过度综合征患者，在何处开始进行治疗干预似乎有两种截然不同的观点。虽然疗法的主要构成是一样的，但最初的重点和顺序却不同：

1. 在一个旨在提高关节灵活性的康复、锻炼和再生的方法中，在局部功能不良的区域出现时会在外围进行处理。

2. 在运动-再生方案之前，或与之同步进行的是一种专注于减少肌筋膜疼痛的尝试（Dommerholt, 2012）。

无论选择哪种模型，由于 JHS 的症状变化范围很广，受影响的领域也很多，治疗措施必须个体化：

1. 西蒙兹和基尔（Simmonds and Keer, 2007）对他们认为需要注意的领域给出了明确的指示：

　　o 关节疼痛最小化、关节运动过度、本体感觉减弱、运动控制改变、肌肉无力、耐力下降——所有这些都会对步态产生深远影响。

　　o 在疼痛是主要特征的区域，他

们提倡采用疼痛管理策略，包括认知行为疗法，随后（当疼痛减轻时）通过身体意识、本体感觉和增强关节稳定性的方法进行功能再生。他们指出："在使用了'结合教育、行为和生活方式建议的分级锻炼计划'后，疼痛减轻了，身体也稳定了。"

2. 肌筋膜疼痛是 JHS 患者的一个常见特征，多梅霍尔特（Dommerhdt, 2012）对西蒙兹和基尔（Simonds, 2007）的排序提出了一个挑战性问题："EDS（皮肤弹性过度综合征）患者经历的关节疼痛可能反映了来自激痛点的可观察到的疼痛。因此，过度关注关节的稳定性不应该是管理计划的重点。TrP 引起疼痛的机制已经被详细描述，这其中包括脊髓神经元接受范围的扩展和敏感化（Mense, 2010）。许多 EDS 患者有严重的痛觉异常和痛觉过敏。在有痛觉异常和痛觉过敏的情况下，康复或功能训练是否会适得其反？换言之，帮助 EDS 患者消除疼痛是可取的，还是会构成威胁而不再有治疗效果？

多梅霍尔特注意到："……临床经验确实表明，在开始康复计划之前，手动疗法（包括紧绷肌带和激痛点的解决），使得 EDS 患者能够进行相对无疼痛的运动，并达到减轻疼痛和关节稳定的目标。"

注意

• 建议对关节过度运动的个体的肌筋膜激痛点失活进行护理，因为可以想象，出现 JHS 变异的患者可能会在局部肌肉中出现收缩来更好地稳定不稳定的关节（Chaitow & DeLany，2003）。在这种情况下，关注这些产生疼痛的实体既可以减少关节疼痛，也可以使后续的锻炼和再生策略更有效和更舒服。

• 禁止使用伸展型方式或运动，理想的治疗方法是加强张力、力量、耐力、平衡和姿势。

• 根据已知的过度运动和过度通气之间的联系，对呼吸模式进行再造可能是有用的。然而，由于呼吸作用对 pH 值和成纤维细胞活性的影响，如文本框 2.1 所述，建议谨慎使用。增强呼吸很有可能会消除 pH 值潜在的有用的稳定效果（Thomas & Klingler，2012）。

• 软组织功能障碍和疼痛的区域可能受益于以使用支持性胶带和水疗法为基础的锻炼。另外，也可以考虑使用保络治疗（也称硬化疗法），如第五章所述。

关键点

治疗选择：个人偏好、特殊技能、临床证据和个人需求是进行选择的综合因素。希望上述的观点和证据会对该过程有帮助。

足底筋膜炎 / 退化（PF）

虽然通常被称为足底筋膜炎（PF），但研究表明，这种疼痛状态是退行性的而不是炎症性的，建议用足底筋膜病来代替（Lemont et al.，2003）。PF 包括支撑足弓的减震筋膜片的疼痛状况。PF 的特征是胶原沉积增加和增厚；然而，这种特征也可能出现在无症状的人身上。

同样，也没有强有力的证据足以表明过度的生理负荷会使健康组织产生 PF。足弓的纵向形状、足中的负重及脚后跟垫的耗能降低（但不包括厚度）似乎都是疼痛加重的特征，而不是病因。韦尔林等人（Wearing et al.，2009）在一项关于 PF 的超声研究中指出，根据施加压力的程度及足弓的形状：“足底筋膜的厚度与足跟疼痛的严重程度呈正相关。”他们发现足跟的筋膜厚度在患侧大约高出 50%。有证据表明，年龄、糖尿病和肥胖可能是造成这一现象的原因（Wearing et al.，2007）。有人认为，到目前为止尚未确定的神经肌肉缺陷，以及对正常压缩、弯曲和剪切力的耐受性的降低，可能与不适合的过度使用有关，这会导致退化性胶原变化和随之产生的疼痛。

PF 的手动治疗选项

摆位放松术

摆位放松术（SCS；在第十六章也会介绍）对 PF 有积极的作用，患有足底筋膜炎的受试者在该项技术的临床应用中得到了改善，但是小腿肌肉反射反应出这种临床效应是机械性的，而不是通过电传播的。

SCS（在第十六章会有详细的解析）包括对脆弱组织的缓慢定位，直到敏感程度下降到 70% 左右。乌尔斯（Urse，2012）对治疗 PF 的方法做出了以下的描述：“患者呈仰卧位，同侧膝关节弯曲，足底压痛点（局部过敏区域）被确定为筋膜插入跟骨的位置。一个拇指用来检测敏感点，而另一只手用来使脚趾弯曲，同时使脚踝向敏感点弯曲。对张力的额外调节可以通过脚的仰卧或内旋来完成，一直做这些运动直到监测拇指下的压痛症状缓解。"

这个放松体位最多只能维持90秒，然后将脚恢复到中立位再重新评估。

仪器辅助下的 PF 软组织松动

卢尼等人（Looney et al., 2011）列出了一个系列病例，其中10例足底筋膜炎患者采用软组织松动方法治疗，包括使用格拉斯顿®器械（Graston® instruments，见第十二章）。该方法的程序如下：

1. 患者在3～8周内最多接受8次治疗，每周1～2次。

2. 治疗的重点是小腿三头肌、比目鱼肌、足底筋膜和内侧跟骨结节，这些都是

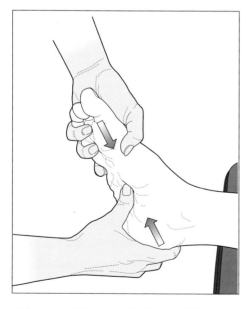

图2.2　足部摆位放松术（SCS）。图片改编自 Urse

为了确定局部纤维粘连而需要进行评估的部位。

3. 运用格拉斯顿器械以进一步施压，在这些区域进行1～2分钟的施压。

4. 针对小腿三头肌、比目鱼肌和足底筋膜，每处进行2次持续30秒的静态拉伸。

5. 对足底区域进行15～20分钟的冰敷。

6. 建议每天在家做3次伸展运动。

其中70%的患者在疼痛和功能方面获得了具有统计学意义和临床意义的改善。

拉伸方法和 PF（可参考第十三章和第十五章）

许多研究列出了不同形式的伸展运动对治疗 PF 的益处：

1. 迪吉奥瓦尼等人（DiGiovanni et al., 2003）对101名 PF 患者进行了持续10个月的治疗。所有的患者都收到了一个舒服的鞋垫。一半的患者接受足底筋膜非负重自拉伸训练，另一半患者接受跟腱／小腿拉伸训练。8个星期后，结果显示筋膜拉伸组改善得多一点。在随后两年的效果追踪（DiGiovanni et al. 2007）中发现，足底筋膜伸展组（也使用了小腿肌肉伸展）的情况持续改善，92%的人对轻微残留症状表示完全满意或满意；77%的人表示他们的娱乐活动不受限制。足底自我拉伸的治疗方案包括患者坐下、膝盖弯曲，并用拇指触摸足底紧张的区域。当拇指接触到一个"紧"的区域时，患者被要求背屈脚以产生"伸展感"，持续10秒，重复10次，每天3次。小腿／跟腱自我伸展的方案包括患者站立、膝盖伸展，并将小腿轻微伸

展保持 10 秒，重复 10 次，每天 3 次。

2. 波特等人（Porter et al.，2002）指出，持续性跟腱拉伸（每天 3 次，每次 3 分钟）与间歇性跟腱拉伸（每天 2 次，每次 5 组，每组 20 秒）对 PF 患者的益处是相同的。这两种方法都可以提高跟腱的灵活性，这与疼痛症状的减轻有一定的联系。

3. 斯威廷（Sweeting，2011）对手动拉伸和足跟疼痛（PF）进行了系统性回顾。他指出："有证据表明，足底筋膜拉伸在短期内可能比跟腱拉伸更有效。"

> **关键点**
>
> 包括 PF 在内的手动治疗干预的临床结果表明，除了小腿和跟腱区域外，拉伸足底局部筋膜也有益处。局部软组织运动方法（仪器辅助）也被发现是有帮助的，例如位置释放方法和摆位放松术。

硬皮样疾病

保尔（Ball，2012）指出："硬皮病表现为皮肤增厚、硬化和瘢痕。系统性是指影响内部器官及皮肤和浅表（皮下和'深埋'）筋膜层的自身免疫性疾病。"

硬皮病与广泛的结缔组织疾病有关，它们虽具有相似的特点，但原因不同，包括：

- 雷诺综合征（又分为原发性和继发性雷诺现象）；
- 系统性硬皮病；
- 弥漫性系统硬皮病（dSSc）；

- 系统性红斑狼疮（SLE）；
- 混合性结缔组织疾病；
- 干燥症；
- 类风湿性关节炎。

建议读者单独研究这些疾病以获得更详细的信息；而以下对这些女性化的（8∶1）慢性炎症类疾病的概括总结可以为大家提供一些见解：

- **病因**：现在已知的病因是多方面的，从遗传易感性到环境、生物化学、生物力学和心理参与等因素，这些都有可能会导致自身免疫性结果。

- **症状**：包括疼痛、疲劳，以及与内脏、肾脏、循环系统和心肺窘迫等器官相关的疾病的影响。

- **所处位置**：身体的筋膜结构通常会受到影响，纤维化改变和过量的胶原蛋白产生，特别是会涉及真皮和血管结构、屈肌和关节。"紧接着会发生不利的组织变化，包括增厚、缩短、硬化和瘢痕化，这些都会依次降低活动范围（ROM），血管、淋巴、神经、关节和内脏都会受到压迫和出现收缩（Ball，2012）。"

治疗选择

目前尚无治疗方法；姑息疗法可能在症状的改变或暂时缓解方面发挥一定的作用——见下文。

病例报告：结构整合和 SLE

保尔（Ball，2011）运用结构一体化方法（鲁尔夫治疗法，Rolfing®；详细内容见第十七章）对涉及 SLE 的两份详细案例进行了描述。她对评估和最初治疗目标的描述如下："这一过程包括准确的'身体读数'，以确定由于短而充血的（结缔组织）区域而导致的紧张状态的偏离，该区域由其他部位的过度拉伸、延长筋膜得到代偿。然后根据合理的临床推理，设计结构化治疗策略，通常应用'交互式'手动操作技术（包括积极的客户参与）。"

手动治疗方法包括"运用恰当的软化、放松、扩张和（或）延长技术"，例如肌筋膜的放松（见第十四章）和"神经-血管-筋膜减压术"，同时得到自助理康复

典型案例

肌筋膜放松术和 dSSc

马丁（Martin，2009）描述了肌筋膜放松术（MFR，见第十四章）的使用；在治疗弥漫性系统硬化病（dSSc）时，包括持续 1 年以上的 20 个疗程。目的是"通过增加活动范围（ROM）改善呼吸和颞下颌关节（TMJ）和手的功能，并降低疼痛程度。"

马丁将 MFR 方法描述为"治疗师的手的压力和患者的神经系统之间的协商，就像是如下所述，包括她对整个整个过程所发生的个人理解的解释（有关肌筋膜感应的详细信息，请参阅第十四章，因为在一些设置上 MFR 是被熟知的）：

1. 最初的负荷来自治疗师的触碰，由此产生的生化反应和机械反应都是符合预期的（见第一章关于机械应力的说明。）

2. 治疗师能感受得到柔韧性的阻碍（弹性限度），通过保持压力慢慢地延长，直到达到一个牢固的屏障。

3. 这（代表）胶原蛋白的成分开始发生变化。

4. 这个屏障不应该用强力释放——因为这也起不到什么作用——分子和胶原纤维将有足够时间进行重组。

5. 因此，应保持与感知阻力成比例的压力，预计释放将发生在组织内。

6. 当这种压力作用了很长一段时间后，就会达到维持组织完整性的极限，这会影响胶原纤维浸没其中的底层物质的黏度，从而增加该部位的水合作用。

7. 当胶原纤维得到放松，它们自己就会进行重组和重塑（Kisner and Colby，1998）。

8. 时间由治疗师对该变化的触觉感知来决定。

结果以照片的形式展示了相关证据：

1. 胸部：扩大增加了 3.5 厘米，活检瘢痕产生的疼痛消失。

2. TMJ：张开嘴的幅度增加了 8 毫米，同时与之相连的疼痛消失。

3. 手和手指：所有手指的关节和腕关节的活动范围提高了，溃疡全部消失，指甲恢复增长。

方法的支持。两名患者分别接受了 8 次或 9 次持续 1 小时的治疗，治疗时间分别为 14 周和 18 周。以下为从手动疗法中获取的益处：

1. 减少了疼痛和僵硬、肿胀，以及止痛药的使用。

2. 减少和缩短了疲劳和胃肠道不适的发作时间。此外，功能灵活性和运动范围得到了改善。

保尔（Ball，2012）指出："虽然在没有对照组的情况下不能排除'自我康复'的可能性，但这些轶事般的结果显示，FRT 在减轻硬皮病类的自身免疫性疾病（尤其是 SLE）的特定症状和（或）影响方面与持续的医疗管理具有相同的疗效。"

关键点

有一些证据表明（主要是病例报告），手动疗法可能会让受自身免疫情况影响的患者的症状和功能障碍得到缓解。

参考文献

[1] Ajani A 2007 The mystery of coronary artery spasm. Heart Lung Circ 16:10–15.

[2] Avery N, Bailey A 2008 Restraining cross–links responsible for the mechanical properties of collagen fibers; natural and artificial. In: Fratzl P (ed)-Collagen: structure and mechanics vertebrates. Springer, NY, 81–110.

[3] Ball TM 2011 Structural integration based fascial release efficacy in alleviating specific symptoms in systemic lupus erythematosus (SLE): two case studies. J Bodyw Mov Ther 15(2): 217–225.

[4] Ball T 2012 Scleroderma and related conditions.

[5] Beighton P et al 1999 Hypermobility of joints, 3rd edn. Springer-Verlag, Berlin.

[6] Beighton P, Horan F 1969 Orthopedic aspects of the Ehlers-Danlos syndrome. J Bone Joint Surg [Br] 51: 444–453.

[7] Bird H et al 1978 Joint hypermobility leading to osteoarthritis and chondrocalcinosis. Ann Rheum Dis 37:203–211.

[8] Buchbinder R et al 2008 Arthrographic distension for adhesive capsulitis. Cochrane Database Syst Rev (1):p.CD007005.

[9] Bulgen, D et al 1984 Frozen shoulder: prospective clinical study with an evaluation of three treatment regimens. Annals of the Rheumatic Diseases 43(3):353–360.

[10] Carter B 2001 A pilot study to evaluate the effectiveness of Bowen Technique in the management of clients with frozen shoulder. Complementary Therapies in Medicine 9(4):208–215.

[11] Celik D (2010) Comparison of the outcomes of two different exercise programs on frozen shoulder. Acta Orthopaedica et Traumatologica Turcica 44(4):285–92.

[12] Chaitow L, Bradley D, Gilbert C 2013 Recognizing and treating breathing disorders: a multidisciplinary approach, 2nd edn. Churchill Livingstone Elsevier, Edinburgh.

[13] Chaitow L, DeLany J 2003 Neuromuscular techniques in orthopedics. Techniques in Orthopedics 18: 74–86.

[14] Chapelle S, Bove G 2013 Visceral massage reduces postoperative ileus in a rat model J Bodyw Mov Ther 17(1):83–88.

[15] Chemeris I et al 2004 A presentation of stiff and commentary painful shoulder–a case based commentary. JOM 7 (1): 41–47.

[16] Chen S et al. 2002 Idiopathic frozen shoulder treated by arthroscopic brisement. Kaohsiung J Med Sci 18 (6): 289–294.

[17] Clark C, Simmonds J 2011 An exploration

In: Schleip R, Findley TW, Chaitow L, Huijing PA (eds)-Fascia: the tensional network of the human body. Churchill Livingstone Elsevier, pp 225–232.

of the prevalence of hypermobility and joint hypermobility syndrome in Omani women attending a hospital physiotherapy service. Musculoskeletal Care 9(1):1–10.

[18] Cramer GD, Henderson CN, Little JW, et al 2010 Zygapophyseal joint adhesions after induced hypomobility. J Manipulative Physiol Ther 33: 508–518.

[19] Davis M et al 2007 Confirmatory factor analysis in osteopathic medicine: fascial and spinal motion restrictions as correlates of muscle spasticity in children with cerebral palsy. JAOA 107(6):226–232.

[20] D'Amato K Rogers M 2012 'Frozen shoulder' – a difficult clinical problem review. Article Osteopathic Family Physician 4(3):72–80.

[21] Desmoulière A et al 2005 Tissue repair, contraction, and the myofibroblast. Wound Repair Regen 13(1):7–12.

[22] DiGiovanni B, Benedict F, et al 2003 Tissue-specific plantar fascia-stretching exercise enhances outcomes in patients with chronic heel pain: a prospective, randomized study. J Bone Joint Surg 85(7):1270–1277.

[23] DiGiovanni B et al 2007 Plantar fascia-specific stretching exercise improves outcomes in patients with chronic plantar fasciitis. J Bone Joint Surg 88(8):1775–1781.

[24] Dommerholt J 2012 Trigger point therapy. In: Schleip R, Findley TW, Chaitow L, Huijing PA (eds)-Fascia: the tensional network of the human body. Churchill Livingstone Elsevier, Edinburgh pp 297–302.

[25] Fernández-de-las-Penas, C et al 2005 Manual therapies in myofascial trigger point treatment: a systematic review. J Bodyw Mov Ther 9:27–34.

[26] FitzGerald MP et al 2009 Randomized multicenter feasibility trial of myofascial physical therapy for the treatment of urological chronic pelvic pain syndromes. J Urol 182(2):570–580.

[27] Ford M et al 1995 Hyperventilation, central autonomic control, and colonic tone in humans. Gut 37:499–504.

[28] Foster G et al 2001 Respiratory alkalosis. Respir Care 46:384–91.

[29] Fourie WJ 2012 Surgery and scarring In: Schleip R, Findley TW, Chaitow L, Huijing PA (eds)-Fascia: the tensional network of the human body. Churchill Livingstone Elsevier, Edinburgh, pp 233–244.

[30] Gautschi R et al 2012 Trigger points as a fascia-related disorder In: Schleip R, Findley TW, Chaitow L, Huijing PA (eds)- Fascia: the tensional network of the human body. Churchill Livingstone Elsevier, Edinburgh, pp 233–244.

[31] Gerwin R 1997 Myofascial pain syndromes in the upper extremity. Original Research Article. Journal of Hand Therapy 10(2):130–136.

[32] Grahame R 2009 Joint hypermobility syndrome pain. Curr Pain Headache Rep 13: 427–433.

[33] Grinnell F 2008 Fibroblast mechanics in three-dimensional collagen matrices. J Bodyw Mov Ther 12(3):191–193.

[34] Gulbahar S et al 2005 Hypermobility syndrome increases the risk for low bone mass. Clin Rheumatol 26:1–4.

[35] Hakim A, Grahame R 2003 A simple questionnaire to detect hypermobility: an adjunct to the assessment of patients with diffuse musculoskeletal pain. Int J Clin Pract 57:163–166.

[36] Hankinson M Hankinson E 2012 Nutrition model to reduce inflammation in musculoskeletal and joint diseases In: Schleip R, Findley TW, Chaitow L, Huijing PA (eds)-Fascia: the tensional network of the human body. Churchill Livingstone Elsevier, Edinburgh, pp 457–464.

[37] Hansen A et al 2012 Myofascial structural integration: a promising complementary therapy for young children with spastic cerebral palsy. J Evid Based Complementary Altern Med 17(2):131–135.

[38] Hinz B et al 2001 Mechanical tension controls granulation tissue, contractile activity and myofibroblast differentiation. Am J Pathol 159(3):1009–1020.

[39] Hinz B 2013 Wound healing and the extracellular matrix. Presentation: Touro College of Osteopathic

Medicine, August 18.

[40] Ho C et al 2009 The effectiveness of manual therapy in the management of musculoskeletal disorders of the shoulder: a systematic review. Man Ther 14:463–474.

[41] Jensen D et al 2008 Physiological mechanisms of hyperventilation during human pregnancy. Respir Physiol Neurobiol 161(1):76–78.

[42] Klingler W 2012 Temperature effects on fascia In: Schleip R, Findley TW, Chaitow L, Huijing PA (eds)-Fascia: the tensional network of the human body. Churchill Livingstone Elsevier, Edinburgh, pp 421–424.

[43] Krapf, R et al 1991 Chronic respiratory alkalosis. The effect of sustained hyperventilation on renal regulation of acid-base equilibrium. N Engl J Med 324 (20):1394–1401.

[44] Langevin et al 2011 Reduced thoracolumbar fascia shear strain in human chronic low back pain. BMC Musculoskeletal Disorders 12:203.

[45] Lee T et al 2009 Prognosis of the upper limb following surgery and radiation for breast cancer. Breast Cancer Res Treat 110:19–37.

[46] Lemont H et al 2003 Plantar fasciitis: a degenerative process (fasciosis) without inflammation. J Am Podiatr Med Assoc 93:234–237.

[47] LeMoon 2008 Clinical reasoning in massage therapy. Int J Therap Massage Bodyw 1(1):12–18.

[48] Lewit K, Olsanska S 2004. Clinical importance of active scars: abnormal scars as a cause of myofascial pain. J Manipulative Physiol Ther 27:399–402.

[49] Looney B et al 2011 Graston instrument soft tissue mobilization and home stretching for the management of plantar heel pain: a case series. J Manipulative Physiol Ther 34:138–142.

[50] Lum L 1984 Editorial: Hyperventilation and anxiety states. J R Soc Med January 1–4.

[51] Luomala T, Pihlman M, Heiskanen J et al 2014 Case study: Could ultrasound and elastography visualize densified areas inside the deep fascia? J Bodyw Mov Ther: 18(3) 462-468.

[52] Macchi, V et al., 2010. Histotopographic study of fibroadipose connective cheek system. Cells Tissues Organs 191(1):47–56.

[53] Martin MM 2009 Effects of myofascial release in diffuse systemic sclerosis. J Biochem Mol Toxicol 13(4):320e327.

[54] Martin-Santos R et al 1998 Association between joint hypermobility syndrome and panic disorder. Am J Psychiatry 155 (11):1578–1583.

[55] Mense S 2010 How do muscle lesions such as latent and active trigger points influence central nociceptive neurons? J Musculoskelet Pain 18: 348–353.

[56] Moseley L 2003 Unraveling the barriers to reconceptualization of the problem in chronic pain: the actual and perceived ability of patients and health professionals to understand the neurophysiology. J Pain 4:184–189.

[57] Nagrale A et al 2010 The efficacy of an integrated neuromuscular inhibition technique on upper trapezius trigger points in subjects with non-specific neck pain: a randomized controlled trial. J Man Manip Therap 18(1):38.

[58] Pilat A 2011 Myofascial induction. In: Chaitow et al (eds)-Practical physical medicine approaches to chronic pelvic pain (CPP) and dysfunction. Elsevier, Edinburgh.

[59] Porter D et al 2002 The effects of duration and frequency of Achilles tendon stretching on dorsiflexion and outcome in painful heel syndrome. Foot Ankle Int 23(7):619–624.

[60] Purslow PP 2005 Intramuscular connective tissue and its role in meat quality. Meat Sci 70: 435–447.

[61] Ramage L et al 2009 Signaling cascades in mechanotransduction: cell-matrix interactions and mechanical loading. Scand J Med Sci Sports 19:457–469.

[62] Remvig L, Jensen DV, Ward RC 2007 Are diagnostic criteria for general joint hypermobility and benign joint hypermobility syndrome based on reproducible and valid tests? A review of the literature. J Rheumatol 34:798–803.

[63] Rickards LD 2006 The effectiveness of non-invasive treatments for active myofascial trigger

point pain: a systematic review of the literature. Int J Osteopathic Med 9: 120–136.

[64] Schultheis A et al 2012 Frozen shoulder. In: Schleip R, Findley TW, Chaitow L, Huijing PA (eds)-Fascia: the tensional network of the human body. Churchill Livingstone Elsevier, Edinburgh, pp 199–206.

[65] Shah JP et al 2008 Biochemicals associated with pain and inflammation are elevated in sites near to, and remote from active myofascial trigger points. Arch Phys Med Rehabil 89:16–23.

[66] Simons DG et al 1998 Travell & Simons' Myofascial pain and dysfunction: the trigger point manual. Williams & Wilkins, Baltimore.

[67] Simmonds J 2012 Hypermobility and the hyper-mobility syndrome. Assessment and management. In: Schleip R, Findley TW, Chaitow L, Huijing PA (eds)-Fascia: the tensional network of the human body. Churchill Livingstone Elsevier, Edinburgh, pp 279–289.

[68] Simmonds JV, Keer R 2007 Hypermobility and the hypermobility syndrome. Masterclass. Man Ther 13:492–495.

[69] Standley P 2007 Biomechanical strain regulation of human fibroblast cytokine expression: an in vitro model for myofascial release? Presentation at Fascia Research Congress, Boston.

[70] Stecco A et al 2013a Ultrasonography in myofascial neck pain: randomized clinical trial for diagnosis and follow-up. Surg Radiol Anat doi: 10.1007/s00276-013-1185-2.

[71] Stecco A et al 2013b Fascial components of the myofascial pain syndrome. Curr Pain Headache Rep 17:352.

[72] Sweeting D et al 2011 The effectiveness of manual stretching in the treatment of plantar heel pain: a systematic review. J Foot Ankle Res 4:19.

[73] Tamam et al 2000 Association between idiopathic mitral valve prolapse and panic disorder. Croat Med J 41 (4): 410–416.

[74] Thomas J, Klingler W 2012 The influence of pH and other metabolic factors on fascial properties. In: Schleip R, Findley TW, Chaitow L, Huijing PA (eds)-Fascia: the tensional network of the human body. Churchill Livingstone Elsevier, Edinburgh, pp171–176.

[75] Tortland PD 2007 Sports injuries and nonsteroidal anti-inflammatory drug (NSAID) use. Connecticut Sportsmed Winter, 1–4.

[76] Urse GN 2012 Plantar fasciitis: a review. Osteopathic Family Physician 4:68–71.

[77] van den Berg F 2012 The physiology of fascia In: Schleip R, Findley TW, Chaitow L, Huijing PA (eds)-Fascia: the tensional network of the human body. Churchill Livingstone Elsevier, Edinburgh, pp 149–155.

[78] Vermeulen H et al 2006 Comparison of high-grade and low-grade mobilization techniques in the management of adhesive capsulitis of the shoulder: randomized controlled trial. Phys Ther 86:355–368.

[79] Wearing S et al 2007 Plantar fasciitis: are pain and fascial thickness associated with arch shape and loading? Phys Ther 87 (8):1002–1008.

[80] Wearing C et al 2009 Are local mechanical factors related to plantar fascial thickness? J Bodyw Mov Ther 13(1):89.

[81] Wipff PJ, Hinz B 2009 Myofibroblasts work best under stress. J Bodyw Mov Ther 13:121–127.

[82] Wynne M et al 2006 Effect of counterstrain on stretch reflexes, Hoffmann reflexes, and clinical outcomes in subjects with plantar fasciitis J Am Osteopathic Assoc 106(9):547–556.

[83] Wynn TA 2008 Cellular and molecular mechanisms of fibrosis. J Pathol 214(2):199–210.

[84] Yang G, Im HJ, Wang JH 2005 Repetitive mechanical stretching modulates IL-1beta induced COX-2, MMP-1 expression, and PGE2 production in human patellar tendon fibroblasts. Gene 19: 166–172.

[85] Zink JG, Lawson WB 1979 An osteopathic structural examination and functional interpretation of the soma. Osteopath Ann 7(12):433–440.

第三章

整体姿势评估

托马斯·W. 梅尔斯（Thomas W. Myers）

本章的主要内容是神经肌筋膜网代偿模式的整体姿势评估，使用的是因"解剖列车"而被人熟知的"肌筋膜经络"图（Myers，2014）。

第四章列出了其他的整体方法和一些局部方法和触诊、评估方法，以作为本章内容的补充。

筋膜与神经模式

由于这本书的主题是筋膜功能障碍，我们首先要解决的问题是，姿势模式处于神经运动模式与筋膜组织内实际模式的哪种程度。答案主要取决于它们已经建立了多长时间，以及它们是创伤后遗症还是单纯的根深蒂固的习惯。

每项运动都是从一次尝试开始的，这是神经运动兴奋的一种新表现。对于任何有 6 个月大孩子的父母来说，当孩子第一次翻身的时候，父母知道孩子会和自己一样对自己的成就感到惊讶。

据我们所知，人类的大脑中没有专门的"翻转"程序。然而，却有一个非常强大的程序，那就是"跟踪妈妈和其他可移动的东西"。当眼睛跟踪妈妈时，颈部的反射性旋转和伸展会引发脊柱旋转、伸展及其他的翻滚运动。当肌肉和骨骼的力量，以及头部与躯干的比例允许时（记住我们仍然处于子宫外妊娠和初始骨化阶段），孩

子确实会翻身。也许他们需要几周的时间才能自己进行反方向翻身，但如果你帮助他们翻回来他们也会感到高兴，这样他们就可以一次又一次地从背部姿势转向腹部姿势。

这种重复的运动可能会在大脑中刻下某种"记忆"或痕迹，从而使动作更容易被重复（Berthoz，2000）。当重复的次数足够多时，启动程序就会成为一种固定习惯——很容易被唤醒，但不太容易改变。

如果你现在躺在地板上，然后从后往前滚，先向右滚，然后向左滚，你会发现你有一个偏好，一边比另一边更容易、更"自然"。在你放下书准备亲自尝试前，建议你记住以下两个要素：（1）从你的眼睛开始运动，想象你正在跟踪某物，让你的身体跟随运动；（2）虽然你认为左右两边是以同样的方式进行的，但你会发现你做不到。两边总是会有微妙的或明显的差异。

基于对许多人进行的数百次测试发现，这种片面的偏好与你的惯用手或惯用

眼并无关联性。这更可能是在反映你通常被放在婴儿床上的方式，或者你母亲或家庭宠物偶然经过你的那一侧创造的最初刺激——但是根据作者的经验，每个人都有一种偏好——一种倾向于在某一边滚动的偏好（编者按：关于辛克常见的代偿性筋膜模式的信息，见第四章）。

习惯一旦被牢固地建立起来，就需要一个姿势来保持它们（图 3.1）。上文概述的偏好将被明显地写进你的姿势及运动选择里。也就是说，当你倒车的时候，你应该看哪个肩膀。小脑和脑干维持这样的姿势设定，因此更不容易实现自主控制（尽管这些模式使用的肌肉就是所谓的主动肌）。

为了证实是否为主动肌，可外展你的手臂达水平位或接近水平位，同时将你的前臂放置在梳妆台上（或者其他人的肩膀上，如果有其他人在身边的话；图 3.2）。前臂向下压——胸肌、背阔肌、大圆肌和喙肱肌的一些组合将是这个内收运动的主动原动力，而作为拮抗肌的三角肌将会放

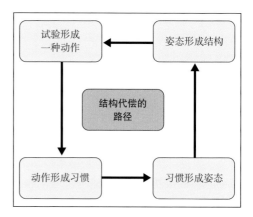

图3.1   结构代偿的路径。每项运动都是以一次尝试开始的。一个重复性尝试变成了一个熟悉的动作。重复一个动作，它就会成为一种根深蒂固的习惯。每一个习惯都会形成一个姿势。所有的这些都是神经的一种模式。维持一个姿势足够长的时间就会让筋膜适应这种模式。在这一点上，每一个新的尝试都是从那个筋膜模式中产生的。在逆转过程中，需要对筋膜模式和深层姿势习惯进行处理

松。用你的另一只手去感受（或者让你的搭档去感觉）你正在下压的一侧的腹外侧斜肌。毫无疑问，你会感受到内外斜交收缩的外侧部分。

当然，这些肌肉的作用是稳定位于骨盆上的胸腔。这里有个小实验：试着把你

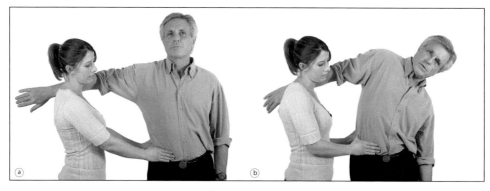

图3.2   了解神经肌肉程序水平的一个简单测试是，在试图抑制侧腹壁的同时，用手臂抵抗阻力。如果你成功了——这需要一个思维技巧——结果会是一种不寻常的、不太"具有功能性"的练习

的手臂往下压而不收缩这些肌肉，把你的另一只手或搭档的手放在那里，看看你是否真的阻碍了这些肌肉的收缩趋势。

如果你和大多数人一样——我们已经在不同文化的专业团体中做过这个实验——那么当手臂被压紧时，侧腹肌会自动启动，而抑制这种反应是非常困难的。如果你真的成功地抑制了这一反应，你的下肋骨就会被牵拉到被按压手臂的一侧（这是一个非常"愚蠢"的动作）；如果插入点不能到达起始点，则起始点将向插入点的方向移动。

大多数人无法"关掉"这种反应，这反映出了神经系统中姿势模式的深度。一旦建立起来，我们刚刚测试的"躯干稳定程序"等模式就会成为意识运动的无意识性基础。我们的"坐姿程序"构成了我们的"驾驶程序"，进而又构成了"这辆车的程序"，这一程序又构成了我们在接近十字路口时有意识地控制转弯信号的动作。

我们希望改变的大多数重要模式，是为了改善患者在这些更深层次的姿势习惯区域中的生物力学休息——这种姿势设定是这一习惯的基础，而这一习惯正是这种特定姿势的基础，而这种姿势现在由于某种原因引起了疼痛或受限。虽然我们需要通过治疗直接原因来减轻疼痛或恢复功能，但我们经常会发现自己实际上是在恳求患者改变导致直接病因治疗失败的习惯，否则我们很快就会因为同样的症状再次见到他们。

这些模式通常是全身的，因此显得有

些混乱。冈上肌肌腱炎是由于肩部支撑不当而引起的，这种肩部支撑不当又是由于后倾的胸腔位于前倾的骨盆之上等原因造成的，同时也与腘绳肌缩短和脚踝长期背屈有关。

保持这些模式足够长的时间，会使额外拉伸的区域产生更高的成纤维细胞活性，这会在肌肉内部或肌肉之间产生更多的胶原"捆扎"，以满足由重复姿势引起的特定紧张（Kjaer et al.，2009）。

在这一点上，我们从单纯的神经系统模式过渡到筋膜限制。在这方面的任何新尝试，患者学习的任何新运动都会围绕着结构性限制，而不是——或者更确切地说是除了——神经运动募集上的限制。

因此，当我们观察下文中概述的常见模式时，如果不进行体格检查，就无法知道我们是否在处理非收缩组织中的"单纯"神经模式（尽管我们刚刚看到了它可以到达的深度）与结构限制。

当这个问题发生在出现筋膜粘连的损伤或手术后时，我们可以有更多的确定性，因为筋膜的"过度被操作"是损伤、持续炎症或手术切割和缝合的常见愈合反应（Hyman & Rodeo，2000）。

在活体中，旧伤和手术周围可以很容易且可靠地触及毡状粘连，常在配合外科手术干预或其他创伤的解剖中发现（图3.3和彩图3）。

最佳的治疗方案将取决于基于手动评估和观察评估的临床决定。高强度的手动治疗或深拉伸通常是不必要的，或当试图

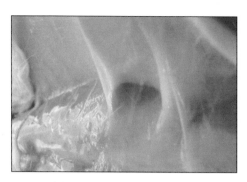

图 3.3　在解剖中筋膜粘连在一起。活体中和尸体中均可见毡状筋膜粘连。参见彩图 3。图片由罗伯特·施莱普提供

加强神经运动模式时，这种方式实际上是有害的，但似乎非常适用于深层组织脱水或粘连。在这些部位，神经促进激痛点疗法、本体感觉神经肌肉促进疗法（PNF）、肌肉能量型伸展，或费登奎斯式解耦，可能需要多次重复或持续很长一段时间才能对真正的筋膜限制产生有益的影响。

当你的手是一把锤子时，所有的东西看起来都像钉子。从业者倾向于通过自己的视角来看待每一个问题和模式。当我们的技术不起作用时，我们应承认并改变策略或参考建议。

现在我们已经对单纯存在于神经系统中的模式和那些存在了很长时间（或对创伤的反应），现在已被"写入"筋膜系统的模式进行了区分。接下来，我们可以继续概述筋膜系统的一些特征。

作为整体传递系统的筋膜

这个新的解剖列车图的核心是结缔组织系统的功能统一性。人体内有 3 个完整的网，如果可以被神奇地、完整地提取出来，就能向我们展示整个身体从内到外的形状：血管系统、神经网络和由结缔组织细胞形成的细胞外纤维网。

大型细胞群需要庞大的基础设施，才能在拥挤的环境中、重力的压迫下、空气的包围下维持它们的流体生物化学性能。这是一个令人震惊的工程壮举，虽然我们一直都认为这是理所当然的：

• 一个由 70 万亿个不同的、活跃的、半自主的细胞组成的群落，每个细胞都是为海底生活而建造的，它自己组织起来，四处走动，"喝杯咖啡，回复电子邮件"。大多数有机体细胞集合，为了避免大规模的死亡，需要不断地交换气体，有规律地交换食物和废物，同时必须找到另一个类似的细胞群落，并经历一个复杂的跳跃，以便繁殖。

• 同时，我们的身体为每一个细胞提供了机械稳定的环境和便于化学交换的广阔无垠的条件，以及可使它有意义地参与一天的工作所需要的信息。

• 每个活细胞需要在四层细胞层内或由血管系统提供的液体交换场所内存活。如果没有输送化学物质和吸收废物的能力，任何没有这些条件的区域都会变得紧张，然后压抑，最终会萎缩或破裂并死亡，就像坏死或坏疽组织中所发生的那样。其次，每一个细胞都需要在神经系统的信号传导范围内调节其与身体其他区域细胞的活性。每一个细胞都需要通过结缔组织网保持在适当的位置（或者像血液和其他流动细胞那样，定向流动）。

从身体上取下的任何一个立方厘米的组织中都包含了这 3 种网的元素——神经、血管和筋膜。从这样一种系统的角度来看，身体仅仅是由多个部分组成的观点开始失去支撑。我们之所以都能幸存下来，是因为我们是一个相互交织的系统（图 3.4）。

• 这 3 个网中的任意一个都是通过中央组织结构在整个身体内关联起来的：从一端的中央脊髓和球状脑神经丛开始，神经系统以熟悉的辐射模式遍布全身，形成对我们内外世界的感觉模拟和协调的行为反应。激素、神经递质和神经肽的信使分子滴入这个系统的突触和间隙，在系统上下调节神经张力（Pert，1997）。

• 循环系统从主动脉和强健的心脏轴线开始，将数千米长的毛细血管和淋巴管连接成一个回路，满足细胞群落的化学需求。

• 再者，连接结缔组织从脊索的中心

电枢（椎体和椎间盘的胚胎学形式）开始扩张，在身体的所有细胞、结构和系统周围产生保护性囊泡和网，来组织稳定的机械关系，允许某些运动阻碍其他运动，以及为所有运动提供所需的机制：自愿的、自主的和生理的。

这 3 种网在身体内部进行各种信息交换。神经携带感觉数据，以每小时 7～170 英里（10～250 千米 / 小时；Williams，1995）的速度向肌肉和腺体发送信号，以构建一幅秒对秒的全图景。液体系统每隔几分钟就会让化学物质在体内循环，尽管许多化学性节奏会在每小时、每天或女性所知的每月周期内波动。

纤维系统通过筋膜、肌腱、韧带和骨的细胞间基质传递机械信息——张力和压缩。这个信息是以声速传播振动的，大约每小时 1200 千米——比光速慢，但肯定比神经系统快。然而，结缔组织系统的塑性变形和重塑速度是以周、月甚至年为单

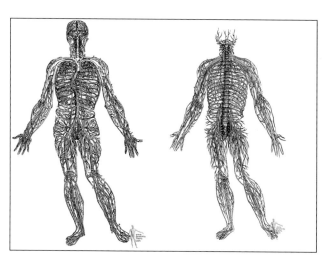

图 3.4　维萨留斯（Vesalius）神经系统和循环系统。维萨留斯在 1548 年详细描述了神经系统和血管系统，考虑到当时的方法，这是一个不可思议的解剖壮举。在接下来的 450 年里，我们或多或少地延续了这一模式（转载自多佛出版社）

位来测量的。因此，纤维系统在 3 个网中既是最快的（在通信方面），也是最慢的（在响应方面）。

与神经和血管系统不同，这种结缔组织网尚未被很好地绘制出来，因为它长期以来被认为是处于"死亡"状态的，我们需要将其移除以看到"有趣"的神经、血管、肌肉和其他局部系统。由于结缔组织为通过手术刀来分析其他系统提供了分隔区域，而将结缔组织作为一个系统的研究也少于其他更熟悉的系统。

因此，我们可以想象这样一个实验：如果我们不把身体分成一个个可识别的结构，而是把它浸入一种溶剂中，这种溶剂除去了所有的细胞物质，却保留了完整的细胞外基质（ECM），结果会怎样（图3.5）？这是在创造新的人工器官的过程中完成的，在那里细胞物质（比如健康心脏的）被"洗掉"之后，剩下的 ECM 被植入心肌细胞来"孕育"一个新的心脏、肾脏或肺。

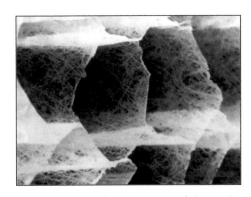

图 3.5　肌内膜为我们提供了一个清晰的图像，可以看出全身的结缔组织基质是什么样的。照片由彼得·浦斯洛（Peter Purslow）提供。引自：*Reproduced from Purslow 1994, with kind permission from Springer Science and Business Media*

形成初期

我们可以将结缔组织基质系统看作"形式器官"（Verela & Frenk，1987）。从卵的第一次分裂开始，结缔组织的细胞间基质以其分泌的糖胺聚糖（粘液）凝胶的形式存在，其作用是将细胞粘合在一起（Moore & Persaud，1999）。胚胎学发育第二周结束时，第一个纤维状的网状结构出现了：由发育中的脊索（脊柱）两侧的特化的中胚层细胞纺成的网状结构。

这个网状结构是筋膜网的起源——我们的"元膜"——它是一个形状独特的容器，它塑造了我们的形态，并引导我们的所有生化过程的流动（Juhan，1987）。这个 ECM 作为一个整体，不仅联合了身体的各种元素，也联合了许多医学分支（Snyder，1975）。

结缔组织细胞能够改变和混合细胞中的 3 种元素——水、纤维和糖胺聚糖胶状基质凝胶，在人体中按需产生广泛的熟悉的结构材料（Williams，1995）。骨、软骨、韧带、肌腱、网状结构和脂肪网络都是这种生物结构的实例。人体器官的运动系统——关节，几乎完全由各种结缔组织细胞构建的 ECM 组成。

纤维 / 凝胶基质成为每个细胞环境的直接组成部分，就像植物中的纤维素，或珊瑚的石灰石"套型建筑"一样。然而，动物（和人类）的 ECM 对变化非常敏感，有些是对外界力量的被动反应，有些是对损伤或需求的主动性细胞反应（Schleip et al.，2012）。考虑到基质是一种能够存储和传输信息的流动性晶体，且与我们的细胞的生命紧密地结合在一起，它可以被看作是身体的一个活的部分，而不是一种死的填充物（Pirschinger，2007）。

筋膜的信号传输和重构是我们对实际的持续需求的适应性反应的一部分；它可能是我们的意识基础的一部分（Koob，2009）。

在进一步转向推测的领域之前，让我们回过头来看看这个支持细胞群落处于动态直立状态的网的发展。

整体系统工程

"整体"思考，对当代治疗师来说是有吸引力的，最终一定会形成有用的管理、分析与规划系统。虽然"万物相连"作为一种哲学思想具有学术上的精确度，但它让从业者在关系的海洋中迷失了，不确定僵凝的肩膀是否会对肘部、侧髋关节的活动产生反应，或者对同侧脚的反射点做出反应。虽然这些方法都有可能奏效，但有用的图解是必要的，它会让我们做出比"按压和祈祷"更好的治疗策略。

从笛卡尔和牛顿那里继承而来的"将身体作为组装机器"的理念是如此普遍，基于作为支点周围的杠杆的单个肌肉的"同源附着物"隔离的图解是如此容易理解和有用，以至于很难跳出这些参数去思考。

当我们从"以症状为中心"的观点转变为"面向系统"的观点时，我们能学到

什么？

从最初的囊胚层，我们看到了原肠运动的退化，然后是横向和矢状皱褶，紧随其后的则是成千上万的其他皱褶。这种有启发性的折叠艺术采用简单的包围和封套筋膜的三维蜘蛛网，并折叠成超过一千个分区和隔间。随后，我们将其裁剪出来，并将其标识为单独的"部分"。最初的皱褶形成了大脑的背侧腔和器官的腹侧腔，体腔袋用双层筋膜囊包裹着每个器官。

最后一道褶皱将上颚的两半连在一起，这就解释了为什么腭裂会是如此常见的先天性缺陷。

通过这幅图，我们可以摆脱人体有600块肌肉的束缚。事实上，只有一块肌肉。一个大脑和一块肌肉——这个收缩性组织被折叠成了600个单独的筋膜袋。我们对每一个人的肌肉的起源、附着和行为方式的观念都非常深刻，而这是一个超越这一概念的精神斗争，但是从整体来看，这一过程是惊人的。

另一个整体的图像是张拉整体几何，它有助于我们跳出思维中根深蒂固的"零件构成的机器"的图像。通常，我们的解剖结构的几何图形是骨架，骨架是一个连续的压缩框架，像起重机一样的框架，或像一堆积木，而肌肉则像缆绳一样悬挂着。

这又引出了单肌理论——骨骼是稳定但可以移动的，我们通常会分析出每块肌肉对这个框架的作用，把它们加在一起分析功能性运动。然而，只要稍加思考，这个想法很快就行不通了。如果把肌肉拿

掉，立在脚上的骨架就一点也不稳定了；如果把所有软组织都拿走，骨头就会"哗啦"一声掉到地上，因为骨头不会以任何锁定的方式堆叠在一起。

如果我们能摆脱"骨骼是撑杆，而肌肉是移动这些撑杆的缆绳"这一想法，那么我们就会被引导到一类叫作"张拉整体"的结构中（结构的完整性在于连续张力的平衡）。这一概念由肯尼斯·斯内尔森（Kenneth Snelson）提出并由巴克敏斯特·福乐（Buckminster Fuller）进一步探索和发展，张拉整体几何结构比旧的"起重机"模型更接近我们生活和感觉中的身体（Heartney，2009；Fuller，1975）。

在人类活动的稳定性和移动性之中，骨头和软骨显然是抗压缩的支柱，且向外推着肌筋膜网。反过来，肌筋膜网则总是处于紧绷状态，朝着中心向内拉。这两种因素对保持稳定都是必要的，而且都有助于维持实际意义上的可移动性。

在这种新的骨模型中，骨支柱"漂浮"在软组织提供的张力"海洋"中（图3.6）。因此，骨的位置取决于这些软组织组件之间的张力平衡。这种模型对于观察软组织在作用于结构的方式上的更大潜力是非常重要的，因为在这种情况下，骨骼的位置和姿势更依赖于软组织的平衡，而不是通过任何高速的骨推力将骨骼重新推入"对齐"的位置。

这些结构倾向于储存能量、"给予"能量，然后以弹性的方式自我恢复，这与杠杆和支点模型的刚性有很大的不同。

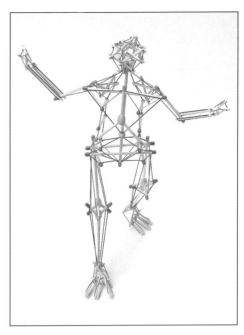

图3.6　通过 ID 建立的张拉整体模型，以支点模型和杠杆模型所不具备的方式模拟生物运动。张力和压缩的相互作用以刚性结构无法适应的方式给出了"稳定比例"。照片由汤姆·弗莱蒙斯提供（Tom Flemons）

这一性质使它们成为一个身体模型，它也以这种弹性的方式给予和回馈。当肩膀被压在轮子上时，肩膀就会收缩，胸腔就会调整，脊柱就会弯曲，骨盆就会旋转，双腿就会稳定下来。在这个过程中，全身有上千个小的适应性反应，而不是一个单一的僵硬的系统。虽然难以在印刷纸面上显示出来，但张拉整体却表现出了这种行为，就像身体一样。

当长时间保持这种姿势时，我们需要看到的就是这些多层面的少量"给予"模式，去创造一个对大脑和关节都有结构上的意义的有效的筋膜释放疗法。研究支撑了张拉整体几何结构的概念，从细胞层面向上支配机械传动，宏观层面的模型在解剖学上一年比一年精确（Turvey & Fonseca，2014）。

我们在生活中移动和被移动的方式形成了这个网络，而网络的形状反过来又有助于决定我们身体上的生存体验。

解剖列车介绍

解剖列车的肌筋膜经络图绘制出了贯穿身体肌肉表面的整体张力线，其作用是保持骨骼的形状，引导可用的运动轨迹，协调整体的姿势模式（图3.7和彩图4）。

解剖列车描述了介于整体注意事项和有用的详细解剖之间的一个中间层面的相关概念。这些"肌筋膜经络"提供了一个人体各个部分和整体之间的实际过渡——物理学、生理学、既有体验和无视映射的当前意识的完整形态。身体运动结构的解剖列车视图为治疗开辟了新的途径，特别是对于顽固的慢性症状和整体姿势的影响。

在最简单的情况下，肌筋膜经络只是沿着经络和纬线穿过顶叶的"肌筋膜"。基本规则是沿着肌肉和筋膜纤维的相对直线运动，且不会突然改变深度或干预筋膜壁。

这种网状物在哪些部位连续地以直线运行？这些直线可以从其局部区域向外传递张力，从而通过这种整体网络的互连产生整体效应么？这个问题的答案为我们提

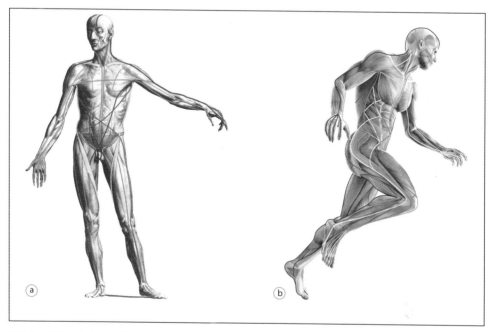

图3.7　解剖列车中的肌筋膜经络映射出了肌筋膜张力的连续线，它们通常沿着身体的肌肉组织纵向运行。参见彩图4

供了一张追踪肌筋膜应变传递的示意图和一个微小的"弹性"，使这个系统能够作为一个整体进行适应。

在分析一些常见的姿势代偿之前，让我们先介绍一下解剖列车的"主人公"。熟悉系统的人可以进入下面的"身体阅读"部分。若想更深入地探索这些概念及其应用，请参阅《解剖列车》一书（Elsevier，2001，2009，2013）。

解剖列车为在远离功能障碍或疼痛部位进行有效治疗提供了一个可追溯的基础。这种结构模式的新观点对治疗策略有深远的影响，特别是对于长期的姿势失衡、不健康的生活习惯，以及受伤或损伤后遗症来说。

这个概念很简单：如果我们顺着筋膜的纹理进行梳理，可以看到肌肉纵向连接的位置。完成后，会出现12条左右的主要肌筋膜经络，它们形成了清晰的线或轨迹，贯穿全身。以下是适用于其结构的规则和术语方面的注意事项：

1. 肌筋膜的连续性必须呈直线。由于解剖列车是一条呈张力拉，而不是压缩性推的状态的线，因此它必须呈直线行进。所以，首先和主要的原则是，相邻肌筋膜结构中的纤维必须在筋膜上"呈队列分布"，而没有大的方向或深度的变化。虽然腘绳肌和臀大肌在跑步或爬楼梯时可能在功能上是相连的，但方向的改变和两者之间的水平变化使得它们无法形成筋膜连续性。然而，腘绳肌和竖脊肌通过骶结节韧带以直线形式相连接。

2. 筋膜是连续的，而肌肉则是离散的——"轨道"和"站"。肌肉和筋膜的条纹被称为"轨道迹"，而通常被视作肌肉附着物的部位被称为"站"，以强调筋膜结构的连续性。肌肉本身可能是离散的，但包裹它们的筋膜是连续的，并沿着筋膜线与相临结构相连。

外斜肌和前锯肌可能是分开的，也有各自的功能，但是包裹它们的肌腱是同一筋膜平面的一部分，在一个被称为螺旋线的整体功能连续性中，通过遍布它们的附着点及其以外部位的筋膜相互贯通。

3. 筋膜束可以分开或混合——"交换器"和"圆形机车库"。筋膜有时会分裂成两个平面；或者相反，由两个平面混合成一个平面。我们把这些分度处称为"交换器"，其具体的物理性质将决定哪一个平面需要多少力。因此，菱形肌通过筋膜与前锯肌和肩袖都有很好的连接。采用哪条线取决于这些结构和周围结构的位置、载荷和方向。将许多肌肉会聚在一起，并为骨骼结构可能被拉到哪里做出竞争性指示的部位——如髂前上棘或肩胛骨——被称为"圆形机车库"。请参阅第一章的另一个"圆形机车库"——起重机（腰间筋膜三角）。

4. 更深的单关节肌肉保持姿势——"快车"和"慢车"。单关节或一个关节肌肉被称为"慢车"，而多关节肌肉则被称为"快车"。姿势通常更多地由较深的单关节"慢车"维持，而不是经常覆盖它们的"快车"。因此，人们希望通过髂肌或耻骨肌肌筋膜来缓解长期弯曲的髋关节，这种情况比股直肌或缝匠肌更常见，这两种肌筋膜都交叉附着在膝盖上，因此无法在任何一个关节上保持一个角度。

5. 当规则变得弯曲时——"脱轨"。最后，我们有时会遇到"脱轨"，肌筋膜经络不完全符合上述规则，而是在特定的条件或位置下工作。例如，当膝部伸直时，沿着身体后部的筋膜线是一条连续的筋膜线，但当膝盖明显弯曲时，会"断开"成两部分（一个在上面，一个在下面）。这就解释了为什么几乎每个针对浅背线的经典瑜伽伸展体式，正如我们所说的那样，膝盖都是处于伸展的状态，以及为什么稍微弯曲膝盖比在膝盖伸直时更容易拾起掉下去的钥匙。

解剖列车轨道

可以将这些单独的肌筋膜经络的每一个看作：

1. 从一个附着点到另一个附着点、从一端到另一端的一维的张力线。

2. 二维筋膜平面，包括较大面积的浅筋膜。

3. 三维的肌肉和结缔组织，它们共同组成了整个肌肉骨骼系统。

浅前线

浅前线（SFL，图3.8）在身体的左右两侧，从脚部延伸到头骨，包括胫前肌、前股肌、腹直肌、胸骨筋膜和胸锁乳突

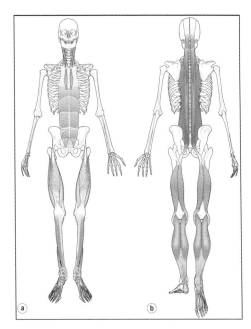

图3.8　两条解剖列车的肌筋膜经络，即浅前线和浅后线，在骨骼的两侧相互平衡。经莲花图书（*Lotus Books*）公司许可复制

肌的肌肉和相关筋膜。胸锁乳突肌的肌肉延伸到颅骨的盔状腱膜上。在肌肉和张力的作用下，SFL被分为两部分——脚趾到骨盆及骨盆到头部，当髋关节伸展时（如站立），它们会作为一个整体发挥作用。

SFL以快速收缩肌纤维为主。SFL的运动功能是弯曲躯干和臀部、伸展膝盖，以及向后弯曲脚。在站立姿势中，SFL弯曲下颈部，过度伸展上颈部。从姿势上看，SFL还能保持膝盖和脚踝的伸展，保护腹侧腔的柔软器官，并提供拉伸支撑来抬起骨骼中那些向前延伸至重力线的部分——耻骨、胸腔和面部。当然，它也提供了一个平衡，以牵拉浅背线。

可以将人类对电击或攻击的一种常见反应，即惊吓反应，看作是 SFL 的一次缩短。这条线的慢性收缩——在许多创伤后或童年时期非常常见——会造成许多姿势上的疼痛模式，上身向下拉、头部向前拉，从而导致背部紧张。

浅背线

浅背线（SBL，图 3.8）从足跟周围的脚趾底部开始，向上延伸到身体的后部，穿过头部到达眉毛额脊的末端。与 SFL 一样，SBL 也有两个部分，脚趾到膝盖和膝盖到头部，当膝盖伸展时，这两个部分作为整体发挥功能。SBL 包括足底组织、腓三头肌、腘绳肌和骶结节韧带、腰骶筋膜、竖棘肌和上颅。

SBL 在运动中可以伸展脊柱和臀部，也可以使膝盖和脚踝屈曲。SBL 将婴儿的眼睛从胚胎学上的初级屈曲中抬起，并逐渐地将其身体抬起形成站立姿势。在心理运动术语中，SBL 的功能障碍通常与达到完全成熟的困难有关。

体位上，SBL 保持身体站立，跨越骨骼的一系列主要和次要曲线（包括主要曲线中的颅骨和足跟及次要曲线中的膝关节和足弓）。用非常基本的术语来说，主曲线——足跟、骶骨、中背部、枕骨——被设计为相互对齐的，次曲线——颈、下背、膝、足弓——也应互相对齐。

由于其"全天候"的姿势功能，SBL 是一个比 SFL 更致密的筋膜线，沿着其长度有较强的筋膜带，肌肉部分以慢收缩

纤维为主。

侧线（Lateral Line）

侧线（LL，图 3.9）穿过身体的每一侧，从足部内侧和外侧中点到腓骨外踝，再到腿部外侧，以交织的形式沿着躯干延伸到头骨的乳突。

在运动中，LL 在脊柱产生横向弯曲，在髋部产生外展，在足部产生外翻，并作为躯干进行横向运动和旋转运动的可调"刹车"发挥作用。

LL 的作用就像帐篷里的绳子一样，平衡身体的左右两侧。通过这种方式，LL 抑制的运动比它在人体内创造的要多，为屈伸运动提供了一个稳定的基础，通过限制身体两侧的运动，减少不必要的能量浪费。

我们身体许多的左右不对称性都发生在 LL，因此 LL 的互补能够维持这种代偿。例如，在短腿模式中，短腿一侧的 LL 从臀部到脚踝的距离较短，而对侧的 LL 从臀部到肩膀的距离较短。

螺旋线（Spiral Line）

螺旋线（SL，图 3.9）蜿蜒穿过 3 条主线，以螺旋的形式绕着躯干，同时从臀部到足弓再到背部做一个循环。它将头骨的一侧穿过背部中线连接到另一侧的肩膀处，然后回到我们开始时的一侧，穿过躯干前部到达臀部、膝盖和足弓。然后，线条再从身体后部回到头部。

在运动中，SL 产生和调节着身体的旋

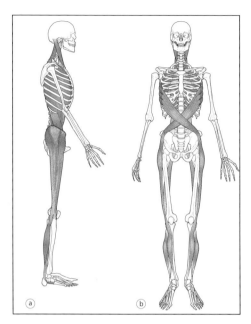

图 3.9 侧线和螺旋线。侧线从外足弓沿着身体的侧面向上到耳朵，主要起稳定运动的作用。螺旋线起产生和调节旋转及斜向运动的作用。该图由莲花图书（*Lotus Books*）授权使用

转和斜向运动。从像手表发条一样旋转的步行到高尔夫挥杆式的多重螺旋，SL 在多种功能里与其他主线交互。

在姿势上，SL 将躯干包裹成双螺旋状，这有助于保持脊柱的长度和所有平面的平衡。SL 通过追踪膝盖和骨盆的位置连接足弓。SL 经常会对脊柱或骨盆核心的深层旋转进行代偿。

因为侧屈总是伴随着脊柱的旋转，任何强烈的左右不对称将会引发 SL 中的代偿，当他们走出这些代偿性模式走向健康时，会看起来有些"摇摆不定"。

臂线（Arm Lines）

4 条臂线（AL，图 3.10）从轴向上的躯干的前部和后部延伸到指尖。它们以在肩部构成的平面关系命名，大致与腿上的 4 条线平行。这些线可与其他线无缝连接，特别是侧线、功能线、螺旋线和浅前线。

在运动中，AL 将手放在我们面临的任务的适当位置——检查、操纵或对环境做出反应。AL 通过手臂上 10 个左右的关节把目标组织带到我们面前或把它们推开；推、拉或稳定我们的身体，或仅仅为了让某些部分保持静止以供我们进行研究和修改。

AL 对姿态的影响是间接的，因为它们不是结构柱的一部分。但是，考虑到肩膀和手臂的力量，肩膀在姿势或动作策略中的位移将会影响其他的线。相应地，躯干的结构位移反过来会影响手臂执行特定任务的效率，并可能使其容易受伤。

功能线（Functional Lines）

两条功能线（FL，图 3.10）连接横跨身体前后的对侧束带，从一个肱骨到另一个股骨，反之亦然。

FL 被用于无数主动运动中，从步行到极限运动。它们的作用是将手臂的杠杆结构伸展到另一条腿上，就像皮划艇划桨、棒球投球或板球投球（或像踢足球那样，腿朝着对侧肩膀伸展）。像 SL 一样，FL 也是螺旋形的，因此可帮助身体产生强旋转运动。它们在维持姿势方面的功能是最小的；它们在协调肢体向躯干运动的作用上是无可估量的。

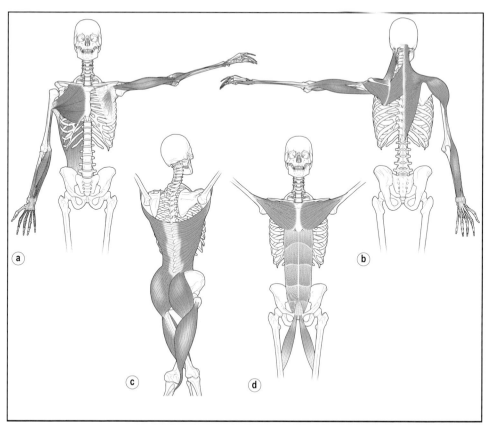

图 3.10　臂线和功能线。4 条臂线从中轴骨延伸到手的 4 个角。功能线将臂线延伸至对侧臀部。此图由莲花图书（*Lotus Books*）授权使用

深前线（Deep Front Line）

深前线（DFL，图 3.11 及彩图 5）从足内弓向上沿腿内侧在臀部前后进入骨盆，沿脊柱的前方向上到达颅骨和下颌，以此形成一个复杂的核心包容体。这个"核心"线位于矢状面的前线和后线之间，在两条冠状的侧线之间，由螺旋线和功能线环绕包裹着。这条线包含了许多解剖学中不太明显的支撑肌肉，由于它所处的内部位置，其肌肉组织周围的筋膜密度很高。

从结构上看，这条线与足弓、髋关节、腰椎支撑和颈部平衡有着密切的联系。在功能上，它使得由横隔膜支配的呼吸的节奏和由腰肌组织的步行节奏相连接。在躯干上，DFL 与脊柱前部和自主神经节紧密相连，因此以独特的方式参与了神经运动"底盘"和腹侧腔中古老的细胞支持器官之间的交感 / 副交感神经平衡。

DFL 对姿态、运动和姿势的重要性怎么强调都不为过。几乎任何一种手动或运动疗法的成功应用，都需要对 DFL 进行维

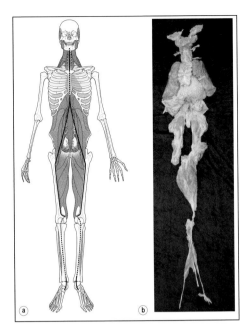

图 3.11 （a）深前线从内足弓到臀部内侧，向上沿腹腔周围延伸至颅骨，形成了身体的核心。（b）深前线被解剖成一条肌筋膜经络（至少对左腿来说如此），在线内包括作为"籽骨"的舌骨和颚骨

度上的理解。因为 DFL 的许多运动功能对于浅表线来说是多余的，DFL 的缺乏参与在初期几乎看不到影响，但是这些小的功能紊乱将会逐渐引发更大的问题。恢复 DFL 的正常功能是目前为止结构和运动疗法中最好的预防和治疗维持措施。

读懂体线

为了描述这些体线中的异常现象及它们之间的关系，我们将使用 4 个简单的术语来描述骨骼关系。

这些容易理解的术语可以用来创建一个可以展示身体模式的草图（这就是我们

将在这里做的），且它们也承受得起详细的节间分析或论证。

倾斜描述了简单的垂直或水平偏移，用另一种说法是，一个身体部分或骨骼元素在一边比另一边高。我们用这个词是因为它有容易理解的通用含义。

此术语会通过结构顶部倾斜的方向进行矫正。因此：

• 肩带左侧倾斜时，患者右侧肩峰高于左侧，锁骨向患者左侧倾斜。

• 胸腔的后倾会使上肋骨相对于下肋骨向后倾斜。

• 当头部向右倾斜时，左耳会比右耳高，脸部的平面会向右倾斜。

• 在头部后倾时，眼睛会向上看，头部后侧会靠近颈部的棘突，头部顶端会向后移动。

为了清晰地进行沟通和准确地将这一语言转化成软组织策略，理解"相对于什么"非常重要："骨盆相对于股骨前倾"是一种有用的观察结论；而简单的"骨盆前倾"却是混淆的开始——是相对于地面、股骨还是胸腔？

弯曲是一系列的倾斜产生的曲线，通常适用于脊柱。正常的腰椎曲线有一个后弯，而正常的胸椎有一个前弯。如果腰椎是侧弯的，就可以被描述为在每一个腰椎之间的一系列倾斜，我们通常将这些倾斜概括为一个弯曲，这个弯曲能够朝着任何一侧、前方或后方，它是以顶部相对于底部的弯曲位置来命名的。

因此，一般情况下臀部向左倾斜，腰

椎会用一个弯曲来矫正倾斜以保持胸腔直立，因上腰椎相对于下腰椎指向右边，这些腰椎就会形成一个右弯。

倾斜与弯曲通过左、右、前、后进行修正。

旋转发生于水平面的垂直轴上，因此经常应用于股骨、胫骨、骨盆、脊柱、头部、肱骨或胸腔。

旋转是根据特定结构的前部指向的方向命名的——右或左。例如，头的右旋（相对于胸腔），鼻子或下巴会朝向胸骨右侧。请注意，如果胸腔相对于骨盆左旋，头将相对于胸腔右旋且仍然相对于骨盆或足处于中立位。因此，相对性在评估姿态旋转时是非常重要的。

在成对的结构中，我们使用内旋和外旋。虽然这常用于股骨或肱骨旋转，但我们将这些词汇扩展到了所有的结构。在我们的词汇中，通常所说的"延长的"肩胛骨是"侧向移动和内侧旋转的"肩胛骨，因为肩胛骨的前表面转向了面对着中线的一侧。

移位（平移、分流）是一个附加的有用术语，用于描述一个结构相对于另一个结构重心发生的位移（左右、前后或上下）。巴厘舞蹈需要头部不断左右移动，同时眼睛保持水平。时装模特的胸腔通常向后移位，相对于地面保持垂直。

当然，这种移动通常与倾斜、弯曲和旋转同时发生。当需要时，我们可以使用术语来指定这些特定的关系，但是当进行初步评估时，使用"左移胸腔"或"头相对于骨盆向右移动"是一种有用的简写。

可动的肩胛骨通常在 6 个可变方向中的任一方向上移位。考虑到一些倾斜很可能发生在这个过程中，骨盆通常被描述为相对于踝骨向前或向后移动。

我们能够使用这些术语和解剖列车中列出的体线去理解整体的姿势模式。

以下的例子旨在说明常见的姿势问题。我们建议读者从筋膜模式和肌筋膜经络的角度来看待它们，并设计出创建更坚固的、自我维持的结构平衡策略。

头前移姿势和前后平衡

没有人的姿势是典型的，但图 3.12 中的女性的姿势无论是在西方还是在亚洲世界中都很常见，这是关于浅背线、浅前线、深前线之间的筋膜结构关系的一个讨论点。

就上述术语而言，图中的女士在姿势上表现出了很多倾斜和移位。

• 股骨相对于胫骨前倾，这是膝关节后移的常见相关因素。

• 骨盆相对于股骨向后倾斜。

• 胸腔相对于骨盆向后倾斜。

• 下颈部相对于胸腔向前倾斜。

• 颈中部有一个能使头部保持水平的后弯。

• 头部相对于上部肋骨和肩部向前移动，骨盆前移越过前趾。结果是 SBL 就像一个从肩部到踝的弓弦（在这种情况下，膝后移以至过伸，更准确地来说就是 T6 和膝之间的 SBL 缩短了）。

• SBL 的收紧使大部分 SFL 处于偏心

张力下，而偏心张力通常会很自然地出现在腹部/腰椎前区。然而，这种偏心负荷并没有延伸到整条线。SFL 的顶部和底部通常都在这种模式中集中地缩短了。

· SFL 的最低轨道——胫前肌和长趾伸肌的前脚室，将会变短和经常固定在支持带和胫骨上。这个隔间的自由度和去粘合性对于消除上述模式至关重要。

· 在顶部，从乳突到中胸骨的线段也缩短了，需要延长。在"先长后强"的一般规则下，腹部的塑造毫无意义，可能只有很少的积极作用或实际的消极作用，直到 SBL 的中部得到延长；SFL 的两端得以放松。

· 总体来看，在腿上，我们有一个非常常见的情况，其解决方案需要在独特的筋膜结构的视角下进行设计。不管各种肌肉的肌张力如何，腿前部的表面组织层、深组织层和肌筋膜组织层都需要被提升（允许它们去黏附和在底层"滑动"），腿后部相应的层次需要调整，并朝足跟方向下移。

· 我们的手动治疗常常会依据"什么是短的"来思考问题。在这种情况下，我们需要考虑这些筋膜平面之间的关系，通过释放筋膜层间的滑动，将覆盖在肌筋膜上的"托加袍"作为一个整体，覆盖在骨骼下方，使其得到正确悬挂。我们没有发现任何其他的策略，能够如此可靠和可持续地让患者使骨盆复位在踝关节上，同时（在这种情况下）允许膝关节放松。

· LL 在这里将会成为治疗计划的一

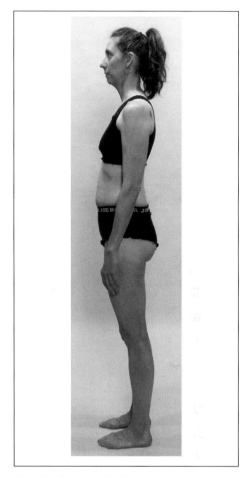

图 3.12　姿势上出现倾斜和移位

部分，它们被肋间内肌和腹内斜肌牵拉至肋骨中间。由于膝关节过度伸展，位于 LL 最底端的腓骨肌将被锁定，保持前屈，以抵抗上方髂胫束的拉力。

· 如果 DFL 没有被包括在治疗计划中，以上列出的任何策略都将是徒劳的。虽然在这张照片里，DFL 的内收肌小节被外侧线掩盖了，但其将会旋转前进，使大部分内收大肌处于同心负荷中，如腘绳肌；也会使前内收肌产生偏心张力，如髋关节屈肌群。

• 尽管这位女士可能会说她的臀部屈肌有"紧绷感"，她最不需要做的就是延长腰大肌复合体（耻骨肌、腰大肌、髂肌）。但随着 SBL 中段在背部逐渐放松和骨盆可以向后释放到脚踝的中心，她将能够"聚集"和平衡其髋关节屈肌群。这种变化的核心将是深层横向旋转肌的放松（在这种情况下深层横向旋转肌作为"短臀伸肌"，同时帮助骨盆向前推进并保持在股骨上的后倾）。

• 最后的也是最基本的，一旦 SFL 上段从胸骨松解到乳突，部分需要被松解的 DFL，从横膈膜向上穿过腹腔到达大约 C4 处。这包括前斜角肌和伴随的筋膜，也可能包括肺的顶部。在这种情况下，胸横肌和心包膜可采用内脏或骨科间接手法触及。

• 在 DFL 中释放这个向下的深拉，对于纠正头部向前的姿势和恢复一个坚固而自由的前后平衡是至关重要的。尽管其处于中心位置，但释放这些组织（以作者的经验）应该遵循上文列出的关于浅线的策略；如果不先揭下这个难题的外层筋膜，而去直接解决这个主要问题是不可取的。

• 尽管存在个体差异，但这里还是给出一些常见的触诊和策略提示：

   o 在膝盖过度伸展的情况下，触诊所有的足底屈肌，确定是哪块肌肉（或几块）将脚踝固定在足底屈肌上的。虽然比目鱼肌较深的部分与较强的模式有关，但通常 LL 的腓骨或深

部后室（DFL）才是"罪魁祸首"。

   o 由于骨盆的前移/后倾在"训练有素"的人身上很常见，髋关节屈肌群摸起来也非常"紧绷"，但这将是一种偏心张力，直到"短髋伸肌"（深横向旋转肌）的功能延长，才会对拉伸或操作做出反应。

   o 下肋骨向前伸出，在呼吸运动中感觉迟钝或不动。任意量的筋膜松解、激痛点或促进拉伸技术将有助于被埋的肋骨再次参与到呼吸运动中。

   o 与下肋骨相对应，触诊胸锁乳突肌锁骨头下的前斜角肌，找到连接下颈部与上肋骨的硬带。

图 3.13 向我们展示了一个类似的模式，所以我们将只指出有启发性的差异。

SBL 弓弦从肩膀一直延伸到脚踝，所以脚踝在过度伸展的膝盖下是前屈而不是后屈，就像前面的例子一样。因此，这种骨盆越过前脚的倾斜与整条腿有关。在组织关系方面，"正面朝上，背面朝下"的策略仍然适用。观察膝部——你能看到膝盖前面的组织相对于膝盖后面的组织是怎样向下的吗？

在这种情况下，骨盆前倾的程度更大，我们可以想象，在髋屈肌（腰大肌的下部纤维）和髋伸肌（深横向旋转肌）中会发现大量张力，这将会在这个模式里展现一个同心圆与偏心负荷组织的结合体。胸腔不会像骨盆一样塌陷；DFL 的"核心"更加完整。

这个颈部没有那么强的后弯，但是下

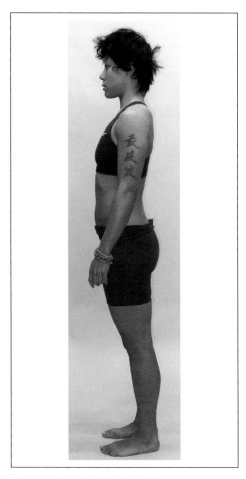

图3.13 类似的倾斜与移位模式

• 骨盆的前倾产生了胫骨的前移位，造成了踝关节向后弯曲，但股骨却是垂直的。膝盖弯曲，没有被锁住。

• 骨盆相对于股骨和胸腔向前倾斜。

• 胸腔向后移位多于向后倾斜。胸腔有一点后倾，但在一定程度上被肩胛骨的前倾（上述术语中的内旋）掩盖。

• 头部向前的姿势更加明显——头部的中心实际上是除了前臂之外的任何其他重力中心的正方向。

从战略上来看，这种姿势与其他有共同之处，但是当我们看到这种"下跌"模式时，再加上另一个因素可能会有所帮助：在这种模式中整个SL都是松弛的。SL在肩胛骨之间穿过，进而在前面穿过肚脐。通过调整SL——拳击或皮划艇都是很好的方法——腹部将恢复，由中背部和内侧肩胛骨提供支持，纠正了我们在这里看到的大部分低能量姿势。

除了上面提到的几点，沿着第6根和第7根肋骨触诊胸大肌和腹直肌之间的线，发现一条从胸前的前锯肌滑块进行水平延伸的筋膜带。在筋膜"胸罩线"的平面之间创建"滑动"将是客户适应结构变化的关键。

现在我们将注意力转向左右差异，这在前视图或后视图中最容易看到。当然，LL的差异将是最明显的，尽管这通常是由夹在两个LLS之间的DFL的差异支撑的，因为它是以矢状面的方式夹在SBL和SFL之间的。

人体姿势代偿的实际情况是，侧向差

颈部同样被拉入上肋骨和胸腔。下肋骨被向前推，以一种"我很坚强"的姿态将头部举过身体。打开下肋骨的后部和竖脊肌的部分对于这项任务来说是不够的，因为这会让她的头向前倾，而这对她来说是毫无意义的。这种互补的代偿需要打开身体颈前部和前两根肋骨的深处，找到一种新的具有肌肉运动意义的稳定性。

最后一个前后对比（图3.14）展示了这个共同主题的其他变化。在这种情况下：

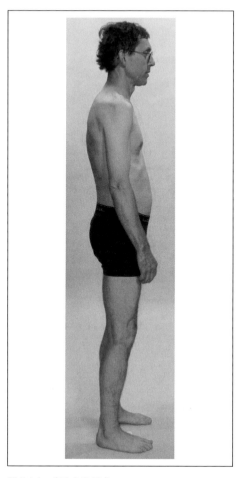

图 3.14　其他变化模式

于训练拮抗肌偏心负荷部分的张力来说都是一种良好的准备。如上所述，当这种模式以这种方式释放时，肯定会显示出一些旋转，我们可以在这里看到最初的形态：耻骨指向她的左侧，肩带相对靠右，脖子再次偏向左侧区域。左边突出的胸锁乳突肌就是一个依据，当以这个姿势开始运动时需要保持头部稳定。

她的右侧 SL，从右侧头部绕过左肩延伸至右侧臀部的长度，明显短于左侧，这是旋转参与这一明显的侧向代偿模式的另一个线索。

在这种情况下，DFL 保持着非常好的完整性，尽管它的周围有多种代偿。这种在腿内线和脊柱前部的核心支持是很完整的。

在左右差异占优势的情况下，触诊双侧来发现差异是精确治疗的关键。在这个模型中，你会发现右侧夹肌和斜角肌更短，密度更大，左侧腰方肌更短，两侧髋关节外展肌的筋膜密度也不同。

在图 3.16 中，训练有素的舞者向我们展示了另一种常见的侧线和螺旋线模式。这种模式最明显的特征是胸腔相对于骨盆向左侧移动。为了在实践中快速测量，应测量腰部和大转子之间的水平差（利用手臂和身体之间的空间是一种不可靠的测量方法）。如果两侧有明显的不同（如图所示），那么就要寻找肋骨的横向移动。

在这种情况下，左上螺旋线比右上螺旋线短，将肋骨拉向右旋转。

在忽略图中女性腰长的情况下，其 DFL 中有一个非常复杂的模式，腰方肌及

异通常也包括旋转，尽管这些在二维照片中很难得到解析。

图 3.15 中的女士向我们展示了一些从右到左的明显差异。她的右侧线从臀部到外足弓的长度比左侧的长度短。左侧的 LL 在臀部和肩膀之间比右侧短，然后它又在脖子上交换位置，右侧的 LL 较短。上下 LLS 之间的这种交替是一种常见的代偿模式。

从战略上讲，延长较短的肌筋膜线对

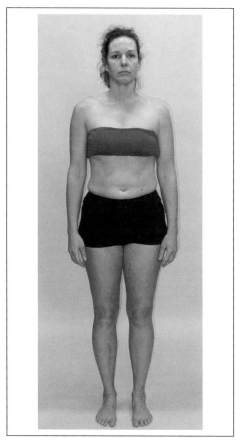

图 3.15　侧线上的左右差异

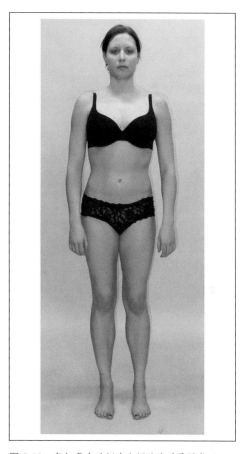

图 3.16　年轻舞者的侧线和螺旋线差异模式

周围胸腰筋膜,以及腰大肌将会给两侧带来不一样的挑战。脊柱在骶骨和胸正中区域之间有一个明显的双弯曲模式。头部沿着肋骨向左移动,所以我们可以推测颈部的张力比前面几个模式小。

　　然而,在这种情况下,上半身的大部分重量会落在左腿上,而左腿在下半身 SL 得到了补偿。左腿的右前段 SL 被拉或压入内足弓,相应的后线——腓骨长肌和股二头肌向上拉到骶髂关节。股二头肌的短头似乎维持着胫骨在股骨上的侧向旋转。

她的右腿显示出同样的模式,但程度要小得多。

　　虽然这位年轻舞者的肌筋膜张力很可能是均匀分布在全身的,但我们可以检查腰方肌和腰肌的两侧,这将与侧肋骨的移动和旋转非常不同。

　　触诊膝的内外两侧也是有指导意义的,可以通过与右膝进行对比来感受深筋膜(上为阔筋膜,下为小腿筋膜)的"衣袍"是如何在左膝外侧和内侧上下拉扯的。

　　图 3.17 的先生展示了一系列不同的

挑战。很明显，整个上半身的塌陷形成右侧弓形——这也许是一个真正的解剖学意义上的腿长差异。右腿的内侧线——DFL——从足弓拉到腹股沟。

骨盆、胸腔和肩部都向右倾斜。虽然他的身体向右移，但是颈部与身体的其他部分相比，必须有一个左侧弯，以保持眼睛和前庭系统处于水平面上。颈部左侧的张力必须相当大。

整个右侧 LL 需要一个提升，同时降低左侧 LL。右侧的 DFL 需要通过腹股沟抬起并稳定下来。左侧的 SL 比右侧的更短，将他拉到了一个左胸旋转的姿势。

• 颈部两侧的触诊在这里是非常有益的，因为深层肌肉的排列方式会有很大不同。

• 左上肩的肌肉在触诊中会感到紧且厚，因为它们要支撑起头部。

• 两侧髋关节屈肌群的触诊将有助于准确地观察髋关节在两侧的位置。

图 3.18 中所示的这位年轻女士展现出了一种奇怪的模式，尽管如此，这种模式的变体仍然相当常见。与图 3.16 所示的舞者一样，我们能够看到胸腔显著的左移，这一点可以从腰至股骨大转子的水平测量得到证明。臀部和腿部本身几乎没有什么代偿（到目前为止，她还很年轻）。

然而，胸腔也向右倾斜，因此肩带也随之向右倾斜。不要把错误归结为肩带的问题；许多人会先看肩膀然后开始工作。肩膀没有问题；它们正在竭尽所能地利用在下方支撑着它们的胸腔。

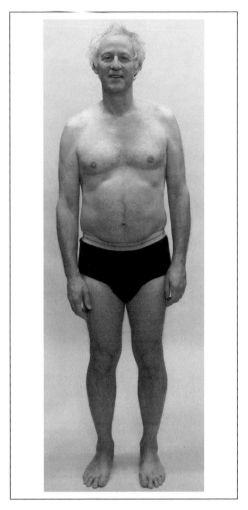

图 3.17　这位先生的胸腔发生显著左移

有趣的是，颈部和头部组织都向右倾斜，而不像图 3.17 中的先生一样趋于平衡。

就像图 3.16 中的舞者一样，她的腰椎两侧——腰方肌和腰肌——都有复杂的组织结构，需要在每一侧进行不同的处理。

尽管这位年轻女士的下半身很匀称，但她上半身的左右两侧看起来却出奇地不同。遮住上身的左边想象对折的映像；然后在右边也进行同样的操作。一个游泳者

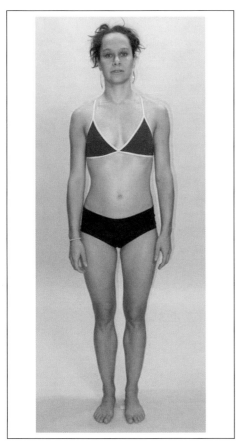

图3.18　与图3.16和图3.17相比略显奇怪的左移模式

的上半身，左边是呈方形的，而右边则呈倾斜状，看起来不那么"自信"。

具体地说，就是要触诊 LL 和 SBL，感受左右两侧支撑躯干的筋膜张力的差异。

与图3.17的男士一样，这位女士可能会有密集的、坚实的左肩上方肌肉，但解决办法不是锻炼这些肌肉，而是锻炼她右侧的短肌。缓解这种短肌，肩膀的肌肉就会自行软化。

从后面看，图3.19中拍摄的女士显示了与图3.18和舞者（图3.16）相同的肋骨

在臀部上的移位，通过对腰部到转子进行的测量得知这次是向右。

对于这个模型，我们从"呼吸时颈部向下"的角度拍摄了一张图片；我们建议医生观察一个位置，因为它可以缩短脊柱并使脊柱旋转的评估更容易。在下面，骨盆和脚之间有一个明显的向右旋转，我们可以通过从一个足跟到另一个足跟画一条线来评估，并将其与一侧髂后上棘（PSIS）到另一侧 PSIS 的线进行比较——很明显是向右拐。根据我们的经验，这将主要发生在内收肌和肌间隔中，隔室在右侧向后拉，在左侧向前拉。

请注意，从上面看，这两个髋部处于明显不同的旋转状态，左边髋在外侧旋转，右边则在内侧旋转。这在任何水平视图中都不容易识别，所以使用这个垂直视图更容易评估旋转。

如果我们将两侧 PSIS 之间的线与肩胛骨底部的线（在这张照片中主要由文胸线表示）进行比较，就能够看见在骨盆和

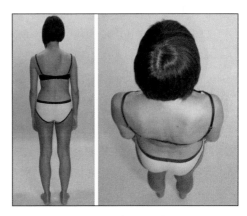

图3.19　以俯拍角度观察移位模式

胸椎之间只存在有限的额外右旋转。然而，在这条线的上方，旋转强烈地向左移动，这样一来，肋骨邴状体顶部基本上是正对着前方的，只需要在肩膀和颈部额外做一个小的向左旋转，就可以完全面向前方。

虽然右侧 SL 明显比左侧短，但它可能是在对抗一个短的左侧腰肌复合体，这个复合体将左侧的腰大肌向前拉，而将耻骨肌向右侧拉。

特发性脊柱侧弯的脊柱状态在没有 X 线或 MRI 检查的情况下是未知的，所以我们仅限于软组织分析。

• 触诊每一个腰大肌来感受筋膜张力的显著差异。将通过腰大肌的不同部分来评估这些旋转脊柱模式中短的或放松的状况。

• 脊椎肌肉的精确触诊是每一种脊柱侧凸模式所必需的，因为软组织模式是高度个性化的。

最后的模特（图 3.20）向我们展示了一种常见的筋膜模式类型，这种类型不轻易服从肌筋膜经络分析，但仍然是常见的，值得注意且需要进行手动矫正的。

虽然其中一些模式与上面的模型相似，但本质特征可以用"柱面"来表示。两条腿实际上也是两个圆柱体，可以很容易地进行内旋或外旋。把这个构思带进这个躯干，你能够看见躯干上的两个圆柱体是外旋的，而臀部和腿是整个内旋的。问题经常出现在圆柱体改变方向的地方——在这个例子中是 L4 和 L5。

如果我们想象一下将这个圆柱体的概念从躯干延伸到肩膀，脊柱两边各有一个

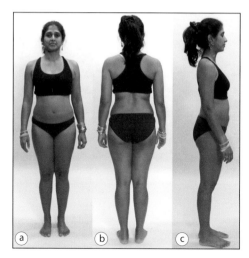

图 3.20　可以进行手动矫正的模式类型

圆柱状物，深入想象这些圆柱状物可以像腿一样相互内旋或外旋，就可以为我们在这里看到的模式找到一个治疗策略。

她的小腿比大腿向外侧旋转的程度更大，臀部遵循内侧旋转模式：她的耻骨前部看起来比骨盆后面的坐骨更窄。然而在腰椎处，情况发生了逆转，腰部后面很窄，腹部前面很宽。这个圆柱体模式——在前面打开，在后面关闭——通过肩部延伸到她的整个身体（很少且只有当模式被牢固地保持了很长一段时间后，这种模式才会进入颅骨，能够在颅内呼吸系统中被看见和感受到。同样地，通常只有在更严重的创伤或脊柱侧弯时，才会发现躯干圆柱体一侧向内侧旋转，另一侧向外侧旋转。这种模式包括明显的张力且通常是慢性疼痛的系统）。

通过重量或表现应力来对这个结构进行负荷加载不是一个好计划。

这些模式在内侧旋转和外侧旋转交界

的地方尤其脆弱——在本模型中是在 SI 关节或 L5-S1。当观察到这一模式时，在尝试强化程序之前，需要在圆柱体的闭合部分进行筋膜打开。

在这个例子中，这意味着沿盆骨前方扩大肌筋膜和筋膜组织，也就是髂耻骨嵴上的坐耻骨连结处分支和耻骨肌上的附着物。臀部的内侧旋转器——阔筋膜张肌、臀中肌和臀小肌——也值得注意。深侧回旋肌很可能在偏心负荷下"长时间锁定"，因此需要一些交叉纤维操作来帮助它们调整张力。

在腰椎部位，圆柱体转为外旋。这将使腰椎向前移动，当棘突向前移动时，它们将携带筋膜面，使背部组织变窄，并在前部打开。

但是腹前的变宽将会更服从于训练强化计划，比如普拉提或物理疗法，当椎体向前移动时，背部筋膜层有收缩的趋势，最好的处理方法是进行强度大且有针对性的筋膜拉伸。让客户使用瑞士球来进行身体扩展练习是一个好的开始，但这通常是不够的或需要大量时间的。

更有效的方法是扩大胸腰筋膜，使之远离中线，无论是在球上方坐着还是俯卧，都可用垫子支撑腹部，以避免将腰筋推向更前面。由于胸腰段筋膜和筋膜般致密的竖脊肌和多裂肌的层数，以及沿着脊柱旋转的圆柱体的开阔度，一个疗程恐无法达到预期效果。从一层到另一层、从一个节段到另一个节段的渐进式处理通常是必要的，渐进处理与教育/家庭行动同

时进行，以使这些根深蒂固的模式发生持续的变化。

- 触诊前内收肌群——耻骨肌、短肌和耻骨长肌——发现限制人类骨盆往下的"绳索"。

- 触诊腰椎两侧距中线约 2 厘米的地方，可以发现粗大而光滑的垂直筋膜带与竖立肌和胸腰椎筋膜相连。触诊这个组织后你就会发现持续有效地改变这种模式的必要性。

结论

在《解剖列车》（Myers，2014）及其配套视频节目和课程中，还有许多临床应用的例子。

每个治疗师都见到过，当脚和腿动起来的时候，肩膀会朝远离耳朵的方向运动，下背部的疼痛会因腹股沟的活动而消失，或者患者在前臂发挥作用的条件下打开呼吸。解剖列车图为我们提供了一种理解和管理这些影响的方法，通过筋膜连接的"筋膜通道"进行机械或能量交流。

一旦理解了每条线之间的关系，线与线之间的相互作用就为解决长期存在的姿势和运动模式问题带来了新的可能性，这些模式不会屈服于试图纠正问题的"单一部分"。针对身体线的渐进式处理可以在这些模式中创造动态的变化，从而重新引入"平衡"——身体结构中的整体平衡和长度。

第四章详细介绍了一个附加的"整体"评估方案，以及一些局部触诊方法——这

是本章评估筋膜功能和探索功能障碍的临床方法的操作指南。

参考文献

[1]   Berthoz A 2000 The body sense of movement. Harvard University Press, Cambridge, MA.

[2]   Fuller B 1975 Synergetics. Macmillan, New York, Ch 7.

[3]   Heartney E 2009 Kenneth Snelson: forces made visible. Hudson Hills, Easthampton, MA.

[4]   Hyman J, Rodeo SA 2000 Injury and repair of tendons and ligaments. Phys Med Rehabil Clin N Am 11(2):267–268.

[5]   Juhan D 1987 Job's body. Station Hill Press, Tarrytown, NY.

[6]   Kjaer M et al 2009 From mechanical loading to collagen synthesis, structural changes and function in human tendon. Scand J Med Sci Sports 19 (4):500–510.

[7]   Koob A 2009 The root of thought. Pearson Education, Upper Saddle River, NJ.

[8]   Moore K, Persaud T 1999 The developing human, 6th edn. WB Saunders, London.

[9]   Myers T 2014 Anatomy Trains, 3rd edn. Churchill Livingstone Elsevier, Edinburgh Pert C 1997 Molecules of emotion. Scribner, New York.

[10] Purslow P 1994 The morphology and mechanical properties of endomysium in series-fibred muscles: variations with muscle length. J Muscle Res Cell Motil 15(3): pp 299–308.

[11] Pirschinger A 2007 The extracellular matrix and ground regulation. North Atlantic, Berkeley.

[12] Schleip R, Findley T, Chaitow L, Huijing P 2012 Fascia: the tensional network of the human body. Churchill Livingstone Elsevier, Edinburgh.

[13] Snyder G 1975 Fasciae: applied anatomy and physiology. Kirksville College of Osteopathy yearbook, Kirksville, MO.

[14] Turvey M, Fonseca S 2014 The medium of haptic perception: a tensegrity hypothesis. J Motor Behav 46(3).

[15] Verela F, Frenk S 1987 The organ of form. J Social Biological Structure 10:73–83.

[16] Williams PL 1995 Gray's Anatomy, 38th edn. Churchill Livingstone, Edinburgh pp 75, 906.

整体与局部评估方法（附加）

里昂 · 蔡托（Leon Chaitow）

　　除了关于整体和局部评估的详细程序外，本章还包含了一些注释和描述，这些注释和描述侧重于识别筋膜（和其他）功能障碍模式时的特定技能要求。在评估或治疗功能障碍时，最重要的技能莫过于为组织确定一个安全的范围边缘——"屏障"。当组织扩张时，被压缩时或向不同方向移动时，如在扭转、弯曲或剪切力的应用中，屏障会被注意到。因此，识别屏障与在任何特定情况下施加的力／负荷的程度密切相关。其他章节也特别讨论了屏障的问题，尤其是第十三章（肌肉能量技术）和第十八章（瘢痕）。

屏障

　　下文描述的辛克（Zink）评估方法，要求治疗师对脊柱特定连接区域的首选旋转方向进行评估。这些评估并不是要确定范围的边界，而仅仅是观察在一个方向上的旋转是否比另一个方向更自由（或更受限制）。

　　然而，在许多评估和治疗程序中，组织需要在治疗前或治疗期间被定位，因此需要对范围边界进行确定。

　　施加于身体的负荷可以针对浅层、中层或深层结构，而且要达到理想的深度或长度，显然需要不同程度的压缩、拉伸等。

　　总之：

· 向软组织正常的生理范围末端活动需要一个微妙的张力积累过程，这会逐渐形成一个可识别的边界。

· 如果水肿、充血或肿胀导致活动范围减小，那么边界的感觉将会是"沼泽样"和海绵状的。

· 如果涉及强直性、痉挛或挛缩，当到达病理边界时，将会是一种紧绷的牵拉感。

· 如果组织是慢性纤维化的，末端感觉会更敏锐和粗糙，但仍有轻微的弹性。

· 如果是骨骼特征导致的范围缩小（如关节炎），末端感觉将是突兀的和粗糙的，且没有任何弹性。

· 在有过度运动特征的地方，末端感将会是松的，并有一个具有柔韧性的、不稳定的边界。

· 疼痛可能会导致范围的缩小，当周围组织防止进一步运动时，末端感会随之被迅速地发现。

· 除非在特定程序的指南中另有说明，

否则大多数技术建议使用的屏障都是普遍用于 MET 处理的屏障——"阻力的第一个迹象"屏障——阻力的边缘（详见第十三章）。

定义压力水平

施加的压力（压缩）也应与屏障相结合，水平可分为轻、中、强、深（关于这个主题的扩展，请参阅第十八章）。

• 皮克（Pick，2001）在讨论触诊评估压力时指出，可以选择下述 3 个级别中的一个进行触诊评估：（1）触摸——字面上可以看出没有压力，只是与皮肤接触；（2）中间的"工作"水平，介于触摸和更深的压力之间，组织处于"拒绝"接触的边缘；（3）深层的"排斥"层——如触诊时的深度，但不会引起疼痛。

• 在神经肌肉治疗术语（见第十五章）中，理想的初始压力评估——与上面描述的"工作"水平相同——被描述为能够"满足和匹配组织张力"。当它接触到更致密或更松弛的组织时，随着穿过或跨过组织的过程，这个水平是可变的。

• 只需将目的从评估转变为修正已评估的组织，这些触诊程度的压迫就可以立即转化为治疗方法。

负荷/压力/力也可以用符合目标的描述来定义——比如，力的目的可能是延长、压缩、旋转、弯曲、剪切/平移，或它们的组合。

在第三章明确概述的身体姿势评估的

基础上，进一步考虑针对获得性和先天性的筋膜代偿模式的方案，然后再对可以用于筋膜评估的局部触诊方法进行探索。

辛克和劳森的一般代偿模式

20 世纪 70 年代中期，骨科医生辛克和劳森（Zink and Lawson，1979a）对 1000 多名住院患者及许多健康人士的身体结构、功能模式和特征进行了检测。

他们将已经确定了的适应性变化的模式（参见第二章有关适应性的说明），称为共同代偿模式（CCP）。这个术语可用来描述常见的筋膜偏移模式——特定区域浅筋膜和深筋膜的运动方向——特别是脊椎的过渡区域，这是相对活动的节段与相对静止的节段的交汇区：寰枕交界处、颈胸交界处、胸腰椎交界处和腰骶交界处。

这些代偿模式似乎来自于发育中的习得性变化的组合，叠加在先天特征上，导致了临床相关的和可识别的结构性和功能性筋膜的不对称（Pope，2003）。

某些特定的病因可能包括：

• 妊娠晚期胎儿在子宫内位置的不对称（Previc，1991）；

• 出生时的表现——左侧枕前位（Greenman，1996）；

• 姿势不对称，如解剖学上的短腿、小半骨盆等（Pope，2003）；

• 大脑功能侧化——例如导致右手和脚的优势；

• 早期生活中的创伤和得到适应性

强化的已经存在的特征（Zink & Lawson，1979a）。

三种广泛使用的代偿类型

1. 理想代偿：关键节点的旋转偏向评估，显示出了相对平衡和无限制的活动范围。辛克观察到这种"理想"模式在临床实践中很少出现（Zink，1979b）。

2. 代偿：轮转偏好是交替进行的——在约80%的个体中可见。这表明，良好的适应能力仍然存在。最常见的模式开始于寰枕关节，是一种左-右-左-右式的轮转偏好模式（图4.1）。

3. 无代偿：轮转偏好没有交替出现，意味着出现了"适应性疲劳"，其代偿能力低于最优能力。这种模式在有慢性健康和疼痛问题的患者中最有可能出现（图4.1b）。

一个合乎逻辑的临床目标是使无代偿功能的个体恢复到更高的代偿水平，使肌肉骨骼系统能更容易地去承受和适应日常生活中的压力和需求。

笛福和希克斯（Defeo and Hicks，1993）解释道："辛克和劳森在临床上观察到，很大一部分人的姿势适应是可预测的，这是由非特定的机械力引起的，如重力、明显的创伤和微创伤，以及其他的生理压力。这些力对脊柱过渡区关节突的影响最大。"

在医院实习的过程中，辛克和劳森还对1000多名患者进行了研究，发现约20%的患者健康史不佳，"健康"水平低且抗压能力差，而这些患者的代偿模式在CCP模式下是没有变化的。最近的临床证据证实

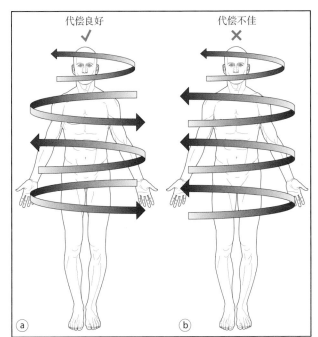

代偿良好　✓　　代偿不佳　✗

(a)　　　(b)

图4.1　（a）适当的/最小的适应性补偿——能够吸收和适应额外的压力和变化。（b）代偿不足的模式，降低了适应性容量，不太可能轻易接受额外的负荷和改变。请参阅文本中对于代偿和代偿不足适应模式背景的解释

了这一观察，强调了评估身体物理结构中适应性水平的潜在价值。

正如第二章中的详细描述那样，戴维斯（Davis et al., 2007）在脑性麻痹和复发性耳部感染的青少年患者组中，精确地证实了这些肌筋膜代偿模式。他们注意到"筋膜和脊柱限制的指标预示着外部的损伤程度，表现为肌肉痉挛"。

上升或下降的适应模式
（图 4.1a 和图 4.1b）

著名的德国骨科医师、作家托斯滕·利姆（Torsten Liem, 2004）建议，如果轮转偏好在仰卧时交替（L-R-L-R），而当站立时表现出更多的是不交替的趋势（即它们在相同的方向上轮转——如 L-L-L-R 或 L-L-R-L 或 R-R-R-R，或其他非交替模式上的变化），则"上升"的功能失调适应模式更可能发生，即主要的功能失调影响发生在下半身、骨盆或下肢。

然而，如果仰卧和站立时轮转模式保持不变，这表明适应模式主要是"下降"，即主要的功能失调影响存在于上半身、颅骨或下颌。

评估

辛克和劳森（Zink & Lawson, 1979a）描述了测试组织偏好的方法——旋转和侧屈，在脊柱的过渡节段，筋膜和其他张力与限制最容易被注意到。这些结合点可以用来测试旋转和侧屈偏好，如下所述（图 4.2～图 4.5）。

触诊寰枕关节。患者仰卧时，治疗师坐在或站在诊疗床的最前面。用双手使颈部进行最大的无应力屈曲（以锁定 C2 以下的节段），偏向于转到较舒适的一端（而非强迫端）。让患者感受一下，向左还是向右的旋转更自由（图 4.2）？

触诊颈胸（CT）区域。患者处于仰卧位，治疗师的手放在患者的肩胛骨下方，手掌向上。治疗师的前臂和手肘应与诊疗床床面接触。当治疗师的重量通过一侧肘部，然后再通过另一侧肘部向地板移动时，杠杆作用可以一次由一只手臂引入，

图 4.2　寰枕交界处触诊

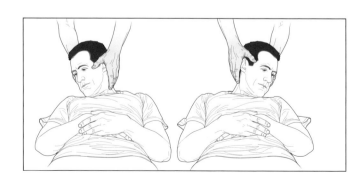

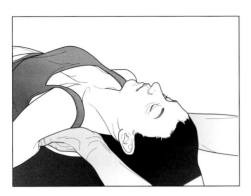

图 4.3　颈胸（CT）区域触诊

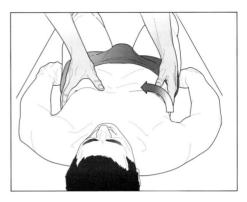

图 4.4　胸腰（TL）区域触诊

从而向前放松患者的肩胛骨。这使我们能够让其在颈胸关节产生旋转，从而安全且相对无压力地评估两侧的自由度。这样一来，就能很容易确定转动偏好。左右两侧的旋转哪个更自由（图 4.3）？

　　胸腰（TL）区域：患者处于仰卧位或俯卧位。治疗师站在患者的腰部水平处并面向其头部，将双手置于较低的胸廓结构上，手指沿下肋（7~10）外侧轴放置。将被触诊的结构视为圆柱体，双手绕其中心轴旋转，测试下胸腔的偏好，依次测试两侧边。左右两侧的旋转哪个更自由？首选的 TL 旋转方向应与 OA 和 CT 测试结果进行比较。如果发生了健康的适应过程，则应能观察到这些变化（图 4.4）。

　　腰骶（LS）区域：患者处于仰卧位。治疗师站在患者腰部以下水平处并面向其头部，将双手放在骨盆前结构上，利用接触作为"方向盘"，在骨盆围绕中心轴旋转时评估组织偏好，探索关于"紧度／松度"偏好的信息。左右两侧的旋转哪个更自由？如果发生健康的适应性过程，

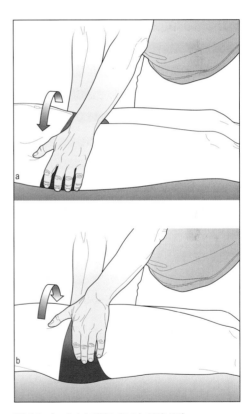

图 4.5　（a 和 b）腰骶（LS）区域触诊

则应能观察到与先前评估的偏好的交替（图 4.5）。

辛克评估方案

在这些过渡连接处恢复旋转偏好的相对对称性是一个合理的临床目标，可使用手动方法、康复方法和锻炼方法，如后面章节中描述的那些方法。

简达和李维特的姿势模式

随着脊椎和骨盆肌肉的过度使用、误用和停用得到代偿，一些肌肉变得过度劳累、缩短和受限，而另一些肌肉则受到抑制和变得虚弱，全身姿势发生变化，这被

称为"交叉综合征"（Janda，1968；Lewit，1999）（图 4.6 和图 4.7）。

这些交叉的模式表明，当拮抗肌由于特定姿势肌肉的过度活动而受到抑制时，就会出现失衡。恢复的主要任务之一是使这些不平衡正常化，虽然关节和肌肉的特征明显需要注意，但潜在的筋膜限制也将是这个过程的一部分。

功能障碍的局部症状和特征

在评估整体的全身模式后，有必要

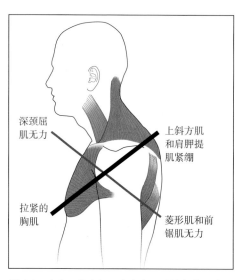

图 4.6　上交叉综合征。在上交叉的模式中，我们可以看到深颈屈肌和肩膀的下固定肌（前锯肌和下、中斜方肌）是如何减弱的（并可能延长），而他们的"对手"，上斜方肌、提肩胛肌和胸肌，将会缩短和收紧。颈伸肌群、枕下肌群和肩部的肩袖肌群也是短而紧的

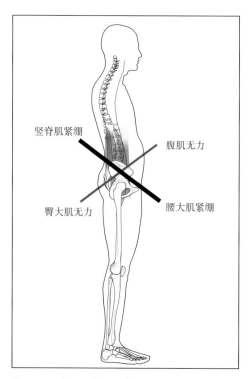

图 4.7　下交叉综合征。在下交叉图中，我们看到腹肌和臀肌已经减弱，同时腰肌和竖脊肌也会缩短和收紧。阔筋膜张肌、梨状肌、腰方肌、腘绳肌和背阔肌也是短而紧的，筋膜限制很可能是这些功能障碍模式的一部分

通过观察、触诊和评估，尽可能多地寻找"细微"的体征和功能障碍特征：

- 哪些部位是短的？
- 哪些部位是紧的？
- 哪些部位是收缩的？
- 哪些部位是受限的？
- 哪些部位是无力的？
- 哪些部位是失衡的？
- 肌肉启动程序正常吗？
- 是什么原因——过度使用、滥用、创伤（虐待）、不使用——引起或维持功能障碍？
- 患者的哪些行为会加剧这些变化？
- 我们能做些什么来帮助患者消除这些异常呢？

我们的任务是减少对身体结构提出需求方面的适应性负担，同时努力增强功能的完整性，使所涉及的结构和组织能够更好地处理它们经常遭受的滥用和误用。

整骨疗法中的 STAR 触诊

大多数使用手动治疗方法的治疗师都有过触诊软组织的经历，相对于患者的年龄和身体状况来说，这些软组织的硬度和柔韧性比预期的要高。

在骨科医学中，这种经验与其他一些指标相结合，提出了一个被称为"躯体功能障碍"的领域（Rumney，1979）。

躯体功能障碍被定义为"躯体框架系统相关成分的受损或功能性异常：骨骼、关节和肌筋膜结构，以及相关的血管、淋巴和神经元素"（Ward et al.，1997）。

试图解释这一发现的躯体功能障碍的整骨疗法模型可用首位字母缩写 STAR 表示（Dowling，1998）。这包括：

- S = 敏感性（异常触痛）；
- T = 组织结构变化，如张力改变、松弛等；
- A = 不对称（错乱排列）；
- R = 活动范围和柔韧性降低（如挛缩）。

STAR 模式里没有提供任何诊断——只是对被评估的组织中的所有可能不太好的情况进行观察，需要进一步调查其因果及恶化和维持的特征——无论是局部的、整体的还是远距离的。

文献中有其他的用于描述这种不正常的组织感觉（与"正常"感觉有明显不同）的术语，包括纤维化（Purslow，2010）、致密化（Borgini et al.，2010）和硬化（Fritz & Grosenbach，1999）。

弗莱尔等人（Fryer et al.，2006）对 STAR 触诊模型及其构成要素进行了部分验证，并使其在整骨疗法的手动评估中得到广泛应用。

对躯体功能障碍可能的病因和维持特征的研究，可能包括广泛的观察和功能性测试。这些研究可能包括随着组织被带向限制性屏障，对疼痛的特征、运动控制异常和（或）异常"终末感"性质进行评估。

最近，筋膜层、内脏层和肌肉层之间的正常滑行水平被认为是躯体功能障碍的一种重要的潜在指征。

筋膜滑行潜能丧失或减弱？

对组织滑行／滑动潜能变化的评估仍在进行中。如果有可能将症状与手动评估的组织变化（见下文皮肤评估的说明），以及客观症状，如是否存在抑制、收缩或升高的带状或区域（如在颈部区域、肩胛边界、下胸、骨盆、骶部和臀部区域）相匹配，就可以找到线索。

结缔组织按摩法的开发者迪克（Dicke，1954）提出，当这些隆起或凹陷的组织区域不能通过按摩来解决时，可能反映了慢性反射的脏器活动，包括血液供应和淋巴引流的异常，这些会导致细胞和组织的胶体变化。

血管壁反应的改变、组织敏感性、张力和密度（见下文中的皮肤评估和上面的STAR 触诊），以及可能的组织移位（回缩、提升等），可能为潜在的筋膜功能障碍提供了有价值的临床证据。观察姿势和功能性活动可以为识别筋膜层之间存在的限制提供额外的机会（Myers，2013）（见第三章）。

皮肤的滑动功能和潜在的筋膜限制

皮肤直接位于一层筋膜之上——通常是一层疏松的、浅层的网状层，皮肤在上面自由滑动——很容易从下层组织中脱离出来。然而，有时就像手掌（或脚掌）表面，皮肤会牢牢地固定在致密的结缔组织上，不容易滑动，也不容易从下面的组织中移开。正如本杰明（Benjamin，2009）所指出的："手掌和脚底都有一层坚硬的结缔组织，可以保护血管和神经免受握持或体重带来的压力。它们都会紧紧地附着在覆盖它们的厚厚的皮肤上，来限制运动。"

同时，比较大腿前部皮肤的"可滑动

练习

使用研究数据进行激活触诊

韦斯曼等人（Weisman et al.，2014）在针对肌筋膜运动链的研究中发现（对于俯卧者的研究），腓肠肌的等长收缩（以电子方式）在同侧腘绳肌、髂后上棘（PSIS）、腰背交界处（T12/L1），以及上斜方肌处表现得很明显。

他们还发现，颈部伸展（个人倾向）导致了 T6 和 T12 阶段及两侧上斜方肌的强烈激活——无论是否对颈椎伸展施加阻力（即等长收缩）。当给予颈椎伸展阻力时，PSIS 表现为强活化，腘绳肌表现为中度活化。

作为一次练习：对示范区域进行触诊，复制列出的收缩变量。例如，在腓肠肌等长收缩时，你能感觉到同侧上斜方肌收缩吗？你觉得腰痛患者的活动程度相同吗？

性"和提升潜力，与胫骨前部进行对比，而胫骨前部可滑动皮肤和骨骼之间有一层紧密附着的脚筋膜。

李维特的痛觉过敏皮肤区域

捷克物理医学先驱卡雷尔·李维特（Karel Lewit，1999）认为：

· 当皮肤在其下方的组织上移动（滑动）时，阻力会表明反射活动的一般位置，即"痛觉过敏的皮肤区域"（即超敏反应），如肌筋膜激痛点。

· 局部皮肤弹性丧失——例如，如果皮肤被轻轻拉伸到它的弹性屏障——可以精确地识别潜在功能障碍的位置。

· 轻抚皮肤，寻找"阻力"的感觉（增加水肿），可以精确定位功能障碍的位置——筋膜或其他。第十五章讨论了拖曳触诊和其他触诊方法，如神经肌肉技术（NMT）评估。

客观评估以确认主观发现

本章所概述的整体和局部评估方法，以及后面各章所详细介绍的方法，将为评估筋膜功能障碍提供一定的基础。而近年来越来越明显的是，需要用客观的评估和诊断方法来支持主观发现。

目前已经开发出了各种各样的仪器来协助完成这方面的工作，有相对便宜的也有极其昂贵的。随着技术的发展和市场发挥作用，价格可能会大幅下降——就像超声成像设备那样。

影像学和软组织变化

除了触诊和功能评估，成像（利用一系列技术）正在被用来识别客观的软组织变化——包括实时超声的使用，以及它的彩色编码变体——超声弹性成像。

布恩等人（Boon et al.，2012）观察到，专著作者有能力将声压（通过参与结构上的换能器定向施压）和从患者那里接收到的实时反馈信息相结合。触诊和视觉化同时进行的能力（例如在肌肉激活时），是超声的一个独特特征。

这种方法在治疗前和治疗后对瘢痕组织或变异组织密度进行观察时特别有用。

例如，马丁·罗德里格斯和加兰·德尔里奥（Martínez Rodríguez and Galán del Rio，2013）通过影像学观察并证实——肌筋膜修复过程伴随着软组织的创伤，会导致可见（可察觉的）的结缔组织变化，尽管在他们的观察中这些变化是纤维化，而非致密化："纤维化可以被定义为组织的正常结构成分被纤维组织变形、功能失效和过度积聚所取代。"

影像学警示

操作人员处理超声波传感器（举个例子）的方式能够改变检查结果的图像吗？

尽管软组织行为和结构的非侵入性可视化是一项引人注目的临床和研究进展，

练习

皮肤评估和结缔组织按摩评估（参见第七章；Dicke，1954；Bischof & Elmiger，1960）

　　在大多数身体区域中，皮肤在深层筋膜上滑动的正常能力可以作为识别功能障碍的标识——例如，皮肤不那么有弹性或不容易滑动，而且含水量过高（"增加水分"）。

　　· 模特 / 患者呈坐姿或俯卧位。

　　· 双手（或指腹）通过平面接触，同时轻微地前后推动皮下组织，同时抵抗筋膜（图 4.8）。

　　· 产生移位的程度将取决于组织的张力。

　　· 重要的是要同时检查对称区域（即身体的两侧），来识别不对称行为。

　　· 手指轻轻弯曲，只需施加足够的压力，使指垫和皮肤之间产生粘连（不要在皮肤表面滑动，而是使皮肤在其下面的筋膜上滑动），双手同时做出一系列缓慢、短暂、故意的推压动作，使组织（筋膜上层的皮肤）朝着两侧的弹性屏障放松。

　　· 测试的模式应该从下往上进行，要么向上移动组织，要么沿斜对角方向向脊柱两侧移动。

　　· 无论你的模特 / 患者是俯卧还是坐着，臀部到肩膀的组织都可以通过对比两侧的对称性来进行测试。

　　作为一种触诊练习，试着找出你"推"的结缔组织上的皮肤的局部区域，通过与其相反侧的对比，发现其潜在的局限部位。

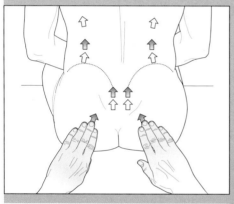

图 4.8　推皮肤。用双手（或指腹）平触，同时用小的前后推移使皮下组织在筋膜上发生移位

　　但由于它具有正常组织和病理组织的许多机械属性和特征，需要注意操作员偏差这一因素，因此要谨慎引用（Konofagou et al.，2003）。

　　由于操作者是手动控制传感器的，压缩力、超声传感器的定位或方向的变化都可能改变产生的回波信号图像（Drakonaki et al.，2009）。然而，随着新的自动化影像学方法的发展，目前使用的方法的主观性质应该可以减少产生无意识偏差的风险。

　　第五章总结了手动方法、器械辅助和运动方法对筋膜行为产生影响的临床证据。

练习

不同水平的滑行负荷评估

• 选择模特后外侧大腿部位的一个区域，以评估可以轻松地将接触部位从股二头肌移到坐骨结节或髂胫束的区域。

• 将手指或手掌（由所触诊的面积大小而定）放置在股二头肌上，并当你使用轻度到中等程度的压力时找出组织的松弛部分。

• 直接在表面滑动筋膜上的皮肤，感受在不同方向上所能达到的舒适边界。

• 然后当你试着在不同方向更深层的结构上移动肌肉时，增加你施加的压力。是更容易向外或向内移动，还是向上或向下移动？在这方面的锻炼涉及哪些组织？

• 现在把触诊点移到髂胫束，随着你在另一层上的移动，当再次测试滑动方向时（可能就在你的接触手下面），使用轻但稍微深一点的压力。你能触及到多深的位置？这与你的手在股二头肌上进行操作时有何不同？

• 你能在这些致密的筋膜结构上实现和在股二头肌上一样的不同程度的压迫吗？

• 使用较深的触诊压力，对股二头肌与坐骨结节的连接处进行相同的评估。随着肌肉靠近附着部位，当你感觉到组织的变化时，可能会有点不舒服，所以动作要非常慢。你感觉到了什么样的力线？你能识别出什么结构？

• 这个练习的目的是帮助鉴别潜在筋膜、潜在肌肉组织、深层筋膜结构上的皮肤的滑动潜能；以及在接近骨头时所注意到的变化。

• 通过触诊"正常"组织和功能失调的组织，辨别正常滑动和限制性滑动、柔软组织和纤维化组织（以此为例），会变得更容易。

练习

提起皮肤（"移位"）

可能出现两种不同程度的位移：

• 最浅的移位发生在皮肤和皮下组织之间，因为这种移位是微小的，所以常见于儿童和老人。

• 主要的移位发生在皮下组织和筋膜之间。

个体的年龄、体质状况和姿势都可能会改变研究结果。

• 在苗条的、脂肪组织少的个体上容易使其潜在的组织移位。

• 肥胖的个体皮下脂肪和水含量更高，会使产生移位变得更加困难（图4.9）。

将通过这种方法得到的结果与上述的"筋膜上的皮肤按压"法得到的结果进行对比。

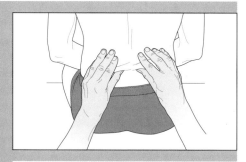

图4.9 提起皮肤。通过从筋膜上提起并拉开皮肤，可以确定组织张力和移位的程度

练习

骶骨浅筋膜触诊

使用上述皮肤触诊方法——或者在第十五章中叙述的NMT触诊方法——来开展被哈默（Hammer，1999）所描述的组织评估，他建议："对骶骨上的筋膜进行触诊，这里的浅层和深层TLF融合通常会表现出特定方向上的压痛和限制，这需要进行（适当的）筋膜释放，以使负荷正常地从右下肢末端转移到左背阔肌。任何部位的负荷转移机制都可能需要进行筋膜释放。在腰椎区域，深层TLF应该在背部肌肉上更自由地活动。触诊可能（也）显示该组织硬化和增厚，需要进行（适当的）筋膜释放。深层TLF与前锯肌后下方的肌纤维融合，这通常需要释放。"

有关此区域的详细信息，请参见第一章中的图1.5。

参考文献

[1] Benjamin M 2009 The fascia of the limbs and back–a review. J Anat 214:1–18.

[2] Bischof I, Elmiger G 1960 Connective tissue massage. In: Licht S (ed) Massage, manipulation and traction. Licht, New Haven, CT.

[3] Boon AJ, Smith J, Harper CM 2012 Ultrasound applications in electrodiagnosis. PMR 4(1):37–49.

[4] Borgini E, Antonio S, Julie Ann D, Stecco C 2010 How much time is required to modify a fascial fibrosis? J Bodyw Mov Ther 14: 318–325.

[5] Davis M et al 2007 Confirmatory factor analysis in osteopathic medicine: fascial and spinal motion restrictions as correlates of muscle spasticity in children with cerebral palsy. JAOA 107(6):226–232.

[6] Defeo G, Hicks L 1993 A description of the common compensatory pattern in relationship to the osteopathic postural examination. Dynamic

Chiropractic 24:11.

[7] Dicke E 1954 Meine Bindegewebsmassage. Hippokrates, Stuttgart.

[8] Dowling D 1998 S.T.A.R.: a more viable alternative descriptor system of somatic dysfunction. American Academy of Applied Osteopathy Journal 8(2):34–37.

[9] Drakonaki EE, Allen GM, Wilson DJ 2009 Real-time ultrasound elastography of the normal Achilles tendon: reproducibility and pattern description. Clin Radiol 64:1196–202.

[10] Fritz S, Grosenbach J 1999 Mosby's basic science for soft tissue and movement therapies. Mosby, St Louis.

[11] Fryer G, Morris T, Gibbons P et al. 2006 The electromyographic activity of thoracic paraspinal muscles identified as abnormal with palpation. J Manipulative Physiol Ther 29(6):437–447.

[12] Greenman P 1996 Principles of manual medicine. Williams & Wilkins, Baltimore pp 545–546.

[13] Hammer W 1999 Thoracolumbar fascia and back pain. Dynamic Chiropractic 17(16):1–3.

[14] Janda V 1968 Postural and phasic muscles in the pathogenesis of low back pain. In: Proceedings of the XIth Congress International Society of Rehabilitation and Disability, Dublin, Ireland, 553–554.

[15] Konofagou E, Ophir J, Krouskop TA, Garra BS 2003 Elastography: from theory to clinical applications. Presented at Summer Bioengineering conference, Key Biscayne, FL, June 25–29.

[16] Lewit K 1999 Manipulative therapy in rehabilitation of the locomotor system, 3rd edn. Butterworths, London.

[17] Liem T 2004 Cranial osteopathy: principles and practice. Churchill Livingstone, Edinburgh, pp 340–342.

[18] Martínez Rodríguez R, Galán del Río F 2013 Mechanistic basis of manual therapy in myofascial injuries. Sonoelastographic evolution control. J Bodyw Mov Ther 17(2):221–234.

[19] Mosby's Medical Dictionary 2012 9th edn, Elsevier, St Louis.

[20] Myers T 2013 Anatomy Trains, 3rd edn. Churchill Livingstone Elsevier, Edinburgh.

[21] Pick M 2001 (October) Presentation 'Beyond the neuron'. Integrative bodywork–towards unifying principles. Conference, JBMT/University of Westminster, London.

[22] Pope R 2003 The common compensatory pattern. American Academy of Applied Osteopathy (AAO) Journal Winter pp 59–83.

[23] Previc F 1991 General theory concerning prenatal origins of cerebral lateralization in humans. Psychol Rev 98(3):299–334.

[24] Purslow P 2010 Muscle fascia and force transmission. J Bodyw Mov Ther14 (X):411–417.

[25] Rumney IC 1979 The history of the developmental term 'somatic dysfunction'. Osteopath Ann 7(1):26–30.

[26] Ward RC 1997 Foundations for osteopathic medicine. Williams & Wilkins, Baltimore.

[27] Weisman M et al 2014 Surface electromyographic recordings after passive and active motion along the posterior myofascial kinematic chain in healthy male subjects. J Bodyw Mov Ther; in press.

[28] Zink JG, Lawson WB 1979a An osteopathic structural examination and functional interpretation of the soma. Osteopath Ann 7(12):433–440.

[29] Zink JG, Lawson WB 1979b Pressure gradients in osteopathic manipulative management of the obstetric patient. Osteopath Ann 7(5):42–49.

消除障碍，得到恢复：治疗机制和筋膜

里昂·蔡托（Leon Chaitow）

虽然，在评估临床方法时证据是必不可少的，而基于经验的意见往往有助于进行场景设定——描述目标，并提供一个视角。

艾达·罗尔夫（Ida Rolf, 1977）就"治疗注意力应该集中在哪里"这个与筋膜相关的问题，提出了她的看法："我们对筋膜的作用和意义的忽视是深刻的。因此，即使在理论上，我们也很容易忽视这样一种可能性，即不仅在结构轮廓上而且在功能表现上，可以通过更好的包裹身体的浅筋膜层组织产生深远的变化。实验表明，只要适当地伸展、分离和放松浅筋膜，就可以使身体发生有益的改变。"

由此产生的问题是——什么样的治疗方法是合适的？希望在这一章中能得到一些（很多？）答案，在这里你可以找到对目前已知的可以改变筋膜功能障碍的方法和机制的概括。最值得注意的是，根据临床经验及已发表的报告和研究，已对负荷应用的方法（压缩、拉伸、剪切力、振动等）进行了评估，这些方法在特定环境下被证明或被认为是有效。

治疗性干预的总体目标

从本文强调的护理模式中可以认识到，要想取得最佳效果，治疗干预措施需要重点实现以下一项或全部目标：

• 增强功能，这样一来人体（整体或部分）能够更好地适应和自我调节，以响应生命的多重生化、心理和生物力学方面的适应性需求（"压力源"）。

• 修正或移除自适应性负荷因素——过度使用、误用、弃用等（参见第二章中的适应性讨论），这些因素导致或正在维持引发代偿性变化的症状。

症状缓解，且没有强加额外的难以管理的适应性需求。

与筋膜相关的具体治疗目标

在上述总体目标的框架内，有许多更具体的目标，例如：

• 疼痛矫正——与筋膜、肌肉、关节、神经系统和大脑同步运行。

• 与（而不是反抗）健康的炎症过程一起发挥作用；并安全地调节程度过高的炎症。

- 恢复功能，如已被破坏的正常的筋膜滑动 / 滑行潜力。

- 增强运动学肌筋膜功能，使远端连接对负荷转移做出反应（如第一章中威斯曼等人的研究，2014），在这里腓肠肌的活动被记录在同侧上斜方肌上。

- 恢复正常的关节和肌肉活动范围。

- 增强恢复力、弹性、流动性和稳定性。

- 预防和减少纤维化、致密化、过度僵硬——可能包括控制微创伤和炎症反应的动员——例如，在治疗慢性纤维化方面，以便使随后的重塑带来更多的功能组织行为（见本章后面关于偏心拉伸的注释，以及第十三章）。

- 加强伤口愈合和重建——创伤后和手术后。

- 预防术后粘连。

- 通过筋膜连接链的识别和临床应用来改善姿势和功能（如呼吸）。

- 毫无疑问，还有更多。

直接或间接：两种可能的干预模式

托齐（Tozzi，2012）针对两种与筋膜限制相关的软组织治疗干预的广泛模型，给出了一个有用的整骨疗法定义：直接的和间接的（可参见文本框 5.1）。

潜力一瞥：关于迟滞的研究

对可能影响筋膜行为的手动治疗方法的潜力进行评估的一种方法，是对应用了控制程度的治疗负荷（拉伸、压缩等）前后的"组织刚度"进行测量。如第一章所述，治疗或活动后组织硬度的任何改变——无论是增加还是减少——都涉及

文本框 5.1

定义直接和间接方法

据托齐所说（Tozzi，2012）：

1. 针对筋膜的直接方法：要求组织限制被占用和保持，直至得到释放。有时，当组织受到功能障碍的影响时，会进行三维压缩或牵引（通常持续 60 ～ 90 秒），直到张力软化（Pilat，2011）。当第一个障碍被释放时，在连续的障碍上重复这个过程，根据每个障碍的矢量来调整压缩力，直到感觉到释放为止。当疼痛增加时，压力就会减少。这被称为肌

筋膜释放或肌筋膜诱导（见第十四章）。

2. "针对筋膜的间接方法：需要扩大功能不全组织的模式，使受限制的筋膜组织处于'放松'的位置（平衡张力），保持，直到张力放松（Ward，2003）。"

3. 间接方法论的进一步定义包括脱离限制障碍，允许自我调节发挥作用，从而产生一种变化感或"释放"感。

这些模型将被作为临床方法，在本章和整本书的其余部分中加以描述。

到了迟滞。

巴尔内斯等人（Barnes et al., 2013）针对不同的手动方法，进行了迟滞（筋膜刚度修正）测量研究。整骨疗法研究人员采用了以下方案：

1. 对 240 名受试者进行仔细的控制触诊评估，以发现颈椎关节功能障碍（SD）区域——包括 STAR 触诊程序——如第四章所述。在治疗（或假处理）前测量组织的僵硬度，可使用一种专门的仪器——硬度计。

2. 四种不同的技术——平衡韧带张力（第十一章）；肌肉能量技术（第十三章）；高速度处理；摆位放松术（第十六章）；此外，还有一个"假"技术——将单一程序随机地应用于确定了的躯体功能障碍程度最严重的领域，之后（治疗后 10 分钟）用硬度计重新测量"组织硬度的变化"（即迟滞）。

3. 在干预前和干预后，使用单个一致的压电脉冲对每个颈椎节段的肌筋膜结构的硬度进行测量。这可以量化四种不同的特征——固定性、移动性、频率和运动性（进行"片段的整体变化程度"）——包括"阻力"和活动范围。

4. 当对所有受限（功能障碍）节段基线的前处理和后处理结果进行比较时，发现摆位放松术（第十六章）与其他方法（包括假处理）相比，在整体组织硬度上引起的变化最大。

这项研究的结果表明，肌筋膜组织的行为可以通过 4 种测试方法中的任何一种进行快速矫正（变得"不那么僵硬"）——在使用摆位放松术后观察到的改善效果最大（尽管研究是短期的，因为研究结束后没有再进行随访）。

正如上述研究一样，本书尽可能地为读者提供了循证信息。其中一些证据来自目前对基础科学研究的解释，而其他证据则主要是基于临床经验——因此，这一点得到了确切的说明。有关"什么是证据"的简短讨论，请参阅文本框 5.2。

文本框 5.2

什么是"证据"？

• 要牢记"使组织受益的相关证据缺乏并不等于没有给组织带来益处"这句话。

• 最重要的是必须认识到，在任何给定的情况下，安全性和有效性都是选择特定治疗方式的标准，而适当的选择既是一门艺术，也是一门科学。

• 萨基特（Sackett, 1996）提出了一个基本公式，这个公式进一步衍生了"循证医学"——"最佳实践"的观念。

• 下面列出了证据等级的推荐模式，虽然对随机临床试验的系统回顾可能被视为确定任意程序的有效性和安全性的最佳方法——但这并不是寻找证据的唯一方法。

• 基于临床经验的专家意见也具有一定的参考价值，即使没有经过相关研究的考证——只要没有存在风险或"没有价值"的实际证据即可。

证据等级：

1. 系统回顾和元分析。

2. 随机对照试验。

3. 列队研究（群组研究）。

4. 对照研究。

5. 横向研究。

6. 案例报告。

7. 专家意见。

8. 轶事。

• 临床试验是昂贵的，许多手法治疗方法并没有在大规模的科研项目中得到研究。因此，没有基于研究的有用证据并不能说明这种方法是无用的——只是还没有进行任何研究来证明它的价值（或缺乏价值）。

• 有一些评估和治疗方法、技术和概念是基于证据的，因为研究已经证明了它们的有效性和安全性，如让经过适当培训的从业者在适当的临床环境中适当地应用它们。

• 还有一些其他的评估和治疗方法、技术和概念可能已经被个人或专业人员发现是安全和在临床上有用的。而这些临床意见和经验可能还没有被研究证实。本书中描述的方法都属于这一范畴，即"临床有用但未经证实"，而这一类别的方法还有另一个重要特征：即使经过研究，它们也不会被研究证明是不安全或无效的。

• 在某些情况下，同行评议文献将刊登一些案例报告（案例报告、案例研究、案例系列等），其中使用了明显导致个人或条件受益的特定方法。此外，如果还没有研究证明使用这种方法有潜在的危害——就可以肯定地说，临床经验表明，这是一种安全且具有潜在有效性的方法。

• 在某些情况下，转化医学证据可能被用来暗示——而不是证明——某一特定方法的潜在价值。这方面的一个例子是基础科学证据，即当细胞（如成纤维细胞）被以某种方式处理时，它们的行为就会发生改变。例如，模式化肌筋膜释放法（第十四章）或摆位放松术（第十六章）已在实验室环境中显示可以矫正炎症（Standley & Meltzer, 2008）。这可能意味着——而不是证明——这些方法在类似治疗环境中使用时，可能具有类似的效果。

筋膜自我重组的潜力

托齐（Tozzi，2012）观察到："研究表明，筋膜沿着施加在身体上或在身体上呈现的张力线进行自我重组，其重组方式可能在全身范围内产生筋膜限制。这可能会对筋膜本身包围的任何结构造成压力，从而产生机械和生理效应。"

因此，本章的重点是评估与筋膜功能障碍治疗相关的已提出和已建立的机制，如果这些机制的细节或讨论在书中的其他地方出现，请交叉参照相应的章节。

本章还讨论了各种理论模型，可对推论、假说和假设提出修改建议。此外，还包括一些在后面的章节中不会再详细探讨的模式和技术。

临床效果说明

广泛的用于治疗软组织功能障碍的临床方法（尤其是筋膜功能障碍），需要基于证据或似是而非的理论来解释其明显的效果。

本章总结了当前流通较广的证据和观点（文本框 5.3）。

文本框 5.3

筋膜手动疗法的临床效应及可能的机制：证据与理论

神经

当功能失调的组织被适当地施加负荷或解除负荷时，神经输入的变化将影响局部受体（肌肉纺锤体、肌腱器官和其他器官——见图 1.3）及中枢过程，潜在地改变疼痛和交感神经效应（Standley & Meltzer，2008）。

自主神经效应

库奇拉（Kuchera，2007）强调了手动方法在调节交感神经紧张（"过度交感神经张力"）方面的潜力，可依次来增强自主神经平衡，从而产生可能会降低筋膜僵硬的过程。

细胞变化

哈里斯（Beloussov，2006）将机械传导效应（见第一章）称为"几何稳态"，产生于细胞形状随负荷变化（增加或减少）而变化的这一现象中，可对炎症和其他过程产生潜在的有益影响（Kumka & Bonar，2012）。

胶原沉积

由压缩、摩擦和剪切力作用而得到改良（Pohl，2010）——改变浅筋膜的密度和功能（见第一章）。

循环变化

手术或创伤后的组织修复成果（除其他方面），取决于成纤维细胞分化为肌成纤维细胞和胶原蛋白的过程，以及适当程度的炎症和组织修复；所有这些过程在液体流动被促进时得到了更大的优化（血液、组织液和淋巴供给及引流），这正是多种形式的手法治疗可以起到的作用（Hinz et al.，2004；Bhattacharya et al.，2005）。

改变黏度、硬度和润滑度

摩擦、振动、切向剪切力和类似形式的负荷作用会影响透明质酸的产生，并改变细胞间基质组织——基质——使其从凝胶状态变为溶质状态，从而产生明显的软化效果，甚至可能对更深的致密筋膜层产生软化效果（Luomala et al.，2014）。

内源性大麻素上升

麦克帕特兰（McPartland，2008）已经收集到证据可以证实，多种形式的手动治疗、锻炼和针灸，能够减轻疼痛，使人产生欣快感，从而诱导内源性大麻素水平的提高。大麻素类化合物，如花生四烯酸乙醇胺和N-棕榈酸乙醇胺，能对成纤维细胞重塑、炎症和疼痛产生作用，这可能是许多手法治疗后的报告中出现效应轶事的原因之一。麦克帕特兰指出："内源性大麻素系统可改变成纤维细胞的'局部粘连'，成纤维细胞通过这种粘连将细胞外胶原基质与细胞内的细胞骨架连接起来——这是筋膜重塑的机制。大麻素可以防止软骨的损坏，比如蛋白聚糖的降解和胶原蛋白的分解。"

改变酸碱平衡

营养和生理特征（如呼吸模式和各种病理），可以改变酸碱平衡，通常表现为组织或血液的 pH 值变化。参考文本框 2.1 可了解更多关于筋膜-呼吸间的联系。呼吸模式障碍（BPD）可因二氧化碳的消耗和 pH 值的升高而产生广泛的生理效应，导致急性或慢性呼吸性碱中毒（Kellum，2007）。碱中毒会导致血管收缩、血流量减少和抑制氧气从血红蛋白向组织细胞的转移（玻尔效应；Jensen，2005），由此引起的缺血可被视为肌筋膜疼痛演变的前兆。此外，碱中毒/pH 值增加可能会影响伤口的早期修复，因为它会导致氧缺乏，进而严重抑制胶原合成，阻碍伤口愈合（Jensen et al.，2008）。

关键点

从细胞到神经、循环和生化，手动疗法和康复方法对筋膜功能的多个方面产生了深远的影响。关注呼吸模式被认为在管理筋膜功能障碍方面具有临床相关性。

治疗性负荷

给有机体施加负荷的不同方式：

1. **压力/压缩**由轻度到适度，施加于浅表——缓慢或快速或振荡：用于鲍恩疗法（第六章）、神经肌肉技术（NMT；第十五章）、罗尔夫按摩治疗法®（第十七章）、瘢痕组织释放（第十八章）、按摩（第十九章）、激痛点释放（第二十章）。

2. **压力/压缩，重度和（或）深度；缓慢、快速或振荡**——用于筋膜手法治疗®（第九章）、瘢痕释放（第十八章）、深层组织按摩（第十九章）、激痛点释放（第二十章）。

3. **等长收缩后拉伸**——主动或被动：用于肌肉能量技术（MET；第十三章）。

4. **收缩时拉伸（同位）**——主动或被动：用于缓慢偏心等张拉伸（SEIS）和等张偏心拉伸-MET（第十三章）。

5. **等长收缩**——持续的，或有节奏的脉冲：用于肌肉能量技术（MET；第十三章）。

6. **剪切力**：用于结缔组织手法治疗（第七章）、肌筋膜释放（第十四章）、瘢痕释放（第十八章）和按摩（第十九章）。

7. **复合运动**（如弯曲、扭转、压力或振动）：用于NMT（第十五章）、罗尔夫按摩治疗法®（第十七章）、瘢痕释放（第十八章）和按摩（第十九章）。

8. **高速手法**：在第二章（关于颧骨突粘连）中讨论过，本章中也将进一步讨论。

9. **卸载（间接）方法**：如筋膜松解（第十章）、平衡韧带张力（第十一章）、位置技术——包括摆位放松术（第十六章）。

10. **冲击性、振动性、摩擦性、振荡性方法**：用于葛雷斯顿术®（第十二章）、NMT（第十五章）、罗尔夫按摩治疗法/结构一体化（第十七章）、瘢痕释放（第十八章）、按摩（第十九章）。

11. **机械或仪器辅助方法**：用于葛雷斯顿术、刮痧（第十二章）、针刺/干刺（第二十章）和泡沫轴滚压，这将在本章后

面部分讨论。

12. **运用负荷过程中的注意事项**：本章未涉及这一主题，但在第八章中将对此进行充分探讨。

当有证据表明上述列表中的主题具有与治疗条件或方法相关的潜在作用时，我们将在本章对其进行重点介绍。

应用于软组织的指压法（负荷）的效果

值得反思的是，当施加负荷时：

1. 一些浅表组织会自动变长，同时邻近组织会受压/拥挤，未被察觉的额外负荷可能会通过筋膜间隔和其他附着物发生切向传输。

2. 血液循环会受到影响，造成暂时性局部缺血，但当压缩被释放时，这一过程就会逆转——这是一个冲洗/注入的过程。

3. 细胞受机械力转导的影响（见第一章），如改变肌成纤维细胞的行为，潜在地减少炎症反应（Standley et al.，2007；Standley，2008）。

4. 局部组织会发生机械性伸长——这取决于施加负荷的程度和方向。

5. 水以海绵状的方式被挤压，使组织在30分钟内更具柔韧性（Klingler et al.，2004）。

6. 不同程度、幅度、速度、节奏、方向和持续时间的力量施加，会产生不同的神经效应（抑制或刺激）（Schleip et al.，2003）。神经感受器及其功能的列表将在下文中给出。

7. 施莱普（Schleip，2003）观察到了

光压力对鲁菲尼小体的影响，"对皮肤进行缓慢的延伸性拉伸，可以在局部集中地产生令人满意的变化，减少手部所处区域的张力，并产生整体的放松感。这些小体会切向地，或沿着与下方组织相同的平面对横向的皮肤伸展做出反应"。

8. 前一点提醒我们，由于治疗性压力或抚触对大脑（皮质体）的影响而产生的感觉可能会改变个体的感知力。摩斯利等人（Moseley et al., 2012）提出了皮层体模型的概念，即大脑中的虚拟图。这被认为是一种动态的神经表示法，其中包括将感觉数据与体内的平衡及运动功能进行整合。无论是压缩、手动抚触还是拉伸，治疗性负荷与基质的关系可能在治疗上具有重要意义。施莱普（Schleip, 2013）提到——与手动治疗相关——"一个'手势'的效应（例如，在肢体上特定方向的轻度抚触）可能涉及皮层体模式的短期变化，它可以很好地适应每个客户的特定需求"。

9. 布莱姆和德里斯科尔（Blyum & Driscoll, 2012）提到了一些似乎与直觉相悖的现象；也就是说，在"轻柔"地进行手动施压（"应力转移"）后，效果会更显著。这是由于这种组织负荷对神经的影响（见下文）可能会使得软组织松弛和（或）疼痛缓解。如第一章所述，这些效应至少部分是由机械转导产生的——机械能转化为生化和神经反应——这也可能会促进相关组织的重塑。布莱姆和德里斯科尔已发现，在皮肤、表皮和浅表结缔组织上施加一个柔软的负荷（如软性泡沫），比在"应力传递"中使用更致密的泡沫或更硬的材料向组织施加压力更有效。第一章中关于胶体行为的注释可以对此做出部分解释。然而，这种趋势并没有在更深的（肌肉）组织中被注意到。对这些发现的解释支持了一项著名的临床观察（见梅尔斯下面的引文）。这表明，在实现表层结构的有益改变及潜在地获得深层组织的无痛通路方面，缓慢、温和地"满足和匹配组织张力"比相对较重的策略更有效。

10. 梅尔斯观察到："一般来说，在同一个组织上快速施加负荷比慢速施加引起的结缔组织变形要小，这表明较慢的拉伸比快速拉伸更能有效地延长组织。"

11. 剪切力压缩和振荡会影响透明质酸的产生和行为，进而影响局部滑动功能（Roman et al., 2013）及改变胶原蛋白的状态。波尔（Pohl, 2010）指出，"剪切力的应用，如皮肤滚动法（见第七章），会使得真皮胶原基质结构在治疗前后出现极显著的差异。这些改变反映了张力、柔软性和规律性方面存在的差异，这些差异可以在治疗前后触摸到，被认为是由成纤维细胞的机械力变化和微循环增加引起的"。

12. 弹性成像显示，包含不同载体的持续的压缩力组合（如压力、扭转和剪切应力），通过张力在软组织深处（粘连、纤维化、瘢痕）对限制性屏障起作用，从而使结构和功能相对正常化（Martinez Rodriguez et al., 2013；Borgini et al., 2010）。

关键点

压缩负荷——无论有没有振动/震荡或附加拉伸，都有不同的机械、本体感受和其他神经效应（取决于负荷的程度、方向和持续时间）。同时还有液压和循环效果，以及增强润滑的作用（滑动功能——本章后面将更详细地讨论这个主题）。

同样重要的是，如果目的是影响表面的机械感受器并避免防御组织的反应，那么在许多情况下，较轻的接触可能比较重的接触更有效。随着时间的推移，可以通过缓慢移动和施加稳定持续的压力，增加手指渗透的深度。

施加负荷变量的潜在范围

如上所述，不同类型、不同程度和不同持续时间的负荷都可能产生截然不同的影响，因此需要准确地描述治疗方式、方案和方法：

- 应如何稳固地施加负荷？
- 表面积有多大？
- 影响哪些结构？
- 在哪个方向——即使用哪个向量？
- 参与、夸大或脱离限制障碍（文本框 5.1）？
- 到什么程度/距离（振幅）？
- 以什么速度——慢、中、高？
- 是被动的还是主动的，或是混合的？
- 持久的还是可变的？
- 静态的还是可移动的？

- 持续多长时间？
- 重复吗？

根据具体的情况，可能还有其他需要参考的变量。更多讨论见第十九章。

问题： 这些多重负荷变化是如何影响浅筋膜和深筋膜（和其他）组织的机械和其他神经受体的？

幸运的是，至少可以得到部分解释：

- 施莱普（Schleip，2003）在其广泛的筋膜研究中指出，有各种各样的植入细胞外基质（ECM）中的本体感受器，会对拉伸、压力、振动和剪切力产生不同的反应。
- 荷兰解剖学家雅普·范德瓦尔（Jaap van der Wal，2009）已经发现，ECM 中机械感受器的数量是肌肉中的 10 倍（见第一章对筋膜这一重要方面的解释，其中 90% 是胶原蛋白）。这些受体与肌肉对拉伸和压缩的反应密切相关，如下文所示（Moore & Hutton，1980）。

神经影响与筋膜结构（另见第一章）

被称为机械感受器的一类神经感受器以不同的方式对施加的负荷做出反应，并向大脑提供有关身体运动和姿态的本体感受信息。它们分布在不同的位置，但通常位于筋膜。

- 帕西尼体存在于较深的皮肤层和较深的致密筋膜中，并对瞬时的、变化的但不持续的振动和压力迅速做出反应。它们对粗糙的纹理比对光滑的纹理更敏感。它们的本体感受作用是向大脑提供有关外部体表的信息。经过一段很短的时间后，应用负荷就会适应不再刺激的、强烈的本体感受传递。

• 在皮肤表面发现的更多的不同机械感受器、麦克尔细胞，适应更慢，且以连续的方式报告持续负荷和组织位移。与大面积接触相比，它们对局部压力的反应更大，可能会持续发放信号 30 分钟。它们密集地存在于指尖。

• 在指尖（和其他地方）皮肤表面发现的另一种受体是**麦斯纳氏小体**。它们对轻触和振动都非常敏感。

• **高尔基体受体**可感知肌肉张力的变化，多存在于致密筋膜、韧带（高尔基末端器官）、关节囊，以及肌腱连接周围（高尔基肌腱器官）。手动处理对高尔基体反应的影响程度尚不确定（Schleip，2003a，2003b）。

• **罗菲尼小体**位于皮肤下方，分布于致密的结缔组织、韧带和周边关节中。它们记录了关节内轻微的机械变化，并缓慢地适应持续压力的感觉及缓慢的节奏性运动和横向（切向）拉伸或剪切力，可使交感神经活动减少。

• 有多种类型的**游离神经末梢**以不同的速度适应对温度变化的报告及可能导致疼痛的机械刺激（触摸、压力、拉伸）。

• **间质机械感受器**（亦称**内感受器**）

在筋膜中分布丰富（如在骨膜中），可对快速的压力或极轻的触摸或拉伸做出反应。施莱普（Schleip，2003）认为它们具有自主性影响。

关键点

　　筋膜是各种机械感受器细胞大量分布的地方，筋膜正常化似乎很有可能是恢复正常肌肉协调、运动控制和平衡的重要因素，而这取决于到达大脑的准确的本体感受信息（Stecco & Stecco，2009）。其他影响可能还包括改善交感-副交感神经平衡。

韧带反射

　　所罗门（Solomonow，2009）指出，韧带是感觉器官，对肌肉的反射 / 协同激活有重要的输入作用。例如，与前交叉韧带反射相关的肌肉活动可以防止关节的牵张，同时减少韧带的张力。也有证据表明，韧带-肌肉反射对与该关节相关的肌肉有抑制作用，会抑制破坏关节稳定的肌肉，或增加拮抗肌的协同活化，以帮助稳定关节。这种韧带功能的一种潜在的治疗应用是在位置释放法中发现的（参见第十六章），在所谓的"促进位置释放"中，各种形式的关节拥挤（压实）是方案的一部分，目的是降低肌肉张力，增加无痛运动的范围。

关键点

通过持续（一分钟或更长时间）的压缩来改变关节周围的过度刚性的能力，这本身可能是一种有用的策略；而这种方法作为促进位置释放方案（第十六章）的一部分，可能至少部分地说明了这种治疗方法的好处。

滑行和滑动

正如第一章中所讨论的那样，筋膜表面经常被设计成在每一个平面上滑行和滑动以抵抗彼此和其他结构（肌肉、器官等），减少摩擦，促进运动。当滑行功能减弱或丧失时，可能会出现限制和疼痛的症状。滑行的能力依赖润滑物质透明质酸的存在，它广泛分布在结缔组织和神经组织中。

1992 年，坎图和格罗丁（Cantu and Grodin）建议，与筋膜相关的治疗方法应该包括有本体感觉和自主神经反应的浅表组织，以及可对决定稳定性和灵活性的肌肉骨骼系统的机械部件产生影响的更深层组织。

现在，研究已经使这一建议得以实现——如下所述，通常为包括振动或振荡的治疗方式。

帮助筋膜滑动：切向振荡与振动

如第二章所述，筋膜功能（包括滑动功能）通常会因年龄、活动乏力、炎症、创伤等因素发生改变。例如，浅筋膜 ECM 的不同部位（Langevin et al.，2009）或变得更加"密集"（Stecco & Stecco，2009），或相互滑行和滑动的层与层之间出现黏合（Fourie，2009）。

这些变化的一般影响可能会导致"全身软组织的持有模式"（Myers，2009）。

罗曼等人（Roman et al.，2013）在对筋膜滑行过程进行详细调查和建立数学模型时，提出：

在手动治疗期间筋膜发生变形时，透明质酸（HA）的流体压力会显著增加。在切向振荡和垂直振动期间比在恒定滑动期间具有更高的压力。

这种压力的变化会导致 HA 在被操作的筋膜区域边缘附近流动，这种流动会产生更大的润滑作用。在手法治疗过程中，肌肉和筋膜之间的液体产生的压力会使液体间隙增大。较大液体间隙的存在可以改善滑行系统，使肌肉更有效地工作。

结论： 垂直振动和切向振荡的加入可增加细胞外基质治疗的作用，为目前仅使用恒定滑动运动的手法治疗提供了额外的好处。这表明，如果手动处理方法包含附加的因素，如切向振荡和（或）垂直施加的振动，则可以为筋膜的滑动功能带来辅助作用。

一些例子包括：

• 肌筋膜释放（第十四章）——特别是在包括振动性要素的情况下。

• 通过有节奏的、活跃的脉冲触发的肌肉能量技术或振动的等张偏心肌肉能量技术（Mitchell，1998）——见第十三章。

• 深度交叉纤维的摩擦明显也属于振动／振荡方法的范畴，这种技术的另一种版本（带摩擦的压缩）也适用于筋膜手法治疗®（见第九章），包括通过肘、指关节或手指接触来传递的深度摩擦（Day et al.，2012）。

• 类似的筋膜滑动功能的增强可能是通过与结缔组织手法治疗相关的剪切力实现的，包括皮肤滚动法（见第七章）。

• 使用泡沫滚筒的筋膜自我治疗方法在增强活动范围和减少动脉硬化方面有一定的好处——可能涉及一氧化氮释放（Okamoto et al.，2013）。有关泡沫轴滚压法（一种运动员使用的自助的肌筋膜放松法）的更多信息，请参见第八章。

• 多年来，人们描述了各种各样的振动处理方法，如富尔福德机械"叩击振动器"（Comeaux，2008）或手动应用"谐波技术"（Lederman，1997）。

• 在第十五章中可以找到将振荡和延长相结合的其他方法——神经肌肉技术。

关键点

采用摩擦、振动和剪切力等方法可以提高筋膜的滑动潜能。

拉伸和筋膜

一般认为，用手动方法是不可能拉伸深层致密筋膜的。

乔杜里（Chaudhry，2011）指出，虽然浅表筋膜可以直接接受手动治疗（本章后面将讨论），但"足底筋膜和阔筋膜的致密组织需要非常大的力——远远超出人类的生理范围——才能产生1%的压缩和1%的剪切"。

但是，这些信息如何与治疗师关于压缩力和剪切力可产生明显变化的记录相关呢？乔杜里指出："筋膜可能通过改变自身促进性肌成纤维细胞活性组织收缩力的张力调节规则，来对机械刺激做出反应。"

重要的是，乔杜里和他的同事（2007）指出，为了在不造成组织损伤的情况下实现黏弹性变形（如拉伸），施加的力不应缓慢地增加。相反，应该保持相当恒定的力，并持续60秒，以便允许组织进行塑性应力松弛反应。

其他的解释可能会回答明显可见的筋膜变化究竟代表了什么，例如：

• 在运动或手动治疗后，深筋膜结构"硬度"的变化可能与液体含量的异常有关（Schleip，2012）。这将在后面的**水和拉伸**部分讨论。

• 触诊到的筋膜的改变，可能是由附着在深筋膜上的或与之相关的肌肉的松弛而导致负荷的减少引起的。弗兰克林-米勒等人（Franklyn-Miller et al.，2009）指出，任何线性拉伸都将在纤维连接的复杂性中转化为周围或"下行线"组织中的弯曲、剪切或扭转力。

• 触诊到的变化可能与相关的浅筋膜层的滑动功能增强有关，如本章前面所讨论的，在炎症或创伤后，浅筋膜层已减少或丢失。

• 筋膜张力的变化可能是因为筋膜结构能够对拉伸（和等距收缩）做出反应，包括位于肌肉肌节的筋膜内结构——肌肉的一系列弹性和类弹性成分，如下面我们将讨论的等长收缩对筋膜结构的影响。

• 帕斯洛的研究（Purslow，2010）表明，在进行手法治疗时肌筋膜的"释放"感大部分是来自于肌肉放松，而不是筋膜基本结构的实际延长。

水与拉伸

压缩和拉伸都会暂时降低筋膜的含水量，使其更柔韧。克林勒和施莱普（Klingler & Schleip，2004）研究了新生的人类筋膜并指出，在拉伸过程中水会被挤出，然后再填充。当含水量下降时，胶原纤维的纵向排列会发生暂时的松弛。如果压力适中，且没有微损伤，水会再次渗透回组织中，直到组织膨胀，20～30分钟后会变得比之前更僵硬（Schleip，2012）。

> **关键点**
> 手动疗法的许多效果可能与半液体基质内的海绵状挤压和填充有关，其中的水分会与糖胺聚糖和蛋白多糖结合。

自助拉伸与筋膜

睡醒后的拉伸过程（无论是人类、猫还是狗）被称为"伸体呵欠"（Bertolucci，2011）。施莱普和穆勒（Schleip & Muller，2013）强调了这种拉伸形式的一个独特的方面，他们注意到这种拉伸包含了肌肉在松弛的同时得到了延长的现象，他们称之为"柔性"拉伸。他们认为这涉及肌内结缔组织及肌外连接。有关此主题的更多信息，请参见第八章。

> **关键点**
> 持续拉伸可增加浅筋膜的长度和修正效果，但对较深的致密筋膜不起作用。这些结构在手动治疗后可能会显得更松弛，密度更小，但它们不会被延长。

拉伸过程中的应变传递

肌肉拉伸会导致广泛的负荷分布；例如，腘绳肌拉伸会使髂胫束产生240%的拉伤；与腘绳肌相比，在同侧腰筋膜中的这一比例则为145%。

在拉伸过程中发生的应变传递过程涉及目标肌肉以外的许多其他组织，这主要是因为筋膜连接的存在，使得"孤立"一词很难合理地与"拉伸"同时出现（Franklyn-Miller et al.，2009）。可以设想一下，当负荷在股二头肌、骶结节韧带和臀大肌之间传递，并通过胸浅筋膜和胸深筋膜（TLF）传递张力的方式继续传递到对侧背阔肌上时，下肢、骨盆和躯干之间的不间断的机械传输。负荷的转移也会影响竖脊肌、内斜肌和锯齿肌后下肌。在上述任何一种情况下，任一功能失调的情况都可能改变所列其他情况的功能，并伴有无法预测的症状（Barker & Briggs，1999）。

> **关键点**
>
> 　　这一现象适用于全身，且临床意义深远。例如，如果拉伸腘绳肌会对 TLF 产生负荷，那么很明显，腘绳肌、背阔肌或其他肌肉中感知到的或触诊到的限制可能都是由 TLF 功能异常造成的。

收缩和肌内筋膜延长

　　本体感觉神经肌肉促进法，以及 METs（见第十三章）大多会采用等长和等张偏心收缩作为其方法的一部分。在考虑拉伸对浅结缔组织（疏松的网状结缔组织）产生影响的证据之前，我们需要考虑收缩（等长和等张）和（或）拉伸时肌肉内部发生了什么。

　　弗莱尔和福苏姆（Fryer & Fossum, 2009）指出，除了机械性刺激感受器通过上行和下行路径对疼痛产生的影响之外，MET 中使用的等长收缩（第十三章）会诱导成纤维细胞在体内进行机械拉伸，改变间质渗透压，增加血流量，从而降低促炎细胞因子的浓度，进而降低周围疼痛受体的敏感性。

　　帕马等人（Parmar et al., 2011）比较了等张偏心拉伸与被动拉伸方法在术后（股骨骨折、髋关节或膝关节手术后）康复中的情况。其目的是："促进胶原纤维沿着压力方向和运动方向的适应过程，限制胶原纤维间交叉桥的浸润，防止胶原过度沉积。"有证据显示，这两种方法在术后康复中都有一定的功效；然而，在等张偏心拉伸法中疼痛减轻的程度更大，增加活动范围的效果也更大。这些方法将在第十三章中进一步讨论。

收缩的生理学机能

　　肌原纤维是管状细丝，由不同厚度的长蛋白链——肌动蛋白、肌球蛋白和肌巨蛋白（又称肌联蛋白）组成。肌肉收缩包括肌动蛋白（薄）和肌球蛋白（厚）丝的交互滑动。肌巨蛋白（又称肌联蛋白）是一种巨大的蛋白质，起着分子间弹簧的作用，支持肌肉的被动弹性（Minajeva et al., 2001）。

　　肌原纤维在肌小节分段沿着肌肉的长度进行复制，包括非收缩筋膜／结缔组织成分，被称为系列弹性元件（Sec）和平行弹性元件（PEC）（图 5.1）。

- SEC 可在拉伸时储存能量，有助于维持肌肉纤维的弹性。肌腱就属于 SEC，肌动蛋白和肌球蛋白之间的跨桥也属于 SEC；肌球蛋白是肌节的滑动元件，它使得收缩得以发生（Huxley & Niedergerke, 1954）。

- PEC 在被动拉伸中提供抗性张力。它们是非收缩性的，由与肌纤维平行的肌膜（筋膜）组成，如图 5.1 所示。

　　在等长收缩过程中，随着肌动蛋白和肌球蛋白的相互滑动，SEC 会延长，而 PEC 则会缩短。这样一来，尽管肌肉中的元素（即在肌节内）为了适应收缩要么延长，要么缩短，但肌肉的长度并没有发生改变。

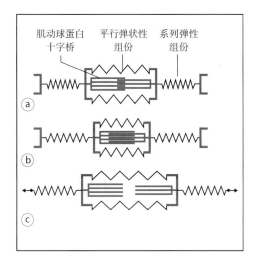

肌动球蛋白　平行弹状性　系列弹性
十字桥　组份　组份

图 5.1　（a）处于静止长度的肌节与主要成分（包括 3 个肌动蛋白-肌球蛋白交叉桥，以及串联和并联的弹性筋膜元件）。（b）肌动蛋白和肌球蛋白在肌萎缩的过程中相互交叉滑动，肌小结也在收缩。然而，由于这是一个等长收缩且整体长度没有发生变化，一系列弹性（筋膜）元素必须延长，以适应其他元素的收缩。（c）这显示了引入被动拉伸时发生的变化。平行弹性元件和肌动蛋白-肌球蛋白元件长度增加，而刚性系列弹性元件则不增加。（注：图中肌动蛋白 / 肌球蛋白组分的分离程度被夸大了）。总体来说，在等长收缩和拉伸过程中，肌肉筋膜的元件都有一定程度的伸长。经许可改编自莱德曼的作品（1997）

重复的等长收缩有效地延长了 SEC，尤其是在收缩后增加主动或被动拉伸时（Lederman，2005）。正如米利肯（Milliken，2003）所指出的那样："MET 的主动和被动阶段都有助于肌肉的伸展。"

关键点
　　MET 和其他方法中使用的收缩会导致肌肉内筋膜结构的延长，能对张力和疼痛产生影响。

拉伸浅筋膜

　　有证据表明，轻微的持续拉伸能对浅表结缔组织产生最有效的影响。豪伊等人（Howe et al., 2004）研究了组织拉伸对小鼠皮下组织的影响。他们发现，持续的轻度拉伸（不超过这些组织有效弹性的 25%）维持 10 分钟到 2 小时，可使成纤维细胞的大小显著增加。拉伸后细胞平均增大 200%。他们指出，疏松结缔组织（浅表、网状）的这些动态变化可能伴随着细胞和组织生物化学层面的重要变化，这可能解释了物理治疗、按摩和针灸所涉及的一些治疗机制。

关键点
　　浅筋膜的持续轻度拉伸，如肌筋膜释放术（第十四章），随着时间的推移会产生延长。

热度与筋膜

　　热在治疗范围内（高达 40℃）对筋膜僵硬度的调节有直接影响，导致许多与肌筋膜功能障碍相关的筋膜挛缩松弛（Klingler，2011）。热度的应用方法有治疗性超声、透热疗法、热水、药物透皮应用等（Muraoka et al., 2006）。

机械（仪器辅助）负荷和筋膜

　　格拉斯顿技术®（Graston Technique®）是一种仪器辅助软组织评估和动员方法

的例子，通过不锈钢工具传递负荷变形（Hammer，2007）；有关方法和机制的更详细信息，参见第十二章。

刮痧是一种类似的——更古老的——形式，源自传统的东亚医学。在该形式中，使用平滑工具单向按压身体的润滑区域，直到出现瘀点（Nielsen et al.，2007）。

尼尔森等人（Nielsen et al.，2007）观察到："硬质的浅表肌筋膜工具在各种治疗机制与其他手动疗法的结合中显示出了良好的应用前景。它们可能会提供一种不同类型的'通道'，并在肌肉、肌腱、韧带、筋膜和细胞外基质方面产生不同的临床效果。"

科里等人（Corey et al.，2011）指出："力和拉伸的传导被认为会对结缔组织的康复产生影响。"

ECM 受表面组织机械变形的影响，通过成纤维细胞调节蛋白聚糖和胶原的合成，增加胶原的形成（Sarasa & Chiquet et al.，2005）。

> **关键点**
>
> 工具辅助下的评估和治疗已经被证明在影响筋膜行为方面是有效的——就像治疗前或治疗中对组织进行的加温一样。

绷带与筋膜

目前，各种弹性和非弹性黏性绷带的模型，以及试图解释其明显功效的假设模型，都已被开发出来了。其说明包括各种各样的，本体感觉的、神经的、机械的和特定的筋膜的注意事项。虽然不同形式的绷带在症状上和功能上都有好处，但其潜在机制仍不确定：

• 古塞拉等人（Gusella et al.，2014）在健康的受试者中发现，运动机能学意义上的绷带法可以增加下卧肌的肌张力。这项研究还表明，绷带诱导的筋膜刺激可以影响远处的区域，甚至是对侧的区域。

• 陈等人（Chen et al.，2012）已经推进并研究了功能性筋膜绷带（FFT）方法，该方法是从疼痛区域开始，沿着减轻疼痛的方向应用无弹性（刚性）绷带。研究结果表明，FFT 是一种简单、快速的止痛方法，可作为运动处方的辅助手段，以使个体恢复正常的功能活动。

增生疗法：恢复结构稳定性

增生疗法（也称硬化疗法）和"再生注射疗法"等，是一种基于注射的干预疗法，用于治疗慢性不稳定的韧带及其他筋膜和腱组织。目的是刺激纤维骨接合处的胶原增生，以促进受损或被削弱的软组织的修复。通过注射各种不同的物质（如葡萄糖），协助失能关节稳定支撑的恢复（Yelland et al.，2004；Rabago et al.，2005）。

高速手法与筋膜

克莱默等人（Cramer et al.，2010）已

经在动物实验中证明了这一点，"低流动性导致了椎骨关节突（Z）关节内具有时间依赖性的粘连的发展，并且这种粘连的发展可能与脊柱手法有关。理论上，当关节表面快速分离时，脊柱手法治疗可能会打破 Z 关节的关节内粘连"。

西蒙斯等人（Simmonds et al., 2012）观察到，关节周围的受体数量远远超过周围筋膜中的受体数量，所以绝对关节活动可能不会在对高速手法治疗的响应中发挥很大的作用。这表明，诸如增加活动范围和（或）减轻疼痛等益处可能是由反射性神经效应引起的——而不是单纯的结构上的影响。

> **关键点**
>
> 　　无论是绷带法还是高速手法治疗，都存在一个共同的问题——临床益处并不总是可以解释的，假设模型仍有待澄清、验证或消除。

总结

本章向读者展示了不同形式的治疗负荷对全身可能产生的影响的复杂性，尤其是对筋膜结构的影响——从极轻的摩擦压缩到较重的摩擦压缩。对这些形式负荷的反应也同样是多样化的，包括液压、循环、神经系统和机械/结构的黏弹性变化。

本书的第二部分共分 15 章，每一章都介绍了一个建立在本章概述的机制基础上的治疗模型，可用来解决第二章中描述的，第三章中观察、评估和触诊的功能障碍模式。

所有后续信息都是建立在当前知识的基础之上的，正如第一章概述的那样。

以下 15 章中的每一章都为我们提供了可能性的一瞥——方法和想法的一个嵌合体，所有这些都旨在挖掘人体的自我调节潜力，消除康复障碍，同时增强功能。

参考文献

[1] Barker PJ, Briggs CA1999 Attachments of the posterior layer of lumbar fascia. Spine 24:1757–1764.

[2] Barnes P et al 2013 A comparative study of cervical hysteresis characteristics after various osteopathic manipulative treatment (OMT) modalities. J Bodyw Mov Ther 17:89–94.

[3] Bertolucci LF 2011 Pandiculation: nature's way of maintaining the functional integrity of the myofascial system? J Bodyw Mov Ther 5: 268–280.

[4] Bhattacharya V et al 2005 Live demonstration of microcirculation in the deep fascia and its implication. Plast Reconstr Surg 115(2):458–463.

[5] Blyum L, Driscoll M 2012 Mechanical stress transfer-the fundamental physical basis of all manual therapy techniques. J Bodyw Mov Ther 16: 520–527.

[6] Beloussov L 2006 An interview with Albert Harris. Direct physical formation of anatomical structures by cell traction forces. Int J Dev Biol 50: 93–101.

[7] Borgini E, Stecco A, Day JA, Stecco C 2010 How much time is required to modify a fascial fibrosis? J Bodyw Mov Ther 14(4): 318–325.

[8] Cantu R, Grodin A 1992 Myofascial manipulation. Aspen Publications, Gaithersburg, MD.

[9] Chaudhry H et al 2007 Viscoelastic behavior of human fasciae under extension in manual

therapy. J Bodyw Mov Ther11:159–167.

[10] Chaudhry H 2011 Three-dimensional mathematical model for deformation of human fasciae in manual therapy. JAOA 108(8):379–390.

[11] Chen S et al 2012 Effects of functional fascial taping on pain and function in patients with non-specific low back pain: a pilot randomized. Clinical Rehabilitation 26 (10):924–933.

[12] Comeaux Z 2008 Harmonic healing–a guide to facilitated oscillatory techniques. North Atlantic Press, Berkeley, CA.

[13] Corey SM, et al 2011 Sensory innervation of the nonspecialized connective tissues in the low back of the rat. Cells Tissues and Organs 194: 521–530.

[14] Cramer GD et al 2010 Zygapophyseal joint adhesions after induced hypomobility. J Manipulative Physiol Ther 33: 508–518.

[15] Day JA, Copetti L, Rucli G 2012 From clinical experience to a model for the human fascial system. J Bodyw Mov Ther 16 (3): 372–380.

[16] Fourie W 2009 The fascia lata of the thigh more than a 'stocking'. Fascial Research II: Basic Science and Implications for Conventional and Complementary Health Care. Elsevier GmbH, Munich.

[17] Franklyn-Miller A et al 2009 In: Fascial Research II: Basic Science and Implications for Conventional and Complementary Health Care. Elsevier GmbH, Munich.

[18] Fryer G, Fossum C 2009 Therapeutic mechanisms underlying muscle energy approaches. In: Fernández-de-las-Peñas C, Arendt-Nielsen L, Gerwin R (eds) Physical therapy for tension type and cervicogenic headache: physical examination, muscle and joint management. Jones & Bartlett Learning, Burlington, MA.

[19] Gusella A et al 2014 Kinesiologic taping and muscular activity: a myofascial hypothesis and a randomised, blinded trial on healthy individuals. J Bodyw Mov Ther, in press.

[20] Hammer W 2007 Functional soft-tissue examination and treatment by manual methods, 3rd edn. Jones & Bartlett Learning, Burlington,

MA, pp 33–161.

[21] Hinz B et al 2004 Myofibroblast development is characterized by specific cell-cell adherens junctions. Mol Biol Cell 15(9):4310–4320.

[22] Howe A et al 2004 Subcutaneous tissue stretch ex vivo and in vivo. Am J Physiol Cell Physiol 288:C747–C756.

[23] Huxley AF, Niedergerke R, 1954 Structural changes in muscle during contraction: interference microscopy of living muscle fibres. Nature 173(4412): 971–973.

[24] Jensen et al 2005 Effects of human pregnancy on the ventilatory chemoreflex response to carbon dioxide. Am J Physiol-Regul Integr Comp Physiol 288:R1369–R1375.

[25] Jensen D et al 2008 Physiological mechanisms of hyperventilation during human pregnancy. Respir Physiol Neurobiol 161(1):76–78.

[26] Kellum J 2007 Disorders of acid-base balance. Crit Care Med. 35(11):2630–2636.

[27] Klingler W et al 2004 European Fascia Research Project Report. 5th World Congress Low Back and Pelvic Pain, Melbourne.

[28] Klingler W 2011 Stretch response of thoraco-lumbar fascia at different temperatures In: Chaitow L, Lovegrove R (eds) Practical physical medicine approaches to chronic pelvic pain (CPP) and dysfunction. Churchill Livingstone Elsevier, Edinburgh.

[29] Kuchera ML 2007 Applying osteopathic principles to formulate treatment for patients with chronic pain. JAOA 107(6): 23–38.

[30] Kumka M, Bonar B 2012 Fascia: a morphological description and classification system based on a literature review. Can Chiropr Assoc 56(3):1–13.

[31] Langevin HM, Bouffard N, Fox J et al 2009 Fibroblast cytoskeletal remodeling contributes to viscoelastic response of areolar connective tissue under uniaxial tension, as reported in Fascial Research II. Elsevier GmbH, Munich.

[32] Lederman E 2005 Harmonic technique. Churchill Livingstone, Edinburgh.

[33] Lederman E 1997 Fundamentals of manual therapy. Churchill Livingstone, Edinburgh.

[34] Luomala T Pihlman M Heiskanen J et al 2014 Case study: Could ultrasound and elastography visualize densified areas inside the deep fascia? J Bodyw Mov Ther; in press.

[35] McPartland J 2008 The endocannabinoid system: an osteopathic perspective. J Am Osteopath Association 108(10):586–600.

[36] MacDonald GZ et al 2013 An acute bout of self-myofascial release increases range of motion without a subsequent decrease in muscle activation or force. J Strength Cond Res 27(3):812–821.

[37] Martınez Rodrıguez R et al 2013 Mechanistic basis of manual therapy in myofascial injuries. Sonoelastographic evolution control. J Bodyw Mov Ther 17:221–234.

[38] Milliken K 2003 The effects of muscle energy technique on psoas major length. Unpublished MOst Thesis, Unitec New Zealand, Auckland, New Zealand.

[39] Minajeva A, Kulke M, Fernandez JM, Linke WA 2001 Unfolding of titin domains explains the viscoelastic behavior of skeletal myofibrils. Biophys J 80 (3): 442–51.

[40] Mitchell F 1998 The muscle energy manual, vol. 2 MET Press, Lansing MI.

[41] Moore MA, Hutton RS 1980 EMG investigation of muscle stretching techniques. Med Sci Sports Exerc12 (5): 322–329.

[42] Moseley GL, Gallace A, Spence C. 2012 Bodily illusions in health and disease: physiological and clinical perspectives and the concept of a cortical 'body matrix'. Neurosci Biobehav Rev 36(1):34–46.

[43] Muraoka T et al 2006 Passive mechanical properties of human muscle-tendon complex at different temperatures. J of Biomechanics 39(1):S197.

[44] Myers T 2009 Anatomy Trains, 2nd edn. Churchill Livingstone, Edinburgh.

[45] Nielsen et al 2007 The effect of Gua Sha treatment on the microcirculation of the surface tissue: a pilot study in healthy subjects. Explore 3: 456–466.

[46] Okamoto T, Masuhara M, Ikuta K, 2013. Acute effects of self-myofascial release using a foam roller on arterial function. J Strength Cond Res: Epub ahead of print.

[47] Parmar S et al 2011 The effect of isolytic contraction and passive manual stretching on pain and knee range of motion after hip surgery: A prospective double-blinded randomized study. Hong Kong Physiotherapy Journal 29:25–30.

[48] Pick M 2001 Presentation 'Beyond the neuron'. JBMT /University of Westminster Conference: Integrative bodywork–towards unifying principles. University of Westminster, London.

[49] Pilat A 2011 Myofascial induction. In: Chaitow et al Practical physical medicine approaches to chronic pelvic pain (CPP) and dysfunction. Elsevier, Edinburgh.

[50] Pohl H 2010 Changes in the structure of collagen distribution in the skin caused by a manual technique. J Bodyw Mov Ther 14(1):27–34.

[51] Purslow P 2010 Muscle fascia and force transmission. J Bodyw Mov Ther 14:411–417.

[52] Rabago D et al 2005 A systematic review of prolotherapy for chronic musculoskeletal pain. Clinical Journal of Sport Medicine 15(5):376–380.

[53] Rolf I 1977 Rolfing: reestablishing the natural alignment and structural integration of the human body of vitality and well being. Healing Arts Press, Rochester, VT.

[54] Roman M et al 2013 Mathematical analysis of the flow of hyaluronic acid around fascia during manual therapy motions. J Am Osteopath Assoc 113:600–610.

[55] Sackett DL, Rosenberg WM, Gray JA, Haynes RB, Richardson WS 1996 Evidence based medicine: what it is and what it isn't. BMJ 312(7023):71–2.

[56] Sarasa A, Chiquet M 2005 Mechanical signals regulating extracellular matrix gene expression in fibroblasts. Scand J Med Sci Sports 15: 223–230.

[57] Schleip R 2003a Fascial plasticity: a new neurobiological explanation. Part I. J Bodyw Mov Ther 7(1):11–19.

[58] Schleip R 2003b Fascial plasticity: a new neurobiological explanation. Part II. J Bodyw Mov Ther

7 (2):104–116.

[59] Schleip R 2012 Strain hardening of fascia: static stretching of dense fibrous connective tissues can induce a temporary stiffness increase accompanied by enhanced matrix hydration. J Bodyw Mov Ther 16:94–100.

[60] Schleip R, Müller DG 2013 Training principles for fascial connective tissues: scientific foundation and suggested practical applications. J Bodyw Mov Ther 17(1): 103–115.

[61] Schwind P 2006. Fascia and membrane technique. Churchill Livingstone, Edinburgh.

[62] Simmonds N et al 2012 A theoretical framework for the role of fascia in manual therapy. J Bodyw Mov Ther 16 (1):83–93.

[63] Solomonow M 2009 Ligaments: a source of musculoskeletal disorders. J Bodyw Mov Ther 13(2):136–154.

[64] Smith J 2005 The techniques of structural bodywork. Structural bodywork. Churchill Livingstone, London.

[65] Standley P 2007 Biomechanical strain regulation of human fibroblast cytokine expression: an in vitro model for myofascial release? Presentation at Fascia Research Congress, Boston.

[66] Standley P, Meltze, K 2008 In vitro modeling of repetitive motion strain and manual medicine treatments: potential roles for pro-and anti-inflammatory cytokines. J Bodyw Mov Ther 12 (3):201–203.

[67] Stecco L, Stecco C 2009 Fascial manipulation. Practical Part. Piccini, Padova, p 396.

[68] Tozzi P 2012 Selected fascial aspects of osteopathic practice. J Bodywork Mov Ther 16(4):503–519.

[69] van der Wal J 2009 The architecture of the connective tissue in the musculoskeletal system. In: Fascia research ii: basic science and implications for conventional and complementary health care. Elsevier GmbH, Munich.

[70] Ward RC 2003 Myofascial release concepts. In: Basmajian JV, Nyberg RE (eds) Rational manual therapies. Williams & Wilkins, Baltimore, MD, pp 223–241.

[71] Weisman M et al 2014 Surface electromyographic recordings after passive and active motion along the posterior myofascial kinematic chain in healthy male subjects. J Bodyw Mov Ther: in press.

[72] Yelland M J et al 2004 Prolotherapy injections, saline injections, and exercises for chronic low-back pain: a randomized trial. Spine 29(1):9–1.

第二部分

精选的筋膜手法

最近一系列的筋膜研究大会（2007年在波士顿，2009年在阿姆斯特丹，2012年在温哥华）及其报道，包括发表的大量研究和科学论文，使得业界对某些研究结果的临床相关性产生了一定程度的可理解的筋膜混淆。此外，新的和未经验证的与筋膜相关的治疗方法也频繁出现，但这些方法几乎都只是已使用多年的方法的修正版。

为了帮助澄清我们已经知道的和我们仍然需要知道的相关内容，本部分研究和分析了15种成熟的手动处理方法及其证据，这些方法和证据有的正是以筋膜功能为目标，有的则可以对筋膜功能产生显著的影响——每一种方法的介绍都是由业内公认的专家撰写的。

这些章节中的深刻见解，与概述当前研究知识背景的章节一起，为了解筋膜的作用、潜在的问题和如何评估这些问题，以及不同形式的手动治疗如何帮助恢复正常功能提供了一个基础。

鲍恩技术

米歇尔·沃森（Michelle Watson）、朱利安·M. 贝克（Julian M. Baker）

简介

手动疗法领域目前出现了越来越多的方法和模式，且多数方法和模式的研发者都声称能对筋膜相关的健康问题产生有益影响。很显然，我们需要对各种方法进行验证（Hansen & Taylor-Piliae，2011），本章将讨论其中一种模式的起源、方法、相关研究和机制。这是一种起源于澳大利亚，有 60 年历史的疗法——鲍恩技术。

起源

在 20 世纪 50 年代，托马斯·鲍恩（1916—1982）发明了一种手动疗法，被称为"鲍恩""鲍恩体""鲍恩疗法""鲍恩工作"或"鲍恩技术"，这种技术以轻触著称，被描述为一系列软组织治疗手法。由于鲍恩本人听力受损严重，他的手法治疗是通过直觉进行的，观察和触摸是他的主要手段。1975 年，一份由维多利亚政府委托撰写的报告证实，鲍恩每年治疗约 1.3 万名患者，并声称在慢性和急性疾病中其成功率都超过了 80%（Hansen & Taylor-

Piliae，2011）。鲍恩手法的治疗方式是微妙的、温和的、非侵入性的，而当时的许多其他风格的手法则偏向于使用更大的力度。他自称是一名整骨医生，并于 1982 年试图加入该组织，但遭到了拒绝。1982 年 3 月 31 日，《吉朗广告人》（*Geelong Advertiser*）刊登了一篇题为《治愈男人双手的繁文缛节》（"*Red tape ties healing man's hands*"）的文章，详细描述了他被拒绝后的失望之情。

多年来，许多人都观察到了鲍恩的工作，其中一些人至今仍在从事与鲍恩技术相关的技术诠释工作。

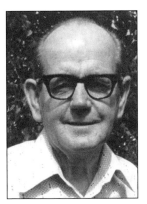

图 6.1
托马斯·鲍恩

方法和技术

全世界有超过 40 000 名获得鲍恩认证的从业者，这项技术被归为补充或替代医学的一种形式（CAM）。该治疗方法对被治疗的个体来说是独特的，它可能涉及身体的多个区域，并基于其使用的手动移动的理念，刺激或促进愈合和再生过程。

每个"鲍恩"疗程包括 3 个阶段：取皮肤松弛处，施加可变压力，然后在选定的软组织上采用滚转式操作（图 6.2）。在不同的位置变动之间，治疗会稍作停顿，以便让中枢神经系统有时间对温和的刺激做出反应。这些停顿是鲍恩技术的一项基本特征，通常在一组 4~8 个位置变动之间停顿 2~5 分钟，需根据患者的具体情况而定。这些停顿的长度和频率是由一系列变量决定的，其中一些变量可能包括：组织张力的快速变化、红斑、皮肤温度的变化，以及患者任何感觉改变的记录。鲍恩治疗师会针对这些治疗停顿模式做出临床决定。在这些停顿期间，治疗师会离开房间，以促进自主神经系统的反应，这已成为一种惯例（Baker，2013）。

虽然还存在一些疗程方面的特定的禁忌，但鲍恩技术已经被发现适用于所有年龄层和各种健康状况的人。至于鲍恩疗程的禁忌，尽管没有详细解释或调查其风险背后的原因，但长期以来人们一直认为，在怀孕期间应避免使用尾骨疗程。最近的诠释表明，尾骨区域的治疗可以在妊娠的前三个月后安全使用。鲍恩疗程的另一种

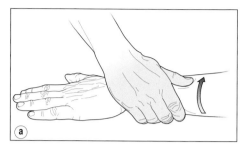
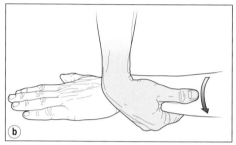
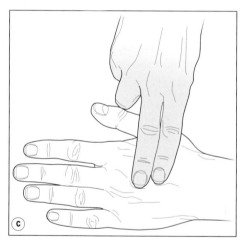

图 6.2 （a）前滚式移动前的皮肤松弛。（b）以滚转式移动结束。（c）在这里，皮肤松弛的方向与预期的移动方向相反。只有在移动的时候，才会应用"眼球压力"。图（a~b）版权归朱利安·贝克（Julian Baker）所有

禁忌证与乳房手术有关，任何做过隆胸手术的女性都不鼓励使用这种疗法。这似乎发生在一系列针对隆胸手术医生的过失指控之后。一段时间前，保险公司建议，对

于植入乳房的患者，应避免使用针对乳房的方案。同样地，也没有证据表明这些针对乳房的方案对患者有什么样的潜在风险。虽然还没有发表过关于治疗的不良反应的相关报告，但接受该技术的患者则反映这种情况并不少见：僵硬、酸痛、流感样症状，以及疼痛和症状的暂时增加和疲劳。这些反应一般会在治疗后 24 小时内发生，但通常是短暂的，持续时间平均为 2 天。考虑到所使用的温和压力和治疗师在诊疗室中的极短时间，这样的观察结果令人惊讶（Baker，2013）。

施加的压力的大小、在结构上的位置和鲍恩疗程的进程及治疗过程的频率都由以下 3 个因素决定：主观检查（历史记录）、对身体姿势和对称性的观察，以及组织"触感"。一个被认为具有较高精确性的鲍恩疗程，一般是以特定的方式进行软组织动员的。它包括一个滚动式的操作而不是轻弹，旨在扰乱组织，以便为中枢神经系统创建一个集中的焦点（CNS）。施加在组织上的压力被称为"眼球型"压力，通常被误认为是可以舒适地施加在眼球上的压力。然而，它实际上描述的是一种非侵入性的或没有痛苦的感觉上的压力。人们普遍认为，鲍恩技术治疗不会产生疼痛，尽管并不能排除会有进入更深组织的可能。

在鲍恩技术培训的早期阶段，初级从业者被教授各种各样的方案，以便提供该技术的使用示例。高级的鲍恩治疗师会遵循这样一个原则：鲍恩技术是一个系统，而不是简单的一系列移动的组合。在全面了解人体解剖学、生理学、病理学和功能障碍的基础上，这些方案将得到更直观的应用。鲍恩技术被认为是"整体性的"，因为它解决的是全身范围的问题，同时避免仅对诊断、症状或疾病进行治疗，它并不是规范性的。鲍恩技术的治疗师不会进行诊断，也不会针对特定的情况给予特定的治疗。除非有支持性的科学证据为基础或具有相关资格，否则他们也不会更改或开具处方药，或对治疗结果做出声明。

患者对这种轻压技术的接受程度很高，这既是一种独立的方法，也是一种更常见的手法治疗干预的一部分。2012—2013 年，欧洲鲍恩研究学院（European College of Bowen Studies）发放了一份问卷，该问卷面向的是接受过鲍恩技术学习者提供的治疗服务的 1030 名志愿者。它要求受访者用"是"或"否"回答以下问题：（1）他们是否发现鲍恩技术的好处；（2）是否会再次使用鲍恩技术；（3）是否会把它推荐给别人。结果显示，93% 的受访者对这 3 个问题的回答都是肯定的。2002 年，鲍恩技术被英国物理治疗协会（Chartered Society of physical therapy）接受，作为一种治疗工具，可以"在物理治疗的范围内"使用。因此，鲍恩技术可以作为其他已建立的物理治疗评估和治疗方案的补充，目前英国的医院和私人诊所都有采用。

已发表文献综述

以下是近 10 年来有关鲍恩技术的文

献综述，包括系统性审查，以及对具体结果进行测量的研究设计。由于发表了大量的单一案例研究，因此从该研究模型得出结论是不可能的。

疼痛

• 希普梅尔等人（Hipmair et al.，2012）调查了鲍恩技术在 91 名进行了全膝关节置换术患者中的影响。

3 个单盲、随机分配的小组参与了这次调查：在第 2 天到第 10 天间，A 组接受两次鲍恩技术；B 组接受模拟手法治疗（模仿鲍恩技术的动作，包括接近鲍恩技术常规区域的"软触碰"）；对照组 C 组不接受额外的治疗。术后第一天至第十天采用视觉模拟评分法（VAS）评估术后疼痛。结果显示，在过去的 10 天里，这 3 组患者的平均疼痛得分没有统计学上的显著差异，尽管在前两天，A 组患者的疼痛程度在统计上显著下降（p 值分别为 0.001 和 0.008）。

• 莫里斯等人（已提交出版）对鲍恩技术和腰（背）痛进行了研究，标题为：一项旨在调查鲍恩技术在慢性、非特异性腰（背）痛患者中的作用的试验性研究。37 个单盲受试者被分成两组：实验组（Bowen）和对照组（sham Bowen）。虚拟动作包括用手背扫过身体，其压力和位置与实际的鲍恩动作相似。每个受试者接受 3 次每周 1 次的治疗，治疗后第 1 周和第 4 周完成问卷调查。包括 20 项测量：疼痛、功能水平、心理 / 身体变化和综合健康水平。鲍恩组在第二次随访时在 20 个测量类

别中出现了积极变化。相比之下，虚拟组在同一时间点的 12 个类别中都有改善。该研究建议，通过一些修正，在生物、心理和社会层面上对鲍恩技术作为慢性非特异性腰痛（CNSLBP）管理的处理方法的有效性进行更大规模的试验是可行的。

活动范围

马尔等人（Marr et al.，2011）对 116 名无症状志愿者进行了一项为期一周的单盲随机对照试验，研究了单一鲍恩技术对腘绳肌灵活性水平的影响。结果表明，单一的鲍恩技术可立即提高受试者腘绳肌的灵活性，无论是在受试者内（$P = 0.0005$）还是在受试者间（$P = 0.008$），在没有进一步治疗的情况下，这种灵活性改善持续了 1 周（$P = 0.0005$，平均增加 9.73°）。

员工健康和工作场所

2005 年，迪克尔（Dicker）对 31 名医院及社区卫生服务组织的人员进行了调查，研究为期 6 周的鲍恩技术项目对其压力水平和身体健康的影响。定量和定性数据表明，鲍恩技术在减轻疼痛方面取得了成功（78% 的人反映症状得到了改善），提高了灵活性（79%），减轻了压力（82%），提高了能量和幸福感（64%），以及改善了睡眠（50%）。

功能恢复

2011 年，邓肯等人（Duncan et al.，2011）对 14 名慢性中风患者进行了一项

试点研究，观察鲍恩技术作为中风后康复疗法的潜在影响。所有参与者根据以下指标进行评估：巴塞尔指数、运动评定量表（MAS）、握力、九孔柱试验（9-HPT）、计时起跑（TUG）、关键夹点试验、微精神状态检查（MMSE）、SF-36（生活质量量表）。这14名患者在3个月的时间里接受了13次鲍恩技术。大运动功能（MAS）的测量显示有统计学意义上的改善。在身体健康和社会功能方面也有改善，而且在统计学上都有显著性；然而，握力下降了。

系统性回顾

汉森和泰勒-佩利亚（Hansen & Taylor-Pil，2011）对1985—2009年间与鲍恩技术相关的文献进行了系统性回顾。在309次引用中，有15篇文章符合入选标准。这篇综述的结论是，鲍恩为我们提供了一种非侵入性的、经济实惠的、改善健康的方法，尤其是在减轻疼痛、凝结肩和偏头痛方面。然而，由于缺乏有记录的和系统的科学证据，鲍恩技术未能得到广泛宣传。

温和的压力如何影响组织内的变化？

鲍恩技术的效果还没有被很好地理解，仍有未经证实之处，且在科学家和临床医生之间引起了争议。直到最近，这些说法背后的大多数机制才被归因于组织的机械性能，而与神经系统几乎没有关系（Schleip，2003a）。在过去10年中，科学研究的爆炸式发展，从皮肤、筋膜和手动疗法的效果来看，已经产生了各种模型，这可能有助于对观察到的鲍恩技术引起的变化进行解释。

对鲍恩技术产生的治疗效果最常见的假设是：本体感受和内感受。

本体感受

1907年，谢林顿（Sherrington）首次发表了介绍本体感受、内部感受和外部感受的著作。从那时起，他开创性的分类系统使得科学家们不断寻找传递体内不断变化的环境信息的特殊神经。根据本章阐释的主题，本体感受被定义为："感觉身体及其各部分的位置、方向和运动的能力（van der Wal，2012）。"更简单地说，它是在没有视力的情况下工作的能力，比如在完全黑暗中行走而不会跌倒。本章不包括本体感受定义中有关身体的潜意识或心理意识的部分。同样，对外界感受的解释，即对身体外部环境的感知，也被排除在外。

从历史性观点看，鲍恩技术引起的变化被认为刺激了韧带、肌腱、肌肉和关节的本体感受性机械感受器，主要是高尔基受体、肌肉纺锤体、帕西尼状小体和鲁菲尼受体。这些压力、速度和张力敏感感受器构成了反馈回路的一部分，以响应肌肉和相关组织中长度和张力关系的变化，以及关节对齐。这些受体的刺激所产生的影响包括：肌肉紧张和张力的变化；运动范围；疼痛；以及交感神经系统的活动（Schleip，2003a，2003b）。然而，20世纪90年代的研究揭示了两个新的事实：高尔基腱器官不能为被动运动或肌筋膜组织、韧带或肌腱的被动拉伸所刺激（Jami，1992）。意识到这一点很重要，因为鲍恩技术操作手法在很大程度上是被动地应用于身体的，没有任何主动收缩的部分。而肌肉必须主动收缩才能影响这些特定的本体感受器（Schleip，2003a）。

其次，在1990年，伯克和甘地维亚（Burke & Gandevia）的研究发现，约10%的高尔基受体位于肌腱周围，与肌腱排列成行，因此它们无法检测被动负荷。超过80%的高尔基体受体分布在其他部位：肌腱连接的肌肉部分、腱膜的附着物中，以及外围关节的关节囊和韧带中（Schleip，2003）。作为在神经生理学方面对鲍恩技术效果进行的解释说明的一部分，这种深部受体（高尔基受体）的参与似乎是不可能的，它们通常位于皮肤深处，在肌肉、关节、关节囊、肌腱、韧带和深筋膜中。

因此，问题依然存在：鲍恩的轻触摸，在没有负荷、伸展或身体运动的情况下，是如何刺激这些更深的受体的？

最近的研究结果在一定程度上有助于解释这个问题。在所有的手法治疗过程中，皮肤通常是第一个被触摸的组织，它被许多类型的受体紧密地控制着，这些受体可以检测触摸、压力、振动、温度和疼痛的变化。皮肤有许多作用：参与身体内外环境的交流；温度控制；水和电解质的平衡；产生免疫反应以阻止病原体侵入；对物理、化学和热因素产生反应（Paoletti，2006）。

在过去的10年里，我们对皮肤可传递信息的深度和可连接的广度的理解有了长足的进步。皮肤与皮下和浅表筋膜相连，也称为皮下组织（Abu-Hijleh et al.，2006）。关于细胞外基质的研究已经表明（ECM，参见第一章），基质会向皮肤表面发出投影，皮肤是圆柱形的，几乎像潜望镜一样环绕着神经和血管，以此允许深筋膜与身体表面沟通（Paoletti，2006）。这些圆柱体被称为海涅圆柱体，是从皮肤到骨骼的沟通器官的"可见"证据（Heine，2006；Paoletti，2006）。这一层的纤维还含有胶原蛋白、弹性蛋白和网状蛋白，允许皮肤与深筋膜和骨骼间产生连接。除了脂肪细胞外，浅层的成纤维细胞对机械转导也有反应，能产生各种各样的感觉和交流信号（Langevin，2006）。这种受体甚至可以解释通常所说的"快速组织释放"现象，有时被描述为治疗师手指下张力的明显下降，通常不到2分钟（Schleip，2003）。

因此，当临床医生的手接触到皮肤，一个能达到更深结构的直接的沟通路线就产生了（Langevin，2006）。此外，神经系统的组织似乎更明显地涉及到了感觉神经，而不是运动神经。施莱普（Schleip，2003）指出，在一个典型的肌肉神经中，只有20%的感觉元件支持肌肉纺锤体、高尔基受体、帕西尼小体和鲁菲尼氏小体，它们被称为Ⅰ型和Ⅱ型神经。约80%的感觉元件属于Ⅲ型和Ⅳ型感觉神经，现在称为间质性肌肉受体，数量丰富，在筋膜和骨膜内的浓度最高（Schleip，2003）。超过80%

第六章　鲍恩技术　125

的Ⅲ型和Ⅳ型神经是无髓鞘的（4型），起源于皮肤和浅筋膜的游离神经末梢。

图6.3（也可参见彩图6）显示了皮肤下面的游离神经末梢的表面位置，以及在这一层下方连接的开始，同时也揭示了皮肤下多种其他受体的通路。图6.4显示了从皮肤到骨骼的人体各层的一致性，这可以从女性右侧大腿中部的由浅至深筋膜层的疏松的"网状"筋膜的存在看出。

内感受

这些游离的神经末梢现在被称为筋膜内机械感受器，产生一种被称为内感受的感觉。这可以被描述为身体的健康感，包括各种各样的生理感觉，如肌肉力度；撩痒；渴望；疼痛；饥饿；口渴；温暖；寒冷；膀胱、肠道和食道等器官的膨胀；感官的或愉快的触摸（Richards，2012；Schleip & Jäger，2012）。研究证实，一些游离的神经末梢确实是机械感受器，能够感知机械刺激（轻触、压缩和拉伸）的变化，它们通常存在于毛状皮肤中。这是他们对疼痛、热和冷的反应能力的补充，以前被认为是他们的主要功能（Schleip & Jäger，2012）。

这与鲍恩技术作为一个疗法有什么样的关系呢？皮肤和浅筋膜中存在大量的游离神经末梢作为轻触的受体，暗示了鲍恩技术和其他轻柔的软组织技术效果背后的一种可能性机制。

从皮肤表面到骨骼之间存在着一种解剖学上的沟通路径，这进一步证实了存

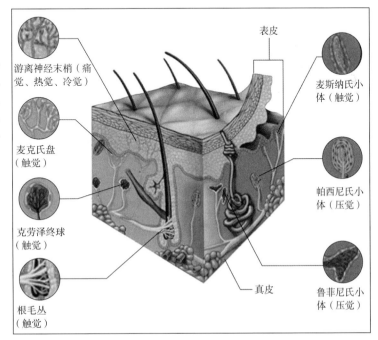

图6.3
皮肤和浅筋膜内的受体。可参考彩图6。引自：Constantin 2006 Inquiry into biology. Mc-Graw-Hill Ryerson, p.429, Fig. 12. 27. Reproduced with permission of Mc-Graw-Hill Ryerson Ltd.

游离神经末梢（痛觉、热觉、冷觉）
麦克氏盘（触觉）
克劳泽终球（触觉）
根毛丛（触觉）
表皮
麦斯纳氏小体（触觉）
帕西尼氏小体（压觉）
真皮
鲁菲尼氏小体（压觉）

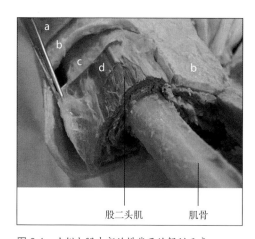

股二头肌   肌骨

图 6.4　右侧大腿中部的横截面的解剖示意
© Julian Baker.
解剖的关键字：a = 皮肤；b = 浅筋膜 / 脂肪层；c & d = 深筋膜的反射层

在一种机制，可以解释治疗后更深层次的变化。值得注意的是，这些与意识、情绪和控制身体内稳态有关的游离神经末梢通路，会在大脑的岛叶皮层结束。岛叶皮质的功能包括感知、运动控制、自我意识和认知功能。相比之下，功能障碍也能改变传入信息的感知方式。例如，桑等人（Song et al.）得出的结论：肠易激综合征会造成从肠到岛叶皮质的疼痛异常处理，从而导致大脑对疼痛失去抑制——敏感化。父母抚摸或拥抱孩子的效果不仅提供了一种幸福感，还能产生促进身体生长的神经刺激。触觉在结缔组织的变化过程中也起着至关重要的作用，而结缔组织的变化只能通过胶原沉积来延长和重塑。尽管生长因子的顶峰是在儿童时期，但在成人结缔组织的形成过程中仍起着重要的作用（van den Berg，2012）。促生长素是由

脑垂体分泌的一种生长激素，它对结缔组织有直接的影响，能刺激成纤维细胞和肥大细胞产生胶原纤维，形成筋膜和肌腱（Juhan，2003）。

这种能带来"幸福感"的触摸与成年人的相互感觉有关，它可能会让我们理解鲍恩技术所提供的那种非侵入性的、温和的触摸，是如何产生并不总是在治疗后即刻出现的反应的。看起来，为了被认为是一种内感受刺激器，需要的压力比传统上的与筋膜操作相关的压力小得多（Schleip & Jäger，2012）。

因此，需要多大的压力来刺激本体感受器而不是内感受器，是一个重要的问题，目前还不清楚。这项技术的速度的影响也引起了人们的兴趣，但还没有得到证实。莱德曼（Lederman，2005）认为，每一种形式的手动刺激都是以频率的形式进行编码的。机械感受器通过将机械刺激转换成不同频率编码的电信号与中枢神经系统通信。作为一个更简单的类比，我们闭上眼睛就能分辨出小提琴和大提琴的演奏，这得益于通过耳朵的声音振动的一种习得信号。同样地，通过对频率和模式的分析，身体似乎能够感知触觉和运动的差异。现在，科学界有机会解释不同治疗技术的效果，以及身体如何识别手动治疗的"好"与"坏"。

治疗过程中需要多少压力？

这是一个重要的临床问题。在制订鲍

恩治疗方案的过程中，有很多复杂的因素需要考虑，其中一些已经讨论过。首先，对解剖学、生理学和病理学的主观检查和认识，将使临床医生有一个与目标组织类型和功能障碍相对应的计划。在触诊过程中，每位患者的身体状况本身还会让临床医生对其组织状态有一种独特的感觉，例如纤维化的存在，激痛点，局部发热或肿胀，以及抵抗触摸的程度。组织阻力或增厚的原因是多因素的，包括当前和以往病理的影响、问题的慢性化、影响张力和硬度的先天因素、瘢痕组织的存在、个体的感觉知觉和当前的疼痛状态。这些仅仅描述了物理因素，而情感、心理和环境因素同样重要，这些因素在触诊和评估过程中也可能会对结果产生影响。

慢性组织损伤或炎症的超声成像通常会显示结缔组织结构的病理改变。与那些没有背痛的人相比，有病理性改变的人腰椎肌肉周围结缔组织的厚度经常增加（Langevin & Kawakami，2012）。经验丰富的手法治疗师也许能够感觉到组织的变化，这些变化与接触面的增厚、相对硬度、深度、灵活性、水合作用和热量有关。

鲍恩技术治疗师对组织施加的实际压力，将由他们识别组织"正常"与"非正常"感觉的能力，以及对治疗干预所需的压力进行分级的能力来指导。在某种程度上，这也取决于治疗师自身的经验、直觉、平衡感、稳定性和受伤史。因此，在治疗过程中，不仅在不同的治疗师之间，而且在不同的治疗方法和身体区域之间，

所施加的压力的变化都是可预料的。在缺乏检验不同压力对组织产生影响的标准数据的情况下，应该接受有经验的临床医生通过直觉和临床经验来指导力量分级的方法，并使用尽可能少的压力来产生预期的效果。

目标区域也决定着施加压力的大小。每个区域的解剖结构都因其功能的不同而各不相同。因此，如果该部分的主要功能是机动性的，那么该部分的筋膜排列将不同于最终需要稳定的筋膜排列。肩膀是一个具有极大的三维灵活性的区域，组织的"感觉"将反映这一功能。骨突起的存在也可能会产生对压力的更大的敏感性。相反，腰椎在本质上是一个承载和稳定的区域，与骨盆、躯干和四肢进行力量传递。因此，皮肤下方更深的组织及多层纤维连接，可能在舒适的范围内允许再次施加更大的手动压力和深度。

最后，在鲍恩技术操作中或重复操作时，组织中的张力或紧张可能开始改变，允许操作进入更深层的结构，而不需要增加压力或不适。

鲍恩技术如何恢复功能？

当试图理解鲍恩技术如何恢复功能时，有许多神经生理学和心理学过程需要考虑。出于本章的目的，重点将放在处理多个身体区域的鲍恩疗程中。这被认为是成功治疗的一个关键因素。为了更好地理解这一概念，我们将考虑生物力学对齐这

一主题。

为了对抗重力，人体试图通过平衡内部张力和外部作用力（如重力和地面反作用力）来优化每个姿势（图6.5）。为了防止炎症或损伤，每个运动或活动都需要是平衡的、平稳的、高效的和成功的，通过组织进行最优负荷分配，以减少不必要的摩擦、剪切和应变。为了取得成功，肌肉和它们的结缔组织需要以一种综合和多维的方式移动，需要与相邻和一定距离外的其他部分实时通信。

图6.5向读者展示了一种最佳站立姿势（第一个姿势）。在这里，重力线显示了最有效的力量平衡，或者更简单地说是为保持直立付出了最少的努力。这张图片之后是另外5个姿势变化的例子，这些通常是临床表现出来的，显示了重心的转移和潜在功能障碍的风险。

在临床评估过程中，我们经常会发现患者和我们自己都有不对称的地方。关于我们是否应该尝试影响对称性的争论，已

经超出了本章的范围，因为考虑到人体器官的不对称定位，人体是否应该是对称的这个主题也是如此。

然而，姿势不对称，除了出现功能障碍和症状的抱怨外，可能是组织受力和负荷不平衡史的一个指标，在评估过程中需要进一步检查。

对于所有治疗师来说，建立任何生物力学不平衡的确切起源或本质（毫无疑问）始终是一个猜测性问题，因此任何成功的治疗都应旨在减少猜测和猜疑。因此，第一次鲍恩技术可能涉及多种选择。首次治疗通常是标准化的，将针对常见的应力负荷区域，通常是经过检查后确定的病理负荷明显的区域。

2011年，马尔等人（Marr et al.）进行了一项随机对照试验，对鲍恩技术在改善柔韧性方面的作用进行了研究。他们的结论是，鲍恩技术的单一标准化治疗显示，无论是在研究对象内部（$P = 0.0005$）还是在研究对象之间，腘绳肌的柔韧性都得到

图6.5 姿势随着重力线的改变而改变。
Reproduced with permission from Healus © 2014.

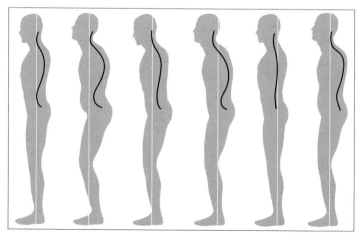

了即刻提高（ $P = 0.008$ ），在未进一步治疗的情况下，改善持续了 1 周（ $P = 0.0005$ ，平均增加 9.73° ）。他们猜测，最有可能的解释是鲍恩技术可以刺激与解剖学有关的身体区域以支持膝关节伸展动作。鲍恩技术手法是作用于胸腰椎筋膜后层（DeRosa & Porterfield，2007），包括软组织在背阔肌到臀大肌筋膜连接上的移动。接着是对腘绳肌和内收肌的刺激，这些肌肉的解剖学连续性存在于臀大肌和腰大肌之间（DeRosa & Porterfield，2007）。换句话说，鲍恩技术为整个脊柱、躯干和下肢的伸肌提供了一个有计划的手动刺激方向。需要注意的是，通过机械感受器到达中枢神经系统的外围信息，已经被指出会对主动肌和拮抗肌产生影响（Lederman，2005），可能是激活一种而抑制另一种，这潜在地为相互作用的功能变化提供了一种解释。

总结和建议

我们希望本章所讨论的关于本体感受、内感受和筋膜连接的研究，能够对鲍恩技术和其他"轻触"疗法的应用效果提供一些可信的解释。一条从皮肤表面到骨骼的清晰的通信神经通路已经被确定。研究还表明，浅表和温和的手动刺激可能会引发深层组织的变化。为了产生理想的治疗反应，目前正在对多大的力度可以达到最佳的治疗效果进行研究。本体感觉和本体间感觉的过程是如何重叠的，以及它们在功能恢复过程中对感觉和运动信息的处理是如何整合的，目前还尚不清楚。

慢性和急性症状都已被证明可在鲍恩技术中受益。

然而，这项技术本身还没有解决功能再培养或康复方面的需求。目前需要更广泛的技能或转诊到其他从业者，以便让一些患者实现他们的全部康复潜力。人们还认识到，在将鲍恩技术作为其渴望成为的独立疗法来对其提出一般性建议之前，还需要进行更多的研究。2014 年，鲍恩研究的第一个文凭将通过欧洲委员会在英国推出，并计划通过澳大利亚鲍恩协会（Bowen Association of Australia）同步开展。

参考文献

[1] Abu-Hijleh MF et al (2006) The membranous layer of superficial fascia: evidence for its widespread distribution in the body. Surg Radiol Anat 28(6): 606–619.

[2] Baker J 2013 Bowen unravelled: a journey into the fascial understanding of the Bowen Technique. Lotus Publishing, Chichester.

[3] Burke D, Gandevia SC 1990 Peripheral motor system. In: Paxines G (ed) The human nervous system. Academic Press, San Diego, pp 1–133.

[4] DeRosa C, Porterfield JA 2007 Anatomical linkages and muscle slings of the lumbopelvic region. In: Vleeming A, Mooney V, Stoekart R (eds) Movement, stability and lumbopelvic pain, 2nd edn. Churchill Livingstone, Edinburgh, pp 47–62.

[5] Dicker A 2005 Using Bowen technique in a health service workplace to improve the physical and mental wellbeing of staff. Aust J Holist Nurs 122, pp 34–42.

[6] Duncan B, McHugh P, Houghton F, Wilson C 2011 Improved motor function with Bowen

therapy for rehabilitation in chronic stroke: a pilot study. Journal of Primary Health Care 31, pp 53–7. Available online at http://www.rnzcgp.org.nz/assets/documents/Publications/JPHC/March–2011/ JPHCCaseSeriesReviewDuncanMarch11.pdf . Accessed 28 July 2013.

[7] Hansen C, Taylor-Piliae RE 2011 What is Bowenwork? A systematic review. Journal of Complementary Medicine 17(11):1001–1006. doi: 10.1089/acm.2010.0023.

[8] Heine H 2006 Lehrbuch der biologischen Medizin. 3. Aufl.Hippkrates, Stuttgart.

[9] Hipmair G et al 2012 Efficacy of Bowen Therapy in postoperative pain management–a single blinded (randomized) controlled trial. Available at http://therapy-training.com/research/bowen-pain-research.html. Accessed 23 February 2014.

[10] Jami L1992 Golgi tendon organs in mammalian skeletal muscle: functional properties and central actions. Phys Rev 73(3):623–666.

[11] Juhan D 2003 Job's body, handbook for bodywork, 3rd edn. Station Hill Press, Barrytown, NY, p. 84.

[12] Langevin HM 2006 Connective tissue: a body-wide signalling network. Med Hypotheses (66):1074–1077.

[13] Langevin HM, Kawakami Y 2012 Imaging ultrasound. In: Schleip R, Findley TW, Chaitow L, Huijing PA (eds) Fascia: the tensional network of the human body. Churchill Livingstone Elsevier, Edinburgh, pp 483–487.

[14] Lederman E 2005. The science and practice of manual therapy, 2nd edn. Churchill Livingstone, Edinburgh.

[15] Marr M, Baker J, Lambon N, Perry J 2011 The effects of the Bowen technique on hamstring flexibility over time: a randomised controlled trial. J Bodyw Mov Ther 15(3): 281–90 doi:10.1016/j.jbmt.2010.07.008.

[16] Morris MF, Ellard DR, Patel S 2014 The Bowen Technique and low back pain: a pilot study to investigate the use of The Bowen Technique as a treatment for people who live with chronic, non-specific LBP. J Bodyw Mov Ther: submitted.

[17] Paoletti S 2006 The fasciae. Eastland Press, Seattle.

[18] Richards S 2012 Pleasant to the touch. The Scientist [Online]. Available online at: http://www.the-scientist.com/?articles.view/articleNo/32487/title/Pleasant-to-the-Touch/. [Accessed July 2013].

[19] Schleip R 2003a Fascial plasticity-a new neurobiological explanation. Part 1. J Bodyw Mov Ther 7(1):11–19.

[20] Schleip R 2003b Fascial plasticity–a new neurobiological explanation. Part 2. J Bodyw Mov Ther 7(2): 104–116.

[21] Schleip R, Jäger H 2012 Interoception. A new correlate for intricate connections between fascial receptors, emotion and self recognition. In: Schleip R, Findley TW, Chaitow L, Huijing PA (eds) Fascia: the tensional network of the human body. Churchill Livingstone Elsevier, Edinburgh, p 93.

[22] Schleip R, Findley TW, Chaitow L, Huijing PA (eds) 2012 Fascia: the tensional network of the human body. Elsevier Churchill Livingstone, Edinburgh.

[23] Sherrington CS 1907 On the proprioceptive system, especially in its reflex aspect. Brain 29(4): 467–485.

[24] Song GH et al 2006 Cortical effects of anticipation and endogenous modulation of visceral pain assessed by functional brain MRI in irritable bowel syndrome patients and healthy controls. Pain 126 (1-3):79–90 doi:10.1016/j.pain.2006.06.017.

[25] van den Berg F 2012 The physiology of fascia. An introduction. In: Schleip R, Findley TW, Chaitow L, Huijing PA (eds) Fascia: the tensional network of the human body. Elsevier Churchill Livingstone, Edinburgh, pp149–155.

[26] van der Wal JC 2012 Proprioception, mechanoreception and anatomy of fascia. In: Schleip R, Findley TW, Chaitow L, Huijing PA (eds) Fascia: the tensional network of the human body. Elsevier Churchill Livingstone, Edinburgh, pp 81–87.

第七章

结缔组织松动和皮肤滚动法

伊丽莎白・A. 霍利（Elizabeth A. Holey）、约翰・迪克森（John Dixon）

简介

结缔组织松动（CTM）是一种手法治疗方式，通过治疗师的手与患者的皮肤接触来完成。更准确地说，它是一种手动反射疗法，因为这种疗法的效果被认为是通过会引起自主反射反应的皮肤-内脏反射的刺激而产生的。利用这种反应来达到临床结果的能力可用来指导治疗功能障碍时的临床决策。这种治疗方式是用治疗师手部最长的手指（第三根手指）或拇指做一个带有提升的抚触动作来完成的，这个动作要小心地瞄准皮肤中的每个界面，以创造出一种剪切力。在处理深筋膜层之前先对表层进行处理，这被认为是有效的自主效应发生的地方。例如，必须采用一种抚触的方式，才能进入相对较浅的筋膜，如附着在骨头上和肌肉纤维之间的筋膜。使用的反射结缔组织（CT）区域是基于亨利・海德100多年前首次确定的区域建立的（Head，1898）。它们作为反射区而备受关注，因为它们可以被看到和触诊到，并可以在解剖学上对其进行理解（Schuh，1992；Holey，1995）。

皮肤滚动法

皮肤滚动法常用于浅筋膜层的 CTM 中。在筋膜/皮肤界面产生相同的剪切力，但当患者处于侧卧位时，皮肤层会因抵抗重力而从脊柱上提起。

如果治疗师在滚动结束时感受到了张力并继续滚动皮肤，那么自主神经系统（ANS）就会受到刺激。这也是一种常用的技术，无论是作为古典（瑞典）按摩的一部分，还是在肌筋膜释放技术和激痛点治疗中。一些该手法倡导者建议紧握手中的皮肤来滚动组织，以抵抗潜在的张力。

背景

CTM 起源于 20 世纪 30 年代的德国。伊丽莎白・迪克（Elisabeth Dicke）于当时发现了 CTM 的过程，这有助于理解 CTM 可用于帮助解决的一系列问题的范围。作为一名理疗师，伊丽莎白・迪克通过对背部的软组织进行拔和拉伸来缓解腰痛。在这个按摩过程中，她发现臀部的组织增厚了，同时变得紧致了，随着它们的释放，腿部的血液循环得到了改善。这是一个戏剧性的结果，由于严重的动脉状况，她曾一直在等待截肢手术，但现在不再需要了。臀部区域与头部动脉（下肢）区吻合。伊丽莎白·迪克在一位同事的帮助下继续接受治疗。当他们在其他也受到了类似影响的部位继续使用这种技术时，胃部紊乱也得到了改善。上端胃区位于胸腔的左侧。伊丽莎白·迪克认可这种反射链接，并随后将CTM作为一种模式来进一步发展（图7.1）。

这段历史总结了至今仍有意义的临床决策。一个看似肌肉骨骼的问题（如伊丽莎白·迪克的背部疼痛）将以通常的方式进行评估。CT区的存在及血液循环和内脏问题的潜在相关症状表明，自主CTM方法是有效的。这些问题的相互联系有助于解释CTM的生理机能。伊丽莎白·迪克的主要问题在于动脉。而动脉由交感神经支配（血管神经）。伊丽莎白·迪克的动脉功能障碍影响了相同脊柱的表面组织，使它们变得疼痛。结缔组织的营养状况受到影响，导致体液平衡发生改变，她可以感觉到下背部/臀部的增厚和硬化，后来她将其称为动脉反射区。通过交感神经支配，胃也受到了类似的影响。迪克的情况展示了一个自我延续的起连接作用的，会造成疼痛的功能障碍环路：

动脉系统 $\longrightarrow$ 自主神经系统

↑ ↓

皮肤和筋膜 ← 自主神经系统 ← 内脏

循环中所有的功能障碍都随着筋膜手法治疗而得到了改善。可以通过降低交感神经活动水平、恢复平衡和改善功能，来打破这个循环（Holey，2006）。

有一些研究证据支持所提出的CTM

图7.1 头部CT区域

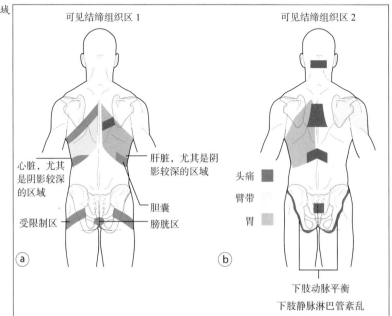

可见结缔组织区 1

心脏，尤其是阴影较深的区域

受限制区

肝脏，尤其是阴影较深的区域

胆囊

膀胱区

(a)

可见结缔组织区 2

头痛

臀带

胃

(b)

下肢动脉平衡

下肢静脉淋巴管紊乱

的基本理论机制，但这些证据基础既不完整也不充分。根据观察，CTM 对自主功能的生理测量有影响，对照临床研究非常有限，但一些证据表明 CTM 可以改善血压、血流和疼痛（Goats & Kier，1991；Kaada & Torsteinbo，1989；Brattberg，1999）。

皮肤滚动法可以有多种用途。不同的效果取决于所使用的力的大小，以及它与其他治疗工具结合的方式。当它与组织张力（末端感觉）的感觉共同起作用时，它的效果将从一种放松的技术发展到自主反射效应。当它伸展到末端感觉之外，通过治疗师的操作逐渐增加张力感觉时，就会产生机械的伸展效果。研究人员将这 3 种不同的皮肤滚动法的应用分别用"1 级、2 级、3 级"进行标记，以使其清晰可见。

目前很少有关于作为独立技术的皮肤滚动法对其他躯体疗法产生的影响的研究。例如，菲茨杰拉德等人（Fitzgerald et al.，2009）进行了一项可行性研究，将肌筋膜疗法（包括 CTM 的衍生物）与"全身保健按摩"在患有慢性盆腔疼痛（可能包括间质膀胱炎、膀胱疼痛综合征等）的男女患者中的应用进行了比较，且得出的结果值得进一步研究。除了这些可行性的研究结果，两组均有积极的临床结果，肌筋膜组稍好，但与皮肤滚动法或 CTM 疗效相关的推论非常有限。

目的

有可能产生积极反应的问题可分为 4 类：

1. 内脏问题，如慢性术后疼痛：CTM 可用于减少交感神经过度活动，从而减轻疼痛（Holey，2000）。

2. 激素问题，如经前综合征或更年期症状。CTM 采用超分段治疗，增强自主神经失调，减轻症状。

3. 疼痛表现为肌肉骨骼疼痛。这可能是局部的和机械性的，如慢性腰痛或顽固性神经根痛，但它可能是继发于内脏"事件"的，如手术，且是通过脊柱节段或区域改变进行的交感神经刺激的结果。表现为筋膜致密、循环改变的胫骨夹板 / 前室综合征，对 CTM 反应良好。增厚、黏附（不是瘢痕疙瘩）或疼痛的瘢痕对皮肤滚动法反应良好（Fourie，2012）。因体位不平衡或运动功能障碍而产生的疼痛，被认为是由筋膜紧绷引起的，可以通过 3 级皮肤滚动法来缓解。

4. 自主不平衡表现为疲劳（副交感神经）或易怒，以及不是由其他医疗问题引起的失眠（交感神经）。在这些情况下肌筋膜疗法从业人员将使用 3 级皮肤滚动法（Andrade，2013）。

当自主神经失调产生症状时，CTM 是最有效的，当症状符合上述 3～4 种类型时，CTM 更有效。

治疗的目标：

• 减少疼痛——通过疼痛脉冲的突触后抑制来减少疼痛。

• 增强血液循环——通过增强对血管的交感神经刺激来增强血液循环。

• 通过减少紧张和肿胀及拉伸接触面组织，使带状区域和相连的皮肤组织恢复正常。

• 平衡 ANS 的交感神经和副交感神经。

治疗师必须有能力将这些症状从相同的症状中区分出来，而这些症状是由需要医疗护理的条件以不同的模式造成的。这可以通过对病理生理学、患者检查和临床推理的深入理解来实现。

皮肤滚动法是一种多功能技术，可以被各种治疗方法采用。在按摩中，这是一种舒缓放松的 1 级抚触。肌筋膜治疗师、健美运动员和激痛点治疗师可在 2 级时使用它，作为一系列拍打手法的一部分，旨在放松和拉伸绷紧的筋膜，从而潜在地影响整个筋膜网络。当它进入 3 级时，就会刺激 ANS。

评估

评估应遵循个体治疗师通常采取的方法。例如，在接受物理治疗、整骨或脊椎指压治疗的患者中，疼痛和功能障碍往往表现出肌肉骨骼成分。在进行主观评估时，应注意 CTM 的提示，其中应包括引起自主神经失调程度的问题。在月经期间或便秘发作时，疼痛不遵循皮区分布或加重是一种指标，感觉异常也是一种指标——灼烧感、刺痛感或皮肤下爬行或水流动的感觉，当触诊骶骨周围增厚的组织时，这种感觉会重现。

自主神经失调的其他症状包括无法入

文本框 7.1

对 CTM 反应良好的典型患者

• 非皮肤模式下的疼痛和感觉异常。

• 疼痛区域的自主皮肤变化明显。

• 便秘或月经来潮时症状加重。

• 症状开始于手术或感染后不久。

• 一般性自主神经失调——体液平衡、能量水平、人生观。

• CT 明显区：膀胱、盆腔、中央区。

• 对常规治疗方法有耐药性的症状。

睡和放松。当一个患者喝了大量的咖啡，但一天只排空膀胱两次，而且脚踝肿胀时，体液的输入和输出之间的平衡可能是不够的。这些症状可能会在肾脏感染或手术等"内脏事件"后开始出现。

在进行客观评估期间，除常规检测外，CT 区皮肤及皮下组织变化（Holey & Watson，1995）的识别分析可显示自主神经功能障碍，可被用于确认自主神经失调对患者症状有重要影响的主观印象。它们最容易在背面被观察到。患者应坐直，背部暴露至尾骨，脚踝、膝盖和臀部弯曲至 90°，并完全支撑。腰椎应该轻微伸展但不要过度伸展，以使结缔组织处于舒适的张力下。约 30 秒后，组织已经适应了重力时，组织的变化将变得明显。慢性筋膜张力被认为是一个内拉区，被组织液包围着。更剧烈的变化往往表现在表面的肿胀中。

患者描述的症状应与病史及相关活动区的潜在致病因素相联系，以了解疼痛、僵硬、自主神经紊乱和 CT 改变是如何相互产生和延续的。这将有助于制订合理的治疗计划。

机制

支撑 CTM 生理机制的理论模型

CTM 可以产生机械和反射效果，但它的作用机制与传统的按摩技术不同。虽然 CTM 产生了迅速的局部肿胀反应，但其作用机制似乎是通过 ANS（自主神经系统）起作用的神经生理学机制，ANS 在筋膜连接面接收刺激。

人们认为，当 CT 区域出现问题或失衡时，它们会改变神经元的放电频率。脊髓中的其他细胞受到化学性的"警示"，突触受到刺激，传输阈值降低。ANS 以一种高度活跃的状态做出反应，这种状态可贯穿整个脊柱节段。这与整骨疗法的"促进段"的概念相符。CTM 的目的是使副交感神经和交感神经活动的任何张力失衡正常化，通常是增加副交感神经输出和减少交感神经输出（相关证据见下文）。

CTM 的具体操作被理解为在皮肤和筋膜之间的结缔组织界面引起一个剪切力。确切的功能机制尚未明确；应该指出的是，在这一领域内严谨的研究很少，而且许多详细的理论需要进一步的证据。重要的是通过皮肤／筋膜界面的准确定位来实现 CTM 的精确效果以区别于其他软组织模式。这是因为这些界面包含由自主神经末梢支配的血管丛（Holey，2000）。筋膜本身也同样有良好的神经支配（Simmonds et al.，2012）。由于缺乏刺激点的精确的细节信息，理论模型也随着时间的推移而略有变化。但人们普遍认为 CTM 的剪切力通过水平循环丛周围的神经末梢刺激皮下内脏反射，进而对 ANS 产生强烈的影响（图 7.2）。由于大多数血管只有交感神经支配，因此认为交感神经系统在血管丛中起主要作用。然而，随着我们对筋膜的了解越来越多，并且意识到 ANS 接受来自各种体感的输入，它可能是一组更广泛的受刺激的受体，包括筋膜或皮肤机械感受器。

无论确切的刺激发生在哪里，CTM 似乎都会产生综合的和节段性的影响。综合（或超节段）效应会产生更均衡的自主神经系统，带来放松的感觉，改善身体能量和睡眠模式。这可能与传统的按摩有一些相似之处，但 CTM 更有效的作用也可能是由于内啡肽的释放。节段性效应被认为是临床治疗的关键因素。在治疗过程中，它改善了由相同的反射区脊柱节段连接的组织的功能。这可以被看作增强了皮肤的水合作用和质地，增加了血液循环，改善了肌肉张力和内脏功能。与此同时，疼痛也会得到改善，组织硬度也会降低。正如波尔（Pohl，2010）通过观察皮肤进行手法治疗后的超声波扫描推测的那样，这可能部分是因为随着皮肤成纤维细胞的放松，真皮中组织液的分布更广泛了。

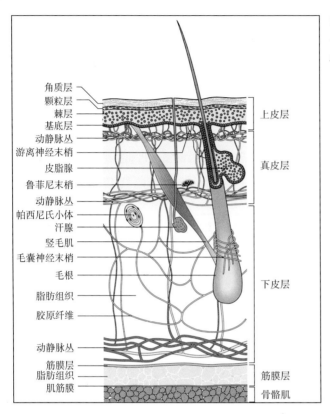

角质层
颗粒层
棘层
基底层
动静脉丛
游离神经末梢
皮脂腺
鲁菲尼末梢
动静脉丛
帕西尼氏小体
汗腺
竖毛肌
毛囊神经末梢
毛根
脂肪组织
胶原纤维
动静脉丛
筋膜层
脂肪组织
肌筋膜

上皮层
真皮层
下皮层
筋膜层
骨骼肌

图 7.2　皮肤和循环丛的层次（改编自：*Holey & Cook 1995, originally published in Schuh 1992.*）

关于 CTM 拟定机制和作用的证据

关于 CTM 的拟定机制，没有大量的高质量的科学证据。一些研究表明，CTM 的自主神经功能具有可测量的生理反应。

• **霍利**等人（Holey et al., 2011）观察到，健康女性在接受一次 CTM 治疗后，其舒张压（而非收缩压）立即适度升高，心率和足部温度则没有变化。

• **庞德和塔斯利孜**（Kisner & Taslitz, 1968）也表明 CTM 增加了交感神经活性，似乎对舒张压有影响。

• 相比之下，**里德和赫尔德**（Reed & Held, 1988）在健康人群中没有发现任何影响。

• **霍斯特科特**等人（Horstkotte et al., 1967）研究了 CTM 在闭塞性动脉疾病患者中的作用。接受 CTM 治疗的组（$n=18$）外周血流量立即减少，2 周后增加。

• 不同类型疼痛患者接受 30 分钟的 CTM 可导致血浆-内啡肽水平适度升高，但作为血管扩张剂的血管活性肠多肽（Kaada & Torsteinbo，1989）则没有升高。

关于不同类型的 CTM 抚触的作用，有证据表明筋膜和准备性技术存在一定的生理性差异（参见下面的方案）。霍利等人（Holey et al., 2011）指出，在采用筋膜技术治疗 15 分钟后，皮肤明显变红、温度升高，且症状可持续至少一个小时（数据收集结束）。而在浅皮层技术中没有观察到这种现象（见下文）。

鉴于一些关于 CTM 对 ANS 的影响的研究是在健康的受试者身上进行的，必须记住，如果 CTM 被提议用于 ANS 的再平衡过程，那么在健康人群中预期效果可能很小，而在临床群体中可能出现更大的反应。显然，需要更多的研究来确定 CTM 的具体机制。

关于 CTM 在患者群体中的临床效果，尚缺乏良好的科学证据。这是因为大多数已发表的 CTM 临床研究要么局限于将 CTM 与其他治疗一起应用，要么局限于不严谨的或个案研究。综合研究几乎没有增加 CTM 的证据基础；不能推断出实际的 CTM 效应。严谨的研究有各种潜在的问题，如安慰剂效应。目前，作者只知道 3 项 CTM 的对照研究，从中可以推断出患者群体中的临床相关的效果指标。

· 卡斯特罗-桑切斯等人（Castro-Sanchez et al.，2011）进行了一项高质量的研究，其中 98 名 2 型糖尿病和外周动脉疾病患者被随机分为 CTM 组或安慰剂组，分别接受 15 周的治疗。他们发现 CTM 组在不同效果上都有显著改善，如不同节段血压、血流量、足部温度和氧饱和度，以及步行距离评分。大多数测量到的改善在一年之后仍然可以观察到。

· 奥格等人（Ülger et al.，2002）对 34 名患有柏格氏病（血栓闭塞性脉管炎）的

下肢截肢者进行了一项试验，将参与者随机分为 3 组：CTM 组、干扰治疗组及对照组（各组均接受运动及假肢训练的控制干预）。虽然没有进行组间统计比较，但 3 组患者的疼痛减轻程度都很显著，但对照组的疼痛减轻程度相对较低。

· 在一项随机试验中，48 名纤维肌痛症患者接受了为期 10 周的 CTM 治疗（Brattberg，1999），据报道通过有关纤维组织炎在生活中的影响的问卷调查发现，CTM 组目前的疼痛明显改善（但两组间的平均疼痛没有差异）。医院焦虑抑郁量表（HADs）得分也显示出了组间存在差异的趋势。

总的来说，拟定 CTM 机制和效果的证据基础较弱，值得进一步研究。

方案

CTM 禁忌证：急性炎症、活跃型感染、恶性肿瘤、不稳定的血压和心脏状况、出血、妊娠早期或晚期（有些根本不愿为孕妇提供治疗）、患者无法接受由此产生的月经量过多的情况、抗焦虑药物的使用。

如上所述，如果患者呈坐姿，实施筋膜治疗是最容易的。预备性疗程可应用于患者侧卧。治疗师坐在患者后面。

治疗师应从 3 种预备性方案中进行选择：

· **皮肤（肌肤）技术（图 7.3b）**——用指尖快速轻刷，减少肌肤触痛。

· **平 / 浅技术（图 7.3c）**——类似于

筋膜界面上的筋膜抚触，但不能超出末端感觉。建议在筋膜抚触前进行这项技术，但通常不会在相同的治疗中进行。

• 皮下（皮下组织）技术（图7.3d）——轻推筋膜上的皮肤层，不要过于接近末端感觉。这能减少皮肤的张力，并确保在接下来的疗程中可以顺利进入筋膜层且使患者感觉舒适。

如有必要，可以在前两个或两个以上的阶段进行预备性抚触。

筋膜抚触（图7.3a）

中指垫（如果患者侧卧，则用拇指）与皮肤接触，指间远端关节屈曲，直到指尖（而非指甲）在皮肤上，且皮肤层的张力被聚集。感觉到皮肤筋膜界面的张力。然后，治疗师缓慢而轻柔地将组织提起，使其不受重力的影响而进入末端，但又不会引起疼痛。暂停之后，组织得到释放。重复6次筋膜抚触。这些轻抚操作遵循已知的进入浅筋膜的规定模式（图7.4）。为了避免过度刺激交感神经系统，"基础部分"总是首先被治疗。一般来说，这是从尾骨尖到下肋缘的部分。对于许多患者来说，症状在未离开这个区域的情况下就消失了，否则会沿着受影响的区域进行延伸，或者就肢体症状（如慢性神经根痛）而言，是沿着皮原节进行的。

治疗的原则：

1. 皮肤必须相对于底层产生移位。这会在组织界面产生剪切力，从而刺激机械感受器。它还能激活肥大细胞的分泌，包括组胺、一氧化氮、血管活性肠多肽（血管扩张剂）和肝素。在进行CTM筋膜抚触过程中，由于这些细胞大量存在于血管周围，会在一条直线上产生红肿的三重反应（水疱）（Theoharides et al.，2010）。不准确或过度的筋膜抚触会引起皮肤刺激和不适。

2. 从近尾部朝着头部进行操作。治疗应从骶骨顶端开始，以减少潜在的不良反应，如头晕、出汗、昏厥、极度疲劳或烦躁不安等。这些影响通常是延迟性的且不受控制，因此必须避免产生。皮肤是密集的交感神经支配区（如肩胛骨之间），这种情况很可能会发生。为了使与副交感神经系统反射性相关的皮肤区域脱敏，首先应该治疗"膀胱区"（因为膀胱有副交感神经支配）。这样可以减少交感神经活动。

3. 由浅到深进行操作。剪切力作用于深部筋膜、目标组织和皮肤之间的界面，以产生强烈的自主效应。如果浅筋膜和皮肤出现水肿，或皮肤过度紧张，治疗将产生疼痛。疼痛会增加交感神经活性，从而影响预期结果的呈现。使用预备性抚触来清除组织液和张力，可以避免不良反应的出现。

4. 选择合适的组织界面来刺激筋膜。除了使用与皮肤深层筋膜浅表位置相关的推荐的抚触模式外，还应针对正确的组织界面，以减少不必要反应出现的可能性，并使治疗尽可能有效。当患者感到非疼痛性的尖锐感或"切割"感时，说明深筋膜的刺激已被识别出来了。

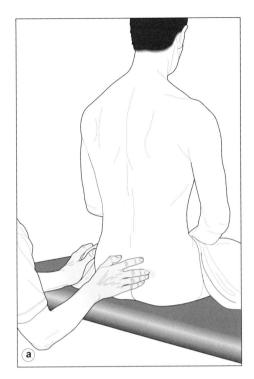

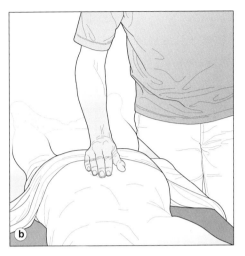

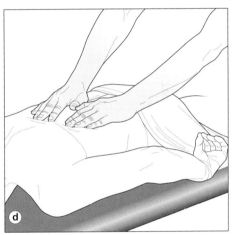

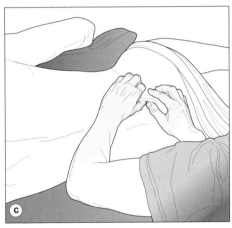

图 7.3　CTM 中的 4 次抚触

由于治疗效果是延迟性的，通常在治疗后不会立即看到进展，所以在下次治疗时进行彻底的评估是至关重要的。因此，治疗最好间隔 3 天，直到治疗师掌握了反应的敏感性。此后，可以保持每周两次的治疗频率，尽管作者在每周一次持续 6 周以上的治疗中看到了有益的结果。

在第三次治疗时，就可以看到明显的积极效果，否则应停止治疗。当改善达到一个平台时，治疗就应该停止，这在个体之间会有所不同。

皮肤滚动法（图 7.5）

手指内收，在食指和拇指之间形成一个风筝状的空间。手指与皮肤接触，手指

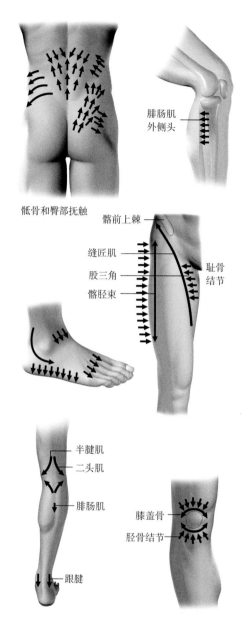

骶骨和臀部抚触

腓肠肌
外侧头

髂前上棘
缝匠肌
股三角
髂胫束
耻骨
结节

半腱肌
二头肌
腓肠肌

膝盖骨
胫骨结节

跟腱

图 7.4　基于 E. 迪克（E. Dicke）和 H. 铁里奇–洛伊贝（H. Tierich-Leube）研究的 CTM 抚触模式

向拇指方向拉，同时使组织跟随这个动作形成一个滚动。被操作的这一组织可以包含皮肤或肌肉。手指放松压力，让拇指轻

轻地推动组织向前滚动，避免挤压组织。当拇指指尖与食指接触时，卷实际上就消失了（Holey & Cook，2011）。保持拇指与皮肤接触，手指向上抬起，并沿着被治疗的方向放回去，依次形成手的"滚动和走，滚动和走"的动作节奏。

滚动的方向随着基础解剖结构的不同而变化，与张力线相反，以最大限度地增加皮肤的流动性。肌肉和肌腱也可以以这种方式滚动。1 级皮肤滚动法可以用温和的手法将皮肤层依次卷起来。2 级皮肤滚动法会深入组织，在筋膜层上松弛地滚动皮肤。3 级皮肤滚动法将会在皮肤和筋膜之间的界面上滚动并带入末端感，且必须注意不要造成疼痛。治疗师必须意识到潜在的自主效应的存在。为了滚动肌肉，要握紧肌肉腹，以超过筋膜的深度。这是一种深度技术，通常需要较少的流动性。

治疗的进展取决于症状，但抚触可以应用于附着的瘢痕，在放松按摩中围绕紧绷、正在康复中的损伤区域或整个皮肤移动。

对筋膜的影响

将主要对 ANS 产生影响。患者表示在治疗后有一种放松的感觉——例如，第二天能够更容易地屈曲，这可能是界面循环增加的结果。这些技术对筋膜本身的影响尚未得到证实，但理论包括：

• 筋膜网络的一个部分的伸展可能会沿着筋膜"列车"影响筋膜网络的其他部分，筋膜"列车"常用于描述力的传递途

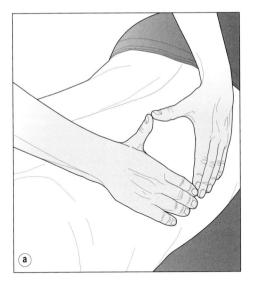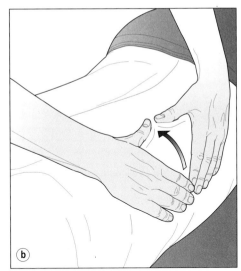

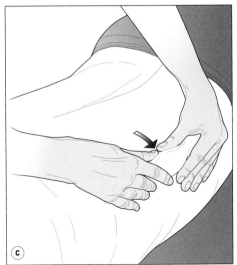

图 7.5 皮肤滚动

径（Myers，2009）。

• 生物张拉整体模型，通过改变筋膜网络某部分的张力来提高力的传递和运动（Levin & Martin，2012）。

• 机械刺激在筋膜肌成纤维细胞上产

生的作用可能对组织硬度有正向影响。筋膜-皮肤界面水平循环丛刺激引起的循环增强可能对肌成纤维细胞产生抗炎作用，降低筋膜张力（Schleip et al.，2012）。

• 血管壁上的剪切力可以释放一氧化氮（NO），有研究表明 NO 也有助于放松肌成纤维细胞（Schleip et al.，2012）。

• 细胞因子 TGF-β1 是一个成肌纤维细胞刺激器，交感神经刺激可增加其表达。CTM 在副交感神经方向上平衡 ANS，因此当它降低交感神经活性时，可能会降低 TGF-β1 的水平（见第一章），进而降低筋膜收缩性并在筋膜中产生松弛感（Bhowmick et al.，2009）。

练习

CT 区域识别

让你的模特/患者坐下来接受 CT 评估（图 7.3a）。

支撑双脚，使臀部和膝盖成 90°。

观察：观察身体表面的轮廓，思考支撑轮廓的肌肉。当你观察到任何组织的收缩区域、轻微的肿胀（浮肿）、皮肤褶皱时，都要把这些考虑进去。

触诊：将指尖平放在皮肤上，使得皮肤在下方筋膜层上产生移动，在重力的反作用力下向上推，直到感觉到筋膜张力。注意左右两边的差异。观察手指上方的皮肤皱褶——两边都是一样的吗？观察手指下面聚集的张力——它是在你预期的骨骼限制的地方停止的，还是在皮肤内部？

现在用你的指尖和拇指提起皮肤形成一个褶皱，轻轻地在脊柱的两侧向上滚动。由于潜在的张力而开始滚动的区域是否与你先前的发现相符？你能看到皮肤上有"橘皮"的部分吗？

现在轻轻拍打任何明显的肿胀部位。你能观察到皮肤上微小的波纹吗？

将你的发现与头部 CT 区域（图 7.1）进行比较，看看你是否能识别出所有区域。

参考文献

[1] Andrade C-K 2013 Outcome-based massage. Lippincott Williams and Wilkins, Philadelphia.

[2] Brattberg G 1999 Connective tissue massage in the treatment of fibromyalgia. Eur J Pain-London 3: 235–244.

[3] Bhowmick S, Singh A, Flavell RA et al 2009 The sympathetic nervous system modulates CD4(+)FoxP3(+) regulatory T cells via a TGF-beta-dependant mechanism. J Leukocyte Biol 86:1275–1283.

[4] Castro-Sanchez AM, et al 2011 Connective tissue reflex massage for type 2 diabetic patients with peripheral arterial disease: randomized controlled trial. Evid Based Complement Alternat Med (eCAM) 8: 1–12.

[5] FitzGerald MP, Anderson RU, Potts J et al 2009 Randomized multicenter feasibility trial of myofascial physical therapy for the treatment of urological chronic pelvic pain syndromes. J Urol 182: 570–580.

[6] Fourie W 2012 Surgery and scarring. In: Schleip et al (eds) Fascia: the tensional network of the human body. Churchill Livingstone Elsevier, Edinburgh.

[7] Goats GC, Kier KA 1991 Connective tissue massage. Br J Sports Med 25:131–133.

[8] Head H 1898 'Die Sensibilitaetsstoerungen der Haut bei Viszeral Erkrankungen.' Berlin. Cited in: Bischoff I, Elminger G 1963 'Connective tissue massage' in Licht S (ed) Massage, manipulation and traction. Waverley Press, Baltimore, pp 57–83.

[9] Holey LA 1995 Connective tissue manipulation: towards a scientific rationale. Physiotherapy 81: 730–9.

[10] Holey EA 2000 Connective tissue massage: a bridge between complementary and orthodox approaches. J Bodyw Mov Ther 4: 72–80.

[11] Holey EA 2006 Connective-tissue manipulations.

In: Carriere B, Feldt CM (eds) The pelvic floor. Georg Thieme Verlag, Stuttgart.

[12] Holey LA, Watson M 1995 Inter-rater reliability of connective tissue zone recognition Physiotherapy 81: 369–72.

[13] Holey E, Cook E 2011 Evidence-based therapeutic massage. A practical guide for therapists, 3rd edn. Churchill Livingstone Elsevier, Edinburgh.

[14] Holey LA, Dixon J, Selfe J 2011 An exploratory thermographic investigation of the effects of connective tissue massage on autonomic function. J Manipulative Physiol Ther 34: 457–462.

[15] Horstkotte W, Klempien EJ, Scheppokat KD 1967 Skin temperature and blood flow changes in occlusive arterial disease under physiological and pharmacological therapy. Angiology 18: 1–5.

[16] Kaada B, Torsteinbo O 1989 Increase of plasma beta-endorphins in connective tissue massage. General Pharmacology 20: 487–489.

[17] Kisner CD, Taslitz N 1968 Connective tissue massage: influence of the introductory treatment on autonomic functions. Phys Ther 48:107–119.

[18] Levin SM, Martin D-C 2012 Biotensegrity the mechanics of fascia. In: Schleip et al (eds) Fascia: the tensional network of the human body. Churchill Livingstone Elsevier, Edinburgh.

[19] Myers T 2009 Anatomy Trains, 2nd edn. Churchill Livingstone Elsevier, Edinburgh.

[20] Pohl H 2010 Changes in the structure of collagen distribution in the skin caused by a manual technique. J Bodyw Mov Ther 14: 27–34.

[21] Reed BV, Held JM 1988 Effects of sequential connective tissue massage on autonomic nervous system of middle-aged and elderly adults. Phys Ther 68:1231–1234.

第八章

使用它或失去它：关于在运动和运动治疗中应用筋膜训练的建议

罗伯特·施莱普（Robert Schleip）、迪沃·吉塔·穆勒（Divo Gitta Müller）

简介

在体育科学和最近的体育教育中，普遍强调的重点是有关肌肉训练、心血管调节和神经肌肉协调的经典论著（Jenkins，2005）。相对而言，很少有人注意对相关结缔组织进行针对性训练。这种常见的做法与肌肉结缔组织在运动过度损伤中所起的作用形成了对比。无论是跑步、足球、棒球、游泳还是跳舞，绝大多数相关的重复性劳损都发生在胶原结缔组织中，如肌腱、韧带或关节囊——与肌肉或骨骼相比，它们似乎准备得不够充分，也不太适应负荷性挑战（Renström & Johnson，1985；Hyman & Rodeo，2000；Counsel & Breidahl，2010）。

本章提供了相关证据和见解，以了解肌肉结缔组织（即筋膜组织）在运动和运动活动中的作用和训练潜力。

运动科学发现筋膜

在不同的语境中，有一系列令人困惑的描述结缔组织的单词和术语（Schleip et al.，2013）。本章遵循芬德利（Findley，2012）提出的术语，因为它最适合分析多关节力传递和筋膜组织的本体感受特性。在这里，所有的作为全身相互连接的张力网络的一部分的纤维性胶原结缔组织，都被认为是筋膜组织。关节囊、肌内结缔组织、韧带和肌腱仅被视为这种抗张力纤维网络的局部规格。具有多向纤维排列的致密平面结缔组织，通常被称为"固有筋膜"，它们没有被视为独立的功能实体，而是作为邻近的具有定位作用的特殊组织的逐渐延续，如视网膜、隔膜或腱膜（Schleip et al.，2012）。

虽然肌电图可以精确测量肌肉活动，但对筋膜性质的评估大多仍局限于主观评价。然而，超声测量和组织学的进步使得运动医学领域中与筋膜相关的研究急剧增加。2013年在乌尔姆大学（Ulm University）举办的首届"运动医学结缔组织"大会上明确了这一快速发展领域的动力。早期关于澳大利亚袋鼠的研究已经表明，它们惊人的高达13米远的跳跃主要是由于它们的肌腱具有高储备能力（Kram & Dawson，

1998），最近对人类跑步和跳跃的超声波检查显示，后者在跟腱和相关腱膜上也表现出了同样令人印象深刻的弹性"弹射容量"（Sawicki et al.，2009）。至少在目前的西方运动文化中，跑步和跳跃的弹性储存质量在13～16岁最高，然后随着年龄的增长而逐渐下降（Legramandi et al.，2013）。

年轻人胶原组织的储存能力越强，胶原纤维中的卷曲表现就越强（Torp et al.，1975）。研究表明，老年大鼠进行适当的运动可以重新引入与年轻大鼠类似的卷曲结构（Wood et al.，1988）。同样地，有研究表明，通过对这些组织进行有规律的反复的强力机械负荷，可以显著提高人体肌腱的弹性储存能力（Reeves et al.，2006）（图8.1）。

与穿鞋跑步相比，习惯性赤脚跑步的人似乎小腿的能量储存更高（Tam et al.，

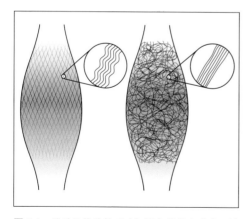

图8.1　胶原纤维结构可对机械负荷产生响应。健康的筋膜（左）胶原纤维网络呈明显的双向（晶格）取向，其纤维表现出较强的卷曲构造。缺乏锻炼往往会导致多向纤维结构和卷曲构造的减少，导致失去弹性和弹性反冲（右）（插图经 *fascial-fitness.com* 许可使用）

2013）。有趣的是，当你穿着极简化的鞋子跑步时（Bonacci et al.，2013），情况就不再如此明显了，这可能是由于赤脚与地面接触所带来的本体感觉刺激作用。然而，由于过度使用产生损伤的可能性很高（例如，在转换过程中出现骨髓水肿），因此过渡到更自然的鞋子应该比保守的建议更为缓慢（Ridge et al.，2013）。筋膜组织的更新是一个相对缓慢的过程，需要几个月甚至更长时间（Neuberger & Slack，1953；Babraj et al.，2005）。

增强式训练，也被称为"跳跃训练"，在体育教育领域并不新鲜。现在流行的理论是，这些运动中涉及的拉伸-缩短周期通过肌张力反射会导致运动单元激活增加（Wilk et al.，1993）。与这种以肌肉为导向的解释重点相反，最近的一项检查表明，连续14周的增强训练可显著增加系列弹性组件的被动组件（主要涉及肌腱结构），并相应地减少肌肉收缩的主动部分（Fouré et al.，2011）。而一致的是，可以观察到在增强式训练中肌腱横截面直径的增加（Houghton et al.，2013），这表明适应性反应包括了肌腱内的形态学组织适应。

由于方法学上的困难，筋膜组织的弹性反冲特性在人类中的高表达直到最近才被证明仅适用于小腿结构。罗奇等人（Roach et al.，2013）的一项令人印象深刻的研究现在已经将其扩展到人类的肩带：他的团队证明，与其他灵长类动物相比，肩带结构中增加的弹性能量储存使得人类能以更高的速度投掷炮弹的能力，这

种能力与 200 万年前人类向直立人进化过程中的解剖学变化有关，这可能为我们祖先的狩猎和采集活动提供了一个重要的生存优势。

弹性回位性能的训练

沃尔夫定律指出，致密结缔组织能够使它们的形态适应机械负荷。虽然这一普遍规律最初是以骨骼组织为主要研究对象而发展起来的，但戴维斯定律将这一普遍性原则专门应用于软性结缔组织。它提出，这些组织倾向于使它们的结构适应强加给它们的特定机械需求，前提是这些需求足够强大，并且以常规方式发生（Nutt，1913）。最近，哈罗德·弗罗斯特（Harold Frost）的力学调节理论进一步发展了这一概念，强调肌腱、韧带和筋膜会根据横截面直径及相应的刚度来适应施加在它们上面的肌肉力量（Frost，1972）。然而，机械负荷触发肌腱适应性效应的阈值明显高于肌肉。虽然以最大自主收缩力的 50% 进行的运动仅足以触发肌纤维的适应性反应，但所涉及的腱结缔组织在该影响水平上几乎没有表现出适应性反应；它们确实需要更强的负荷来触发响应机制。亚兰巴茨等人（Arampatzis et al.，2007）已经表明，对于跟腱和腱膜来说，需要 4%~5% 的应变来引起适应性反应，而 2%~3% 的应变显然是不够的。注意，适应性反应所需的高冲击负荷可能比肌腱损伤发生时的应变量低 35%（Wren et al.，2001）。

一旦达到了必要的阈值（4%~5% 的应变），成纤维细胞的适应性反应似乎在很大程度上会独立于运动过程中施加的应变量。适应性反应可能只需要 5 次或 10 次弹性回位，而增加 100 次或更多的重复次数往往没有什么额外的效果（Magnusson et al.，2010）（图 8.2）。

基于这些考虑，最近提出了以筋膜为导向的运动训练建议（Schleip & Müller，2013）。这些建议包括 4 种基本的应用形式，将在本章其余部分进行讨论：

- 弹性回位；
- 筋膜拉伸；
- 筋膜释放；
- 本体感受的改善。

其中，弹性回位练习值得重点关注。图 8.3 给出了此类练习的一个示例。

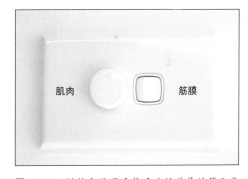

肌肉　　　　　　　筋膜

图 8.2 肌纤维和胶原重构反应性差异的简化类比。肌纤维对负荷的大小有剂量依赖性反应。这些纤维在训练中负荷得越强，训练效果就越有效，肌肉的大小和力量就会增加。相比之下，胶原蛋白更新的训练反应更像一个以开-关的方式打开灯的翻转开关。然而，这个翻转开关的阈值相当高，通常要求比日常生活中应用的效果更强。插图来源：*fascial-fitness.com*（修订自 *istockphoto.com/0263938*）

注意，为了使弹性回位性能得到最佳应用，主体运动应该以反方向上的准备性反向运动开始（表 8.1）。

图 8.3 显示了手臂和工具在向前摆动之前先向后拉伸和摆动（图 8.3a）。

• 随后开始向前运动（图 8.3b），包括近端身体部分，如骨盆或胸骨。

• 最后，在这种近端启动后，更多的远端身体部分依次紧随其后启动，类似于柔性鞭的演进方式（图 8.3b ~ 图 8.3d）。

• 在开始之前，可以指导更高级的练习者进行另外两个步骤的实验：

　　o 在准备反向运动之前，身体知觉的软化和细化就开始了。在一次或多次放松呼吸的过程中，练习者会进入一种注意力开放的状态，可检查他的身体是否有任何不必要的肌肉静置模式，并培养一种好奇的注意力，以便在随后的阶段中发现他们感知中的小细节。

　　o 接下来是一种微妙的多向空间扩张，这是一种设想，它将包括全身的"潜水衣"的延伸，由覆盖全身的最浅层致密筋膜构成。对于胸腔来说，这可能包括宽度、深度和长度的微小增加（每增加几毫米），同时也可能伴随着几乎看不见的四肢伸展。虽然第二步在武术练习中经常被称为"铁布衫"，但也可以被视为全身筋膜网络中全方位张力式预张力的增加（Levin & Martin，2012）。

有趣的是，这种扩张性运动往往会引发潜在的重要的与心理、行为和内分泌相关的改变；卡尼等人（Carney et al.，2010）的研究表明，在一个自发的姿势变化后短短 1 分钟内，睾酮水平升高，皮质醇水平下降。这些变化已被证明会增加人们的权力感和对风险的容忍度。

图 8.3（a ~ d）弹性回位练习示例：飞剑。这一运动是由预备反运动发起的（向相反方向预拉伸）。在反复摆动的应用中探索不同的角度变化

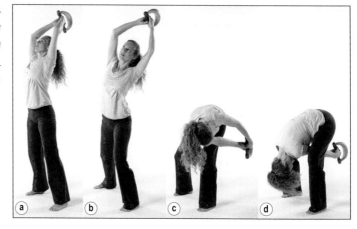

表 8.1　理想的筋膜优化编排步骤

步骤	重点
准备 1	打开注意力
准备 2	张力扩张
1	准备反向运动
2	近端启动
3	远端延迟

在许多弹性回位运动中，聆听声音反馈是一个有用的指导。练习者发出的声音越少——如赤脚在地上跳——就越好。与传说中的忍者武士相似，据说他们会无声无息地移动，在筋膜训练中，这一特点被称为"忍者品质"。

时间和节奏是弹性回位运动的关键。这一点在赫格兰等人（Heglund et al., 1995）对非洲西部妇女的研究中表现得很明显，她们可以在不消耗额外能量的情况下用头顶的方式携带大量的重物，因为她们的步法中包含钟摆式的动能储存和释放方式。当在实验室环境中对这些女性进行测试时，发现她们令人印象深刻的能量消耗依赖于她们的偏好步速。当被要求以不同于直觉选择的速度行走时，与未经训练的西方对照受试者一样，这些妇女表现出与负荷相关的能量消耗的增加。

在弹性摆动回位运动中，理想的速度和节奏取决于固有的共振频率，而共振频率本身是材料刚度和摆长共同作用的结果。这表明，一种特定的音乐舞蹈节奏可以让一些舞者以最小的能量消耗摇摆、跳跃和弹跳，而另一种节奏可能更适合其他舞者。此外，调整钟摆长度和筋膜刚度的自动调整（通过肌肉收缩）也可能允许舞者根据给定的外部节奏进行共振频率的部分调整。

这表明，弹性回位运动可以使筋膜组织安全地承受更大的负荷。然而，如果没有适当的热身（如下面所述的其他训练要素）及高度的身体觉知，就不应该进行此运动。根据马格努森等人（Magnusson et al., 2010）的研究结果，为了达到最佳的胶原蛋白更新，建议每周只加载一到两次此类负荷。

针对筋膜健康的拉伸建议

图 8.4a 显示了一个面向筋膜的拉伸应用程序的示例。在贝托鲁奇（Bertolucci, 2011）很好地回顾了动物的伸体呵欠运动之后，组织相关人员探索涉及多个关节并在大的膜性筋膜区能够感觉到的扩张性拉伸变化。不是精确地重复肌肉拉长，而是探索角度的变化。而故意放松被拉长肌肉的"熔融"拉伸，被用于触及肌内结缔组织及不同肌腹之间的肌外连接，可以增加动态（更活跃）拉伸，其中拉长的肌纤维同时被激活，以达到更加连续排列的腱性结构（Schleip & Müller, 2013）。

这种拉伸的好处取决于应用程序所处的环境。静态拉伸往往会立即降低垂直跳跃高度，而动态拉伸则会对这一性能产生积极的影响（Hough et al., 2009）。这里所检验的动态拉伸可以涉及拉伸时间较长的位置，即目标肌筋膜组织最大拉伸的末端

图 8.4 筋膜拉伸和筋膜释放的例子。所谓的"猫伸展"模拟了在猫和其他猫科食肉动物身上观察到的伸体呵欠动作（a）。在另一侧使用泡沫滚轮是筋膜释放应用的示例，筋膜组织——这里是髂胫束——可以受到海绵样的"慢速"挤压（b）

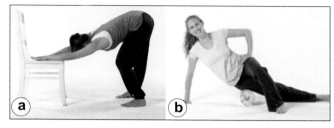

位置，有微小的弹跳。这些微小的弹跳应该以一种柔和且谨慎的方式进行，只使用呈现正弦曲线型的速度变化，而不是任何急动的和突然的加速或减速。

注意，在这种弹跳的减速阶段，肌纤维会以一种离心的方式被短暂地激活，而在随后的每一次小弹跳的加速阶段，几乎不需要任何肌肉的激活。为了达到最好的效果，这种轻微的弹跳应该与"熔融拉伸"交替进行，至少要进行几次呼吸，甚至可能更长时间。

全年进行的"熔融拉伸"运动可以给身体带来一系列与健康相关的运动益处（Behm & Chaouachi，2011）。科里等人（Corey et al.，2012）最近对大鼠进行的一项研究表明，当静态拉伸缓慢地应用于先前发炎的结缔组织时，可能也具有抗炎作用。

筋膜释放：使用泡沫轴

图 8.4b 展示了一个典型的用泡沫轴进行筋膜自助疗法的示例。这样的治疗已经被证明可以改善活动范围（MacDonald et al.，2013）。此外，在治疗后的筋膜组织中，观察到动脉硬度降低，内皮功能改善；这两种物质都很可能是随着有文献记载的气体传递物质一氧化氮的增加而增强的（Okamoto et al.，2013）。

对于过于松弛的筋膜组织的治疗，可以探索一种更有力的应用，使用重复快速运动，以增加局部胶原蛋白的合成（Pohl，2010；见第七章结缔组织手法治疗）。然而，在治疗慢性瘢痕组织、高强度筋膜组织和病理性粘连时，建议实施超慢滚动运动，诱导治疗组织成纤维细胞进行低流触发 MMP-1 酶的释放，MMP-1 是一种抑制胶原纤维合成的有效药物（Zheng et al.，2012）。

一种至关重要且不可或缺的成分：本体感受的改善

可将全身的筋膜网视为一个感觉器官（Schleip et al.，2012）。许多研究人员已经证实了，筋膜组织中存在着本体感觉神经末梢和疼痛性神经末梢（van der Wal，2009；Stecco et al.，2008；Tesarz et al.，2011）。充分的机械刺激可以刺激多模态受体（属于所谓的宽动态范围神经元），它往往在脊髓水平上提供镇痛作用（Wang et al.，2012）。注意对局部组织刺激的关注，这可能是该机制治疗性应用中的关键因素（Moseley et al.，2008）。

跳跃运动会增加受伤的风险，尤其是当你以一种外在的高性能姿态进行表演时。当这些动作出现在成就取向较高的中年男性身上，并伴有缺乏精细的躯体知觉时，发生劳损的可能性最高。在这些个体和所有以筋膜为导向的运动中，都应该进行本体感受的改善。

为了避免网状结构的抑制功能——中枢神经系统中抑制感觉信号延迟的部分，它认为这是"意料之中的"——应该探索非习惯性的筋膜刺激，使用在正常久坐行为中很少使用的身体姿势和关节角度。在亚历山大（Alexander，2004）的一项比较研究中观察到，关节使用与退行性关节疾病之间存在着有趣的相关性：在解剖学上在可用关节活动范围内使用的

关节越少，这个关节就越容易发生骨关节炎，这可能是由于缺乏对可用关节活动范围的使用。像黑猩猩一样，创造性地利用我们现有的关节活动范围，可能会产生与我们的树栖亲戚相似的健康组织生理机能（图 8.5）。

适度筋膜训练：对一般保健的重要补充

胶原组织的更新比肌纤维的更新慢得多（Babraj et al.，2005）。因此，上述应用程序的使用在几周内将不再出现；通常需要 3~9 个月的时间才能从外部看到或者通过触诊感觉到组织的重塑效果。然而，与肌肉训练相比，所获得的效果不会很快消失（如当由于健康或工作原因不得不停止训练时），因此具有更持久的可持续性。筋膜训练不能与神经肌肉或心血管训练相竞争，这两种训练对健康都有非常重要的影响，而这些影响仅靠筋膜训练是无法得到的。

相比之下，人们通常被建议在综合运动训练的基础上，偶尔或定期进行筋膜训练。它有望引导全身筋膜网络的重塑，使其在运动存储能力和本体感觉器官方面更有效、更精细地发挥作用。进一步的研究是必要的，以验证它是否确实履行了基本"承诺"，即增加对肌肉结缔组织重复性劳损的保护。

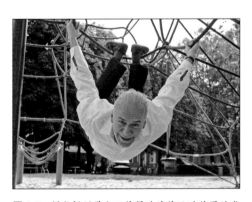

图 8.5　刺激解剖学上可获得的关节运动范围的类人猿负荷。为了完成与本章写作相关的长时间的伏案工作，一位作者探索了附近的一个儿童游乐场，通过结合猴子般的摆动活动刺激筋膜拉伸

参考文献

[1] Alexander CJ 2004 Idiopathic osteoarthritis: time to change paradigms? Skeletal Radiol 33(6):321–324.

[2] Arampatzis A, Karamanidis K, Albracht K 2007 Adaptational responses of the human Achilles tendon by modulation of the applied cyclic strain magnitude. J Exp Biol 210(Pt 15): 2743–2753.

[3] Babraj JA et al 2005 Collagen synthesis in human musculoskeletal tissues and skin. J Physiol Endocrinol Metab 289(5): E864–869.

[4] Behm DG, Chaouachi A 2011 A review of the acute effects of static and dynamic stretching on performance. Eur J Appl Physiol 111(11):2633–2351.

[5] Bertolucci LF 2011 Pandiculation: nature's way of maintaining the functional integrity of the myofascial system? J Bodyw Mov Ther 15: 268–280.

[6] Bonacci J et al 2013 Running in a minimalist and lightweight shoe is not the same as running barefoot: a biomechanical study. Br J Sports Med 47(6): 387–392.

[7] Carney DR, Cuddy AJ, Yap A 2010 Power posing: brief nonverbal displays affect neuroendocrine levels and risk tolerance. J Psychol Sci 21(10): 1363–8.

[8] Corey SM, Vizzard MA, Bouffard NA, Badger GJ, Langevin HM 2012 Stretching of the back improves gait, mechanical sensitivity and connective tissue inflammation in a rodent model. PLoS One 7, e29831.

[9] Counsel P, Breidahl W 2010 Muscle injuries of the lower leg. Seminars in Musculoskeletal Radiology 14, 162–175.

[10] Findley TW 2012 Fascia science and clinical applications: a clinician/researcher's perspectives. J Bodyw Mov Ther 16 (1): 64–66.

[11] Fouré A, Nordez A, McNair P, Cornu C 2011 Effects of plyometric training on both active and passive parts of the plantar flexors series elastic component stiffness of muscle-tendon complex. Eur J Appl Physiol 111(3):539–548.

[12] Frost MF 1972 The physiology of cartilaginous, fibrous, and bony tissue. C C Thomas, Springfield, IL.

[13] Heglund NC, Willems PA, Penta M, Cavagna GA 1995 Energy-saving gait mechanics with head-supported loads. Nature 375(6526):52–54.

[14] Hough PA, Ross EZ, Howatson G 2009 Effects of dynamic and static stretching on vertical jump performance and electromyographic activity. J Strength Cond Res 23(2):507–512.

[15] Houghton LA, Dawson BT, Rubenson J 2013 Effects of plyometric training on achilles tendon properties and shuttle running during a simulated cricket batting innings. J Strength Cond Res 27(4):1036–1046.

[16] Hyman J, Rodeo SA 2000 Injury and repair of tendons and ligaments. Physical Medicine and Rehabilitation Clinics of North America 11, 267e288.

[17] Jenkins S 2005 Sports science handbook. In: The essential guide to kinesiology. Sport & Exercise Science, vol. 1. Multi-science Publishing, Brentwood.

[18] Kram R, Dawson TJ 1998 Energetics and bio mechanics of locomotion by red kangaroos (Macropus rufus). Comparat Biochem Physiol B120, 41–49.

[19] Legramandi MA, Schepens B, Cavagna GA 2013 Running humans attain optimal elastic bounce in their teens. Sci Rep 3:1310.

[20] Levin P, Martin DC 2012 Biotensegrity: the mechanics of fascia. In: Schleip R, Findley T, Chaitow L, Huijing P (eds) Fascia: the tensional network of the human body. The science and clinical applications in manual and movement therapies. Churchill Livingstone Elsevier, Edinburgh, pp 137–146.

[21] Magnusson SP, Langberg H, Kjaer M 2010 The pathogenesis of tendinopathy: balancing the response to loading. Nature Reviews Rheumatology 6:262–268.

[22] MacDonald GZ et al 2013 An acute bout of self-myofascial release increases range of motion

without a subsequent decrease in muscle activation or force. J Strength Cond Res 27(3):812–821.

[23] Moseley GL, Zalucki NM, Wiech K 2008 Tactile discrimination, but not tactile stimulation alone, reduces chronic limb pain. Pain 137:600–608.

[24] Neuberger A, Slack H 1953 The metabolism of collagen from liver, bones, skin and tendon in normal rats. Biochem J 53:47–52.

[25] Nutt JT 1913 Diseases and deformities of the foot. EB Treat, New York.

[26] Okamoto T, Masuhara M, Ikuta K 2013 Acute effects of self-myofascial release using a foam roller on arterial function. J Strength Cond Res: Epub ahead of print.

[27] Pohl H 2010 Changes in the structure of collagen distribution in the skin caused by a manual technique. J Bodyw Mov Ther 14(1):27–34.

[28] Reeves ND, Narici MV, Maganaris CN 2006 Myotendinous plasticity to aging and resistance exercise in humans. Exp Physiol 91:483–498.

[29] Renström P, Johnson RJ 1985 Overuse injuries in sports. A review. Sports Med 2: 316–333.

[30] Ridge ST et al 2013 Foot bone marrow edema after a 10-wk transition to minimalist running shoes. Med Sci Sports Exerc 45(7):1363–1368.

[31] Roach NT, Venkadesan M, Rainbow MJ, Lieberman DE 2013 Elastic energy storage in the shoulder and the evolution of high-speed throwing in Homo. Nature 498(7455): 483–486.

[32] Sawicki GS, Lewis CL, Ferris DP 2009 It pays to have a spring in your step. Exercise and Sport Sciences Reviews 37:130–138.

[33] Schleip R, Jäger H, Klingler W 2012 What is 'fascia'? A review of different nomenclatures. J Bodyw Mov Ther 16(4):496–502.

[34] Schleip R, Müller DG 2013 Training principles for fascial connective tissues: scientific foundation and suggested practical applications. J Bodyw Mov Ther 17(1):103–115.

[35] Stecco C et al 2008 Histological study of the deep fasciae of the limbs. J Bodyw Mov Ther 12(3): 225–230.

[36] Tam N, Astephen Wilson JL, Noakes TD, Tucker R 2013 Barefoot running: an evaluation of current hypothesis, future research and clinical applications. Br J Sports Med (Epub ahead of print) doi: 10.1136/bjsports–2013–092404.

[37] Tesarz J, Hoheise, U, Wiedenhofer B, Mense S 2011 Sensory innervation of the thoracolumbar fascia in rats and humans. Neuroscience 194:302–308.

[38] Torp S, Arridge RGC, Armeniades CD et al 1975 Structure-property relationships in tendon as a function of age. Colston Papers No. 26. Butterworth, London, pp 197–221.

[39] van der Wal J 2009 The architecture of the connective tissue in the musculoskeletal system -an often overlooked functional parameter as to proprioception in the locomotor apparatus. Int J Ther Massage Bodywork 2(4):9–23.

[40] Wang W et al. 2012 Acute pressure on the sciatic nerve results in rapid inhibition of the wide dynamic range neuronal response. BMC Neurosci 13:147.

[41] Wilk KE, et al 1993 Stretch-shortening drills for the upper extremities: theory and clinical application. J Orthop Sports Phys Ther 17(5): 225–239.

[42] Wood TO, Cooke PH, Goodship AE 1988 The effect of exercise and anabolic steroids on the mechanical properties and crimp morphology of the rat tendon. Am J Sports Med 16: 153–158.

[43] Wren TA, Yerby SA, Beaupré GS, Carter DR 2001 Mechanical properties of the human achilles tendon. Clin Biomech 16(3):245–251.

[44] Zheng L et al 2012 Fluid shear stress regulates metalloproteinase-1 and 2 in human periodontal ligament cells: involvement of extracellular signal-regulated kinase (ERK) and P38 signaling pathways. J Biomech 45(14): 2368–2375\.

第九章

筋膜手法在治疗下背痛中的应用

安东尼奥·斯泰科（Antonio Stecco）、斯特凡诺·卡萨帝（Stefano Casadei）、亚历桑德罗·佩德雷利（Alessandro Pedrelli）、朱莉·安·戴（Julie Ann Day）、卡拉·斯泰科（Carla Stecco）

简介

肌筋膜组织在医学和手动疗法领域越来越受到重视。它的解剖学、生理学和生物力学行为已经成为影响肌肉骨骼功能障碍治疗方式发展的众多学术课题的研究对象。

肌筋膜的研究主要集中在腹部筋膜、跟腱附着器、足底筋膜或髂胫束等特定部位的解剖学和病理学研究。虽然这些研究很重要，但它们并没有将人类筋膜系统视为一个相互关联的、紧张的结缔组织网络。

筋膜是连接肌肉骨骼系统各部分的纽带。它与韧带、关节囊和骨膜外层相连。虽然这些结构在它们的命名和组成上有所不同，但从胶原蛋白或弹性纤维的百分比来看，它们组成了所谓的软组织。

虽然越来越多的作者将许多病理状况的原因与三维肌筋膜系统的不平衡联系在一起，但并非总能提供具体的治疗指标。

下背是临床医生每天要解决的一个问题。本章将讨论通过筋膜手法治疗下背痛。

筋膜手动治疗方法

路易吉·斯泰科（Luigi Stecco）是理疗医师和筋膜手动治疗方法的创始人（Stecco，2004），关注肌肉、深筋膜及其组成部分（肌外膜、肌束膜和肌内膜；见第一章）之间的关系，并结合运动受限、虚弱和疼痛的分布以开发一种新的方法来治疗肌肉骨骼功能障碍。该方法以筋膜为各身体节段之间的连接单元，认为筋膜作为单向肌链运动单元的协调元件具有潜在的作用。

胸腰筋膜区是我们仔细检查过的筋膜区域之一，它在下背痛中的影响也已被纳入考量范围（Langevin et al.，2009）。胸腰筋膜是一种巨大的菱形薄片，形成深筋膜的一部分。它由三层交叉的胶原纤维（Benetazzo et al.，2011）组成，这些纤维覆盖下胸和腰椎区域的背部肌肉，然后穿过这些肌肉附着在骶骨上（图1.5）。这些层插入到腰椎的横向和棘突。它们还附着在髂嵴靠近下背酒窝处与骶骨后表面融合。此外，胸腰筋膜与身体的大部分部位相连。与它相连的有：

- 脊柱的深层结构，通过向下延伸到脊椎肌肉、脊椎韧带、脊柱和椎管。
- 上肢、头部和颈部通过它与斜方肌和背阔肌相连。
- 下肢与臀大肌融合。
- 腹部的中线通过腹部后、中两层融合形成侧缝，这是连接腹横肌和腹内斜肌的结缔组织。这些肌肉回绕至身体的前部，环绕腹直肌，在白线处融合。很显然，胸腰筋膜是一个广泛的相互关联的结构网络的一部分，值得作为一个整体来考虑。这些相关结构之间的不平衡张力可能导致了下背痛的发生。

筋膜手法治疗的目的是揭示从一个节段到另一个节段的补偿过程，以及从最初的节段性紊乱到更广泛的功能障碍的演变过程。"Manus sapiens potens est（图9.1）"为该方法的标志，含义是"有知识的手才是强大的"，这表明只有通过了解问题的根源，手动疗法才能快速有效地解决问题。

为了验证斯泰科提出的一些假说，已进行了许多组织学、生物力学和功能性研究，研究的重点是浅筋膜（Lancerotto et al.，2011）和深筋膜（Stecco et al.，2009）的解剖学特征、神经支配（Stecco et al.，2007）及手动技术本身可能的作用机制。

斯泰科的生物力学模型

斯泰科（Stecco，2009）将身体分为14个功能节段：头部（可再细分为3个：眼、耳、颌）、颈部、胸腔、腰椎、骨盆、肩胛骨、肱骨、肘、腕、手指、臀部、膝盖、脚踝和脚。

每一个功能节段都由肌肉部分（单关节和双关节纤维）组成，这些可使它们的肌筋膜（深肌和外肌）和相关的关节组件（肌腱、韧带、囊）变得紧张或产生移动。因此，每个节段都有几个组件：

- 主动组件（肌肉纤维）；
- 被动组件（关节及其组件）；
- 力传递组件（筋膜）。

使用拉丁术语来对这14个节段与单纯的关节进行区分（图9.2）。

肌筋膜单位

每个功能节段在3个空间平面上的

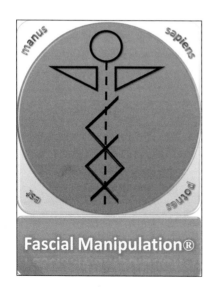

图9.1　筋膜手法®标识

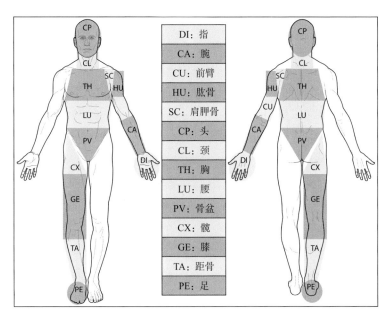

图 9.2 14 个身体节段

DI: 指	
CA: 腕	
CU: 前臂	
HU: 肱骨	
SC: 肩胛骨	
CP: 头	
CL: 颈	
TH: 胸	
LU: 腰	
PV: 骨盆	
CX: 髋	
GE: 膝	
TA: 距骨	
PE: 足	

运动（矢状面，也称为中位面；额部，也称为冠状面；水平面）由 6 个肌筋膜单位（MFU）控制（Day et al., 2012）。

MFU 由以下部分组成：

• 支配单关节和双关节肌纤维的运动单位。

• 当这些纤维收缩时，关节只向一个方向移动。

• 连接这些纤维与关节及关节周围部位（半月板、韧带、肌腱、关节囊）的筋膜。

• 参与收缩的神经成分。

因此，不同的载体在每个节段起作用。在每个 MFU 的两个主要载体（单关节纤维和双关节纤维）之间，有许多较小的由位于一定距离之外的单肌肉纤维形成的载体。

如果分析这些纤维，我们可以看到为何单关节纤维比双关节纤维更深、更多。

深单关节肌纤维部分游离于筋膜鞘内，通过肌内膜、肌周膜和肌外膜的连续性，将张力传递到浅筋膜层。单关节纤维在运动过程中发挥强度和稳定性，而双关节纤维在相邻节段之间传递张力。虽然筋膜结构的区域专有化确实存在（Stecco et al., 2009a），但相同的"架构"可以在每个 MFU 中找到。

由于载体的增殖，每个 MFU 在特定的运动上都有一个很好的控制。肌内膜与肌束膜和肌外膜的连续性使得所有这些张力可以协调一致。

每个 MFU 都有两个不同的功能区域。第一个是覆盖腹部肌肉的深筋膜，可以把它看作 MFU 的主动组件。根据筋膜疗法模型，参与肌纤维收缩的力集中在这个小区域里，该区域可作为协调中心（CC）。第二个功能区域是一个被动组件，它位于关节周围，通过 MFU 肌肉纤维收缩移动。

这个区域被称为感知中心（CP），在这个区域中患者可以感知由 MFU 活性（在生理情况下）或者疼痛（在病理情况下）引起的运动。

协调中心

从协调中心（CC）这个词可以推断，因与肌肉纺锤体、高尔基肌腱器官和其他机械感受器的连接，筋膜可能参与了相关身体节段运动的反馈。协调中心是深筋膜里的一个狭小区域，由单关节和双关节纤维收缩产生的一个 MFU 的肌肉力量在这个区域汇聚。

肌筋膜张力或力量在 CC 汇聚的原因：

• 部分肌外膜筋膜可以自由地滑过下方肌层纤维。

• 部分筋膜固定在骨骼上，所以拉伸可以集中于一点。

• 部分筋膜插入骨骼，部分分离了一个 MFU 与连续的 MFU 之间的张力。

CC 通常位于肌腹上的深筋膜内，而不是靠近关节处。这些区域内的疼痛感受器通常不会受到运动的拉伸或刺激，因此这些区域很少有自发性症状。

感知中心

感知中心（CP）是感知 MFU 肌肉-纤维活动产生的牵引力的区域。MFU 的 CP 位于关节囊、肌腱和韧带的一个受限制区域内，患者的症状通常会在这个区域表现出来。

根据斯泰科等人（Stecco et al.，2013）的研究，MFU 出现功能障碍时，筋膜内胶原纤维层之间的滑动受阻，可以从嵌入 MFU 筋膜组分的机械受体中产生非典型性传入信息。随后运动单元募集异常可能导致关节运动不协调。随着时间的推移，会出现关节冲突、摩擦、关节周围软组织炎症、疼痛或关节不稳定的现象，并在相应的 CP 出现症状。

运动新术语

为了简化对肌筋膜功能障碍的解释，斯泰科用 3 个空间平面上的方向来描述运动。在经典术语中，当股骨向前移动时，髋关节会弯曲，但在膝盖处，同样的运动方向称为伸展。在筋膜手法术语中，矢状面（内侧）上所有的向前运动称为向前运动，所有向后运动称为向后运动。内收和外展由向外运动（从中心到外围）和向内运动（从外围到中心）代替，每次关节在水平面上移动时都使用向内旋运动和向外旋运动。因此，矢状面上的运动由向前和向后运动的 MFU 支配，额状（冠状）面上的运动由向外和向内运动的 MFU 支配，水平面上的运动由内旋和向外旋运动的 MFU 支配（表 9.1）。

由于其丰富的神经支配，来自于每个 MFU 的筋膜部分的定向传入物有助于本体感受信息传递（Stecco et al.，2010）。因此，可以认为深筋膜组件在运动协调和外围运动控制方面具有潜在的主动性。

表 9.1　筋膜疗法中用来描述 3 个空间平面上的运动的术语

矢状面	额状面（冠状面）	水平面
向前运动（AN）	向内运动（ME）	内旋运动（IR）
向后运动（RE）	向外运动（LA）	外旋运动（ER）

主动肌–拮抗肌相互作用下的筋膜调解

　　主动肌是一组通过收缩产生特定运动所需力量的肌肉。对抗肌则是抵抗主动肌活动的肌肉。在斯泰科的模型中，主动肌和拮抗肌 MFU 相互作用对肌筋膜力的传递和运动协调具有重要意义，其他研究也证明了这一点（Huijing & Baan，2003）。当主动肌 MFU 在运动过程中被激活（不管是向前、向后还是侧向的），对抗肌 MFU 会根据身体部位的倾斜角度（相互抑制）进行调整。

　　在几乎所有的 MFU 中，都有许多单关节纤维插入分离两个拮抗肌 MFU 的肌间隔中。肌肉间的隔膜，连同肌外膜鞘，可以直接作用于两个 MFU 的肌纤维调节。

　　例如，用于肘关节伸展的 MFU 有其自身的协调肘关节屈曲的拮抗肌筋膜单位（图 9.3）。当肘部伸展时，单关节纤维收缩，肌肉间隔（插入的地方）被拉伸。拮抗肌 MFU（肘部弯曲）的单关节纤维插入同一隔膜的另一侧，这意味着在伸展期间，它的单关节组件也被拉伸了一点，导致嵌入的拉伸受体被激活。因此，可以将筋膜看作主动肌–拮抗肌活动中的主动组件。

肌筋膜序列

　　通过单关节载体产生的稳定性和由双

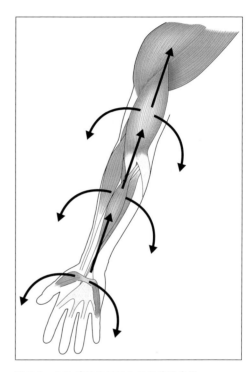

图 9.3　上肢前区协同肌之间的筋膜连接

关节肌肉纤维控制的相邻阶段间的同步，使得运动过程中的每一个节段都能保持精确性且稳定性。构成每个 MFU 的双关节肌纤维连接单向的、只负责一个方向上的运动的 MFU，形成肌筋膜序列（MFS）。来自每个 MFU 的部分双关节纤维也插入相邻节段的深筋膜上，形成了肌腱的延伸，使得躯体节段依次相连（Stecco et al.，2008；Stecco et al.，2009b），并为 MFS 提供了解剖学基础。

例如，下肢矢状面 MFS 的解剖学连续性可以追溯到前距（足背屈肌），通过胫骨前肌、趾长伸肌和拇长伸肌进行。这些肌肉来源于胫骨和腓骨的髁状突，源于肌间隔及其上覆筋膜。股四头肌的腱扩张使小腿近端前筋膜紧张，而前面列出的肌肉在远端牵引着它。阔筋膜与腿部前筋膜相连，并通过插入股内侧肌间隔膜和外侧肌间隔膜而向远端拉伸。此外，它与髂腰肌筋膜相连，髂腰肌筋膜插入股内侧肌使其向远端拉紧，与缝匠肌相连。髂腰肌筋膜在髂肌和腰小肌的筋膜上延续。髂肌筋膜与腹下直肌一起参与骨盆的向前运动（骨盆的反型），腹下直肌被外侧中缝包围。结缔组织连接腹肌和胸腰筋膜的中、后层。

在拮抗肌序列中，足部的向后运动恰好在步态周期的蹬离（或脚趾离地）阶段之前被激活。在这一阶段，足部轻微旋后，使包括小趾展肌在内的外侧群与地面接触。小趾展肌源自足底筋膜，它是小腿三头肌跟腱的延续（图 9.4 和彩图 7）。

小腿三头肌的收缩拉伸了腘窝筋膜和插入其中的腓肠肌纤维。股二头肌的一些纤维，以及半腱肌和半膜肌的一些纤维近端，拉伸腘窝筋膜和腿部筋膜近端。后半部分肌肉参与了膝向后运动（膝关节屈曲）和髋向后运动（髋伸）；因此，它们不仅使腘筋膜紧张，也让骶结节韧带紧张。这种肌筋膜连接在每个步骤的推离阶段都处于紧张状态。骶结节韧带随着胸腹筋膜向近端扩展。竖棘肌起源于胸腰椎筋膜，

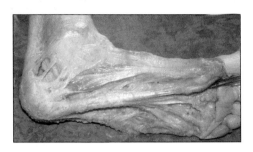

图 9.4　足底筋膜解剖示意。虽然沿着足部主轴有明显的纵向连续性，但足底筋膜也会通过足内侧和外侧的筋膜（分别为踇展肌筋膜和小趾展肌筋膜）延展。参见彩图 7

在腰部向后运动（脊柱伸展）的过程中，它们成为下肢向后运动序列的张肌。

在每个 MFS 中都发现了类似的解剖学连续性。同一空间平面上的序列（矢状面、冠状面或水平面）是相互对立的；因此，沿着一个 MFS 筋膜的变化区域可能会破坏与 MFS 相关的整个空间平面。

> **关键点**
>
> 在英语中，致密化是由斯泰科（Stecco）创造的新词，用来描述筋膜间和筋膜内缺乏滑动的感觉。

临床推理

在下背痛的病例中，临床医生应用斯泰科（Stecco）的生物力学模型来解释张力代偿从一个节段向另一个节段的扩散。作为一种保持筋膜基底张力的方法，任何一个给定的 MFU 的张力改变都会引起另一个 MFU 沿着相同序列的反向张力。这种拉伸调整是经常会引起剧烈疼痛的治疗方法，因为这段筋膜的游离神经末梢受到

过度的、异常的牵引。然后，作为重建平衡的一种手段，身体对这种张力进行代偿。代偿性张力可以是对称的（在对抗序列中），但是对于作为补偿来源的MFU，可以被局限于近端或远端节段。在躯干中，每一种向前运动和向后运动的MFU都可以与身体的对侧相互作用。例如，你可能会发现，腰椎区域向前运动的MFU的张力亢进的左侧组件可以被向后运动的右侧组件进行代偿。

总而言之，如果筋膜的基底张力因"致密化"的形成而发生改变，则在对称拮抗肌MFU中，或在同侧序列中、对侧序列中，均可产生代偿。

通常，需要通过对每一个病例的精确检查来确诊下背痛，以确定参与代偿的致密CC。虽然下行和上行代偿都比较常见，但下面介绍了一些上行代偿的例子，它们起源于足部，向上分布在3个平面上：

• 在矢状面，限制脚趾伸肌腱（如锤状趾）可以引起肱三头肌的收缩，导致膝关节过度伸展，以对踝关节角度的增加提供代偿。过度伸展的膝盖（膝下型）会导致骨盆前倾，从而导致髂腰肌缩短。夸张的腰椎前凸会导致背部后凸，为了中和其他曲线，可能会形成夸张的颈椎前凸。

• 在额状面（冠状面）上，下弓（扁平足）常造成膝盖内侧偏曲（膝外翻）。随后出现髋关节外展（冠状面），同时由于阔筋膜张肌的限制，髂骨降低。这种骨盆排列的变化最初是使脊柱向同一方向倾斜，随着时间的推移，会在对侧产生代偿。

• 在水平面上，错位可以从单侧的趾外翻开始。这种改变可以是双向的，但是为了简化分析，这里只考虑一侧肢体。前足（趾外翻）的内旋由腓骨肌收缩引起的距骨外翻进行代偿。膝盖和臀部内旋，使骨盆在同侧向前倾，并导致躯干对侧的代偿。

因此，我们可以看到，因为这3个解剖节段之间的筋膜连续性，腰椎的生物力学结构与踝关节和膝关节的正常功能紧密相连。

例如，很常见的是，多年前曾因扭伤或肌腱炎而受伤但现在处于"沉默"状态的膝盖或脚踝，恰恰是下背痛的根源所在（参照案例）。这是因为筋膜系统是一个复杂的网络，在整个身体范围内运行，并连接它的所有部分。它可以对不同区域肌肉活动引起的机械牵引力产生反应，并在各个空间平面和运动轨迹上的肌外力传递中发挥相关作用。

分析表明：

• 不同的疼痛区域按顺序分布：如果疼痛发生在大腿、膝盖和脚踝的内侧，那么我们就可以假设下肢的向内运动功能紊乱。

• 不同的疼痛区域分布在一个平面上：如果疼痛集中在腰部右侧，以及右腿外侧和小腿内侧，那么可以假设额平面功能障碍。

临床医生的目的是阐述一个有效的假设，解释身体选择的代偿途径，以平衡一个或多个筋膜致密化。这一假设是制订正确的治疗计划和在持续评估中进行验证的基础。

评估

关键点

沉默的CC是深筋膜的无症状区域，可以从患者的症状中推断出来，并利用3个平面上序列的连续性来定位。

筋膜手法治疗方法的应用包括编制一个特定的评估图表，以协助选择CC治疗方案，并提供治疗过程的简明文档。患者的个人资料和病史，对目前症状的简短描述，包括疼痛部位、特征、慢性和可识别的疼痛运动均予以记录。

鼓励患者向医生报告任何伴随的疼痛，因为即使是轻微的疼痛区域也有反映紊乱序列或平面的作用。

考虑以下问题：
- 在哪个平面上多种代偿取得了发展？
- 决定这些代偿的最初创伤可能是什么？
- 它们是上行代偿还是下行代偿？
- 是否有任何隐藏性的代偿策略（沉默的CC）？

多节段问题，需要通过对每个个案所涉及的有时序的事件来解决。无症状的前期紊乱通常是造成现在疼痛的原因，因为筋膜经常用过多的纤维和致密化来修复创伤，通过沿着相同序列延伸张力来中和由

于致密化而造成的弹性缺乏。身体和药物疗法都不能除去这些多余的纤维，因为它们是正常的胶原纤维，不会被认为是不适宜的。

一旦临床医生制订了一个假设，就会进行运动和触诊评估。

运动评估

临床医生通过使用经过编码的运动测试（图9.5）来评估两个或两个以上关节节段在3个平面上的活动情况，以确定更多受损平面。节段的大部分区域中的最疼或最受限制的运动表明其MFS或平面可能与功能障碍有关。

如上所述，骨盆或腰部的疼痛可能仅仅是最新的逆向代偿，其原因是当前沉默的膝节段或以前的脚踝问题。

触诊评估

一旦异常运动被发现，触诊测试可以

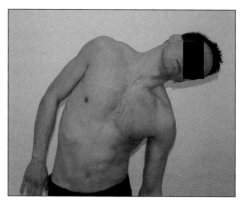

图9.5　LA-LU节段肌筋膜单位运动评估示例（MFU）：右侧在偏心收缩过程中伸展；治疗师会注意幅度、横向弯曲是否协调，或者是否出现其他代偿。患者可能会报告疼痛或紧张感

指导治疗师选择致密化 CC 的组合进行治疗（图 9.6）。触诊并比较全部涉及节段（6 个）的 CC。在治疗过程中，疼痛、致密化的且会引起向 CP 扩展的牵涉性疼痛的 CC，最可能会成为治疗的对象。

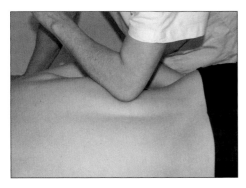

图 9.6 位于竖脊肌深筋膜、L1 的外侧上的 RE-LU 协调中心（CC）的触诊（敏感性）测试示例

治疗

治疗包括对 CC 进行的深度摩擦。治疗师将他们的肘关节鹰嘴部、指关节或者指尖放在致密 CC 上，通过摩擦产生局部充血。

由于筋膜的独特性，治疗以筋膜为导向：

• 弹性：筋膜是一种有一定限度的弹性组织，可以参与运动协调和运动感知。不同的研究表明，筋膜有丰富的神经支配。穿过深筋膜的神经被疏松结缔组织包围着。因此，当筋膜延长时，它们会受到牵引。然而，当这些神经在神经受体（如游离神经末梢）终止时，它们会直接插入胶原纤维中。大量的游离神经末梢和囊状神经末梢可以激活特定的本体感受器

模式，潜在地提供定向的和间隙性传入信息。

• 可塑性：外部压力，如反复的机械刺激、热应力和化学或代谢功能障碍，可以改变筋膜。外部机械刺激可以刺激筋膜内的蛋白质转化和成纤维细胞活性，改变其细胞外基质的力学性质。这些特征和深筋膜内丰富的神经支配表明，深筋膜具有感知机械敏感信号的能力。

• 延展性："致密化"不是一种永久的、不可修复的病理状态。筋膜组织易于触及，并且具有很强的修复和再生能力。正如压力刺激可以改变筋膜的一致性，对特定区域进行手法治疗可以恢复其生理状态。

一般来说，如果创伤性刺激引起局部炎症，休息和生理运动会沿着牵引线诱导胶原纤维重组，受损区域的正常愈合过程就会随之而来。反复的炎症（过度使用、重复应变）会增加胶原纤维的数量，导致 CC 的这些纤维分配出现混乱（表 9.2）。外伤和停用会导致循环减少，重复运动和不良姿势会导致的结缔组织基质脱水、收缩和硬化，进而导致胶原束层之间缺乏滑动。

一个 CC 的致密化可能会导致 MFU 的过度紧张，这可能会进一步引发不正确的关节运动。如果一个关节（CP）周围的软组织没有按照生理学上的体线伸展，那么这些组织内的受体就会将这种功能障碍信号转化为疼痛。

在生理性条件下，CC 并不敏感，也

不会在刺激时产生牵涉性疼痛。通常情况下，筋膜的弹性使它能够适应压缩，且不会压迫到内嵌的神经末梢。致密化的 CCs 增加了整体的张力，降低了游离神经末梢的疼痛阈值，最小的压迫就足以引起局部疼痛和牵涉性疼痛。这个过程也可能涉及到有关联的 MFU 的 CP、拮抗肌 MFU 的 CP，或者整个 MFS，这可以解释疼痛沿着结构出现的放射现象。这些应力可以通过代偿明显地自行消除，并且致密的 CC 经常变得沉默（类似于潜在激痛点），同时 CP 不再感到疼痛。这个看似平衡的状态是不稳定的，当身体不再能维持这些代偿时，慢性筋膜致密化就会活跃起来，疼痛就会再次出现。

CC 的异常会引起关节疼痛（在 CP 中），也会引起关节阻塞。在后一种情况下，如果是新损伤，则可以直接通过关节活动进行干预。解除关节连接可以减少疼痛的传入，消除 MFU 的过度紧张。然而，如果这个问题的长期性已经造成了 CC 的典型"致密化"，那么就需要直接对 CC 进行手法治疗（Pedrelli et al.，2009）。

透明质酸大量存在于深筋膜与肌肉表面之间的疏松结缔组织层的基质中（Stecco et al.，2011），通常起润滑作用，但在病理性条件下，透明质酸聚集，会增加基质的黏弹性，导致致密化（Stecco et al.，2013）。需要在致密化的 CC 上进行足够时间的手法治疗，通过与筋膜的摩擦产生热量（Borgini et al.，2010）。这种热量可被用来改善基质的一致性，并启动治疗所需的炎症过程。

如果筋膜的张力平衡得以恢复，生理运动就能使新的胶原纤维沿着正常的力线排列。因此，重要的是不要把治疗的重点放在疼痛部位，这往往只是功能障碍的外在表现形式。而目标则应该是追溯引起功能障碍的起因。

一旦评估确定了要处理的 CC，治疗就开始了。序列性治疗的特点是所选 CC 必须是恢复整体姿势平衡计划的一部分。

当务之急是应该：

· 选择一个近端和一个远端 CC 来释放筋膜张力。

· 选择一个或多个拮抗肌序列的 CC。

在完成这两点操作后重新进行评估是很有用的。如果症状得到改善，那么说明可以继续在这个序列或平面进行治疗，否则最好重新制定治疗方案。由于以下原因，治疗的强度或深度可能不同：

· 当深筋膜障碍扩展到皮下疏松结缔

表 9.2　筋膜对压力的生理和病理反应

重复的机械刺激	慢性功能障碍
炎症	反复炎症
修复	胶原纤维增生
胶原纤维重组	胶原纤维结构异常
康复	基质致密化

案例

用于下背痛的筋膜手法治疗

　　LR 是一个 50 岁的男性，患有下背痛已有一年。其症状对任何治疗方法似乎都有耐受性。

　　在此之前，他从未出现过下背痛的症状，CAT 扫描也未发现关节盘脱垂的现象。一年前在一场网球比赛后开始出现腰椎和骨盆右后侧疼痛，虽然疼痛的程度各不相同，但一直持续至今。在进行跑步和向前弯曲运动时，症状会加重。

　　两个节段（LU、PV）上显示出的疼痛区域分布于两节段的后部（RE）。这可能表明了向后运动的序列，而这意味着只考虑了目前的情况而没有考虑其他潜在的原因。当然，通过对 RE-LU 和 RE-PV 的 CC 进行治疗，患者症状可能会有一些缓解，但是第一次尝试跑步很可能会使症状复发。当被问到"身体其他部位出现过疼痛的症状吗？你曾经患过骨折或脚踝扭伤吗？过去你的膝盖出现过什么问题吗？"等问题时，这位患者回忆说，他在 40 岁（10 年前）时出现过右侧第一跖骨骨折，且 1 年后（9 年前）又出现过右侧跟腱断裂。

　　根据这组数据，可以假设向后运动序列（RETA、RE-LU、RE-PV）的阵发性症状可能是由向前运动序列（AN-PE）的拮抗肌所产生的代偿决定的，该序列在 10 年里没有引起任何问题。强烈的物理性压力，比如一场漫长的网球比赛，才会破坏张力平衡。

　　运动评估显示，在对向前运动时的距骨（踝）和足部（足）进行测试时，伴随着小腿后部的疼痛。触诊评估显示，5 个 CCs（RE-LU、AN-PV、RE-TA、AN-TA 和 AN-PE）出现了致密化。

　　首先对 AN-PE 和 RE-TA 的 CCs 进行治疗。治疗后进行运动评估，VAS（视觉模拟评分法）评分显示腰节段疼痛从 8 减轻到了 3。为了实现张力平衡，继续对其他 3 个 CCs 进行处理。

　　患者在第一次治疗后没有出现疼痛，因此给予以下建议："当治疗点不再脆弱时，可以重新开始跑步。第一次跑步时间要短一些，如果出现任何疼痛感要立刻停止。两天后再试一次，如果再次感到疼痛，就需要进行第二次预约治疗。"

　　10 天后，患者说他在第一次跑步时感到有些疼痛，但在接下来的跑步中，没有感觉到任何障碍。

组织时，使用表面摩擦。

· 在局部肿胀时，使用静态压缩或拉伸。

· 当出现肉芽组织或筋膜组织致密化时，可以使用深度摩擦，目的是通过松散的皮下结缔组织渗透到深筋膜。

由于治疗通常与疼痛部位或发炎部位有一定距离，这种技术可以应用于功能障碍的急性期。

结论

筋膜手动治疗方法为理解不同疼痛部位之间可能存在的联系提供了一种新的方式，为肌肉骨骼功能障碍（如下背痛）手动治疗领域的临床医生提供了有趣的视角。

致谢

作者对路易吉·斯泰科（Luigi Stecco）的大力支持表示感谢。

参考文献

[1] Benetazzo L et al 2011 3D reconstruction of the crural and thoracolumbar fasciae. Surg Radiol Anat 33(10):855–62.

[2] Borgini E, Antonio S, Julie Ann D, Stecco C 2010 How much time is required to modify a fascial fibrosis? J Bodyw Mov Ther 14:318–25.

[3] Day JA, Copetti L, Rucli G 2012 From clinical experience to a model for the human fascial system. J Bodyw Mov Ther 16 (3):372–80

[4] Huijing PA, Baan GC 2003 Myofascial force transmission: muscle relative position and length determine agonist and synergist muscle force. J Appl Physiol. 94:1092–107.

[5] Lancerotto L et al 2011 Layers of the abdominal wall: anatomical investigation of subcutaneous tissue and superficial fascia. Surg Radiol Anat 33(10):835–42.

[6] Langevin HM et al 2009 Ultrasound evidence of altered lumbar connective tissue structure in human subjects with chronic low back pain. BMC Musculoskelet Disord 10:151.

[7] Pedrelli A, Stecco C, Day JA 2009 Treating patellar tendinopathy with Fascial Manipulation. J Bodyw Mov Ther 13: 73–80.

[8] Stecco A et al 2009a Pectoral and femoral fasciae: common aspects and regional specializations. Surg Radiol Anat 31: 35–42.

[9] Stecco A et al 2009b Anatomical study of myofascial continuity in the anterior region of the upper limb. J Bodyw Mov Ther 13:53–62.

[10] Stecco A, Gesi M, Stecco C, Stern R 2013 Fascial component of the myofascial pain syndrome. Curr Pain Headache Rep 17(8):352.

[11] Stecco A et al 2014 Ultrasonography in myofascial neck pain: randomized clinical trial for diagnosis and follow-up. Surg Radiol Anat Apr; 36(3):243–53.

[12] Stecco C et al 2007 Anatomy of the deep fascia of the upper limb. Second part: study of innervation. Morphologie 91:38–43.

[13] Stecco C et al 2008 The expansions of the pectoral girdle muscles onto the brachial fascia: morphological aspects and spatial disposition. Cells Tissues Organs 188:320–9.

[14] Stecco C et al 2009 Mechanics of crural fascia: from anatomy to constitutive modelling. Surg Radiol Anat 31:523–9.

[15] Stecco C et al 2010 The ankle retinacula: morphological evidence of the proprioceptive role of the fascial system. Cells Tissues Organs 192:200–10.

[16] Stecco C et al 2011 Hyaluronan within fascia in the etiology of myofascial pain. Surg Radiol

Anat. 33(10):891–6.

[17] Stecco L 2004 Fascial manipulation for musculoskeletal pain. Piccin, Padova.

[18] Stecco L, Stecco C 2009 Fascial Manipulation, practical part. Piccin, Padova.

[19] Schuh I 1992 Bindegewebsmassage. Fischer-Verlag, Stuttgart.

[20] Schleip R, Jager H, Klinger W 2012 Fascia is alive. Schleip et al (eds) Fascia: the tensional network of the human body. Churchill Livingstone Elsevier, Edinburgh.

[21] Simmonds N, Miller P, Gemmell H 2012 A theoretical framework for the role of fascia in manual therapy J Bodyw Mov Ther 16:(1) 83–93.

[22] Theoharides TC et al 2010 Mast cells and inflammation. Biochim Biophys Acta 1822, 2010:21–33.

[23] Ülger OG, Yigiter K, Sener G 2002 The effect of physiotherapy approaches on the pain patterns of amputees for Buerger's disease. Pain Clinic 14: 217.

第十章

筋膜松解术

保罗·托兹（Paolo Tozzi）

简介

筋膜松弛（FU）包括一种通常应用于肌筋膜关节复合体的动态功能性间接技术，旨在释放筋膜限制和恢复组织的活动性和功能。治疗师最初诱导身体运动，通常通过提起和握住目标区域，以减少重力的影响和克服反应性姿势（Minasny，2009）。治疗师通过揭示与固有筋膜运动相关的功能失调载体的模式来处理受限制的组织/关节。由功能失调组织张力自发表达转化而来的有效运动将被感知：剪切、扭转或旋转部件可能以复杂的三维模式发展，需要支撑、增强和松解，直到感觉到释放为止。

背景

尽管筋膜的重要作用从整骨疗法起源时期就被直观地认识到了，"我们因它的运行而生存，因它的停止而死亡"（Still 1902 年），而应用于筋膜治疗的"松解"一词似乎是近期才由费曼（V.M.Frymann Do，1998）引入的。可知，FU 起源于整骨

疗法领域（Ward，2003），并被广泛描述，主要与筋膜限制相关的物理特征的释放或所谓的颅骶骨机制的放松有关（Frymann，1998）。最近，一种躯体情感成分被包括在内，其中有人建议称 FU 可用于释放储存在肌筋膜系统中的创伤性诱导能量（Upledger，1987）。它被描述为："这是得到不断反馈的一种手法技术，涉及对被动移动患者身体一部分以响应运动感觉的整骨疗法从业者的持续反馈。"（ECOP，2006）从这个意义上说，FU 被认为是一种间接的肌筋膜释放形式："功能障碍组织被引导沿着阻力最小的路径前行，直到实现自由运动"（Minasny，2009）。在应用其他技术时，放松过程也可能自发地发生。肌肉、韧带和筋膜被认为是参与这种活动的机构。（Frymann，1998）FU 已被证明是一种有效的综合技术，可用于：

- 颈部疼痛（Tozzi et al.，2011）；
- 腰痛（Tozzi et al.，2012）；
- 成人脊柱侧凸（Blum，2002）；
- 紧张型头痛（Anderson & Seniscal，2006）。

目标

由于应用中具有安全、温和的特性，FU 已被骨科医师、颅颌骨治疗师和肌筋膜治疗师用于纠正躯体功能障碍，缓解疼痛、肌肉骨骼张力和筋膜限制（Ward，2003），尤其是受伤后（Frymann，1998）或手术后。

FU 可以用于全身性治疗（在这种情况下可能需要两个操作者的合作），也可以在任何一个关节或一组关节上执行，特别是颈部、手臂或腿部，因为这些是经常出现紧张和创伤的活动性区域。

FU 通常适用于任何肌筋膜疾病，包括与运动损伤有关的疾病，如网球肘、足底筋膜炎、胫骨炎、肌肉和肌腱损伤康复（Weintraub，2003），或任何重复性劳损或过度使用的关节和相关肌筋膜结构。

评估

在评估筋膜限制时，由于筋膜在其动力学链上的连续性和连通性，将身体作为一个整体来看待是很重要的（Myers，2009）（图 10.1；另请参见图 1.5）。这些链条的任何一点上的损伤都会在其他地方产生影响。在新的或长期的损伤、手术或任何类型的重复性劳损之后，这个系统内的异常张力点会循阻力最小的路径，产生适应性代偿模式。这可能会导致结构调整的异常、运动模式受损、关节受限、疼痛、能量水平低下和活力下降。应准确进行整体姿势评估，同时对肌筋膜组织

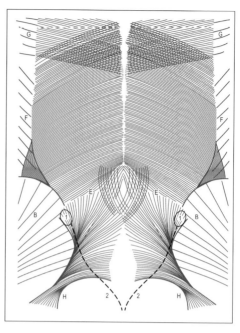

图 10.1　胸腰椎筋膜（TLF）及其附件的深层部分。TLF 的深层部分是展现肌筋膜系统张力连续性的一个很好的例子。筋膜附着于：（B）臀中肌；（E）竖脊肌；（F）腹内斜肌；（G）下后锯肌；（H）骶结节韧带；（1）髋骨；（2）骶骨。改编自维利明等人的著作（Vleeming et al.，1995）

的张力和质地、关节活动范围、肌肉测试和疼痛和（或）功能丧失的主观表述进行实际评估。

方案

FU 是一种动态技术，需要患者处于放松状态，以及从业者有高灵敏度和精细的触诊技能。治疗师支撑患者身体并对筋膜张力进行触诊，允许任何自发性运动的出现（图 10.2）。

当治疗师支撑着相关结构时，患者要

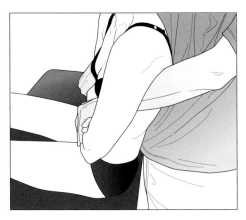

图 10.2　胸腰筋膜固定。患者交叉双臂坐在沙发上，治疗师站在患者后面。治疗师将他们的手放在患者手臂下方，并穿过患者的手臂，使患者的腰盆腔区域与他们的臀部区域的外侧部分接触。以患者躯干为杠杆，以腰盆腔为支点，将腰椎组织张力松解到感觉到释放的程度

不断地给治疗师反馈，在固有的筋膜张力的引导下，扩大活动范围和强度，直至感觉到自发的放松感。松解过程可以在全身或身体任何部位进行，特别是四肢和颈部。可以对颈部或四肢进行局部治疗，也可以将其用作控制躯干的杠杆。然而，并不是每个人都对 FU 有反应；如果患者无法放松，则应采用其他策略。在某些情况下，当治疗师应用其他技术时，放松可能会自发产生。例如，在实施肌筋膜释放技术（Weintraub，2003）或枕下减压期间，颈部放松可能会自发产生。

FU 的应用：

1. 评估：在对肌筋膜系统进行彻底评估后，治疗师识别出要处理的功能失调的身体区域，包括其功能失调的载体——这是组织运动的优先方向，被治疗师视为通

向"舒适"的运动的方向。这些通常反映了损伤或创伤及受连累的组织的方向。剪切、扭转或旋转组分通常以复杂的三维图形出现，治疗师要以轻柔的方式接近受累区域。

2. 诱导：治疗师先诱导身体运动，通常会通过将该区域提升并保持在放松的位置，从而减少重力的影响并克服反应性本体感觉姿势张力（Minasny，2009）。此外，还可以在相关关节上增加一个拉力或压缩力，以促进这一过程。例如，在患者仰卧并保持腿部放松时，治疗师抬起并支撑膝盖和脚踝下方的腿部，同时可以向髋关节施加轻微的压迫，以促进松解过程（图 10.3）。

3. 松解：治疗师应该会感觉到由功能失调组织的固有运动引起的运动，这种运动不应该被引导或强迫，而应该被支持和跟随。这种运动模式大多是不可预测的：通常沿着螺旋路径运动，有时非常微妙，有时非常有力、有节奏性或随机性，但始

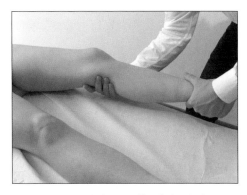

图 10.3　用于下肢的 FU 保持。患者呈仰卧位。治疗师支撑着膝盖下部和踝关节处。为了促进松解过程，治疗师对髋关节施加轻微的压迫

终以其自身的速度运动。其目的是保持组织处于平衡和放松状态，对自发地表达固有张力模式的筋膜信号保持敏感。**注意：**松解过程不应以"无支点"的循环运动方式进行，因为这不太可能产生任何治疗效果。相反，应该确定一个精确的支点，在这个支点周围的组织可能会表达出它们的功能紊乱模式：这应该是正在解决的主要限制点。

4. 静止点（不总是存在）：松解过程可能偶尔停止，导致静止点不运动，使组织"静止"。在这一阶段，可能需要患者的配合；例如，用力呼吸以促进组织变化和释放。

5. 释放：肌筋膜张力的崩塌感可能会与正在被操作中的组织的温暖和"融化"的感觉同时出现。在处理近期产生的和轻微的问题时，可能需要几秒钟的时间就能达到限制释放，而长期或严重的伤害可能需要不止一个疗程。"这种深奥技术的原理是将患者置于受伤时的位置，允许筋膜进行任何必要的活动，以消除碰撞产生的所有力量"（Frymann，1998）。在某些情况下，在松解过程中，情绪释放可能会出现或被诱导。

6. 再评估：组织在达到释放后应重新检查，且应对肌筋膜组织内部和周围的平衡张力进行验证。研究发现，任何将治疗性锻炼与传统手法治疗相结合的模式都可以更有效地实现增强功能的效果。

目前，FU 已被用于受伤或手术后的肌筋膜疾病。

它也被证明是一种有益的综合技术：

• 减轻非特异性颈痛患者的疼痛并改善其滑脱筋膜的活动性（Tozzi et al.，2011）；

• 减轻腰痛患者的疼痛并改善其内脏活动性（Tozzi et al.，2012）；

• 可用于治疗成人脊柱侧弯（Blum，2002）、脊椎滑脱（Ward，2003）和紧张型头痛（Anderson & Seniscal，2006）。

文献中没有与应用筋膜技术相关的损伤报道（Vick et al.，1996）。然而，在治疗后最初的 12 小时内可能会出现肌肉疼痛，通常只持续几个小时，与剧烈运动后的肌肉疼痛相似（Ward，2003）。

自我松解

通过与肌筋膜系统及其张力模式的连接，我们可以在冥想指导下学习如何轻柔地放松筋膜。这种体验可能会显示出身体通常是如何自发放松的，并暗示了它想要释放紧张情绪，回归自然状态的方式。由于松解筋膜也可能会释放过去与情感创伤相关的记忆，因此可能会同时带来情感和身体的释放。

机制

尽管已证明筋膜是以平滑肌样的方式进行收缩的（Schleip et al.，2005），但它的放松能力尚未被研究。在文献中，FU 通常被解释为身体在功能紊乱中进行自我纠正的能力的表现（Frymann，1998）。然而，尽管米纳西理论（2009）为我们提供了一个有趣的观点，但 FU 背后的机制仍然未知：

• 当使用 FU 时，治疗师通过轻柔的触诊和沿着舒适方向进行诱导来启动松解过程。这可能会刺激筋膜组织中对压力敏感的机械感受器，然后产生副交感神经反应（Schleip，2003）。

• 后者可能会使得患者进入放松状态，这可能与快速眼球运动或深呼吸有关（Bertolucci，2008）。在副交感神经病理学影响下，可能会出现局部血管扩张、组织黏度的变化及筋膜内平滑肌细胞张力的降低（Schleip，2003）。

• 中枢神经系统（CNS）响应诱导过程中的本体感受输入，会改变肌肉张力，允许肌肉沿着阻力最小的路径运动。

• 在放松的中枢活动上，运动反射发生了（Dorko，2003）：隐含着无意识的肌肉运动的无意识反射，主要是由外力引起

的，可能是先前的期望或建议。意念运动性行为是由自愿性运动控制产生的，但作为一种非自愿性反应被改变和经历。这就是为什么患者通常会去假定治疗师在 FU 期间会引导运动，尽管当意识到它时可以有意识地阻止它。这表明自主行为和意识体验之间是分离的。

• 这种无意识的运动或伸展感会刺激组织中的反应，向中枢神经系统提供反馈，而中枢神经系统又将再次产生运动，如意念运动性行为行理论（Elsner & Hommel，2001）所述。

• 重复该过程，直到获得释放。

因为组织释放似乎与筋膜的黏弹性变形无关（Chaudhry et al.，2008），事实上它需要更强大的力量或更长的持续时间，组织张力的神经反射性改变已经被提出，用来解释筋膜操作的效果（Schleip，2003）。米纳西（Minasny，2009）的结论

表 10.1 可能与筋膜操作相关的细胞机制

成纤维细胞反应	治疗负荷的应变方向、频率和持续时间可能会影响成纤维细胞功能，而成纤维细胞功能已知可介导疼痛、炎症和活动范围（Standley&Meltzer，2008）
效应细胞反应	机械负荷刺激细胞水平的蛋白质合成，促进组织修复和重塑（Khan&Scott，2009）
机械耦合	物理负荷（通常是剪切或压缩）产生对细胞内和细胞间各种化学信号的转导，调节细胞代谢和反应，使细胞内生物化学特性和基因表达发生变化（Wipf&Hinz，2008）
细胞间信息交流	一个位置的刺激会引起远处细胞的扰动，尽管这些细胞没有受到任何直接的机械刺激。
胶原反应	胶原结构会对机械负荷产生反应，治疗性负荷可能会促进结缔组织修复和重塑（Kjaer et al.，2009）

是，当治疗师的物理诱导促使患者无意识地体验到意念运动性动作时，FU 就发生了。然而，其他机制也可能发挥作用。例如，细胞学机制似乎在手动筋膜操作中发挥着至关重要的作用。其中一些概述见表 10.1。机械转导的详细信息见第一章。

此外，有人建议，大部分筋膜在操作后的变化可能是基质从其致密状态（凝胶）转变为更具流动性（溶胶）状态的结果（Greenman，2003）。由于钙离子浓度和非结合水振荡的相互作用，这种触变性变化似乎增加了透明质酸的产生及筋膜组织内的流动（Lee，2008）。这种血管间的流动可能在改善炎症介质和代谢废物的排出，减少自主神经系统末端的化学性刺激和体细胞末端的伤害性刺激中发挥作用（Lund et al.，2002）；同时可重置异常的躯体内脏和（或）内脏反射。

其他人认为压电性能是筋膜塑性变化的另一种解释。筋膜呈晶体状胶原束的形式，在其分子结构中显示极性，然后可产生压电：施加电刺激可引起机械运动（振动），施加机械力（张力、压缩或剪切）可产生电（Lee，2008）。因此，筋膜可能结合了溶胶-液体导体和晶体发生器系统的特性，可以产生和传导直流电，包括以能量传输为信息，来存储记忆和创伤的能力（Oschman，2009；Pischinger，1991）。

此外，实施 FU 后的一些治疗变化可能与阿南酰胺对内源性大麻素系统的作用有关：由细胞膜受体、内源性配体和配体代谢酶组成的内啡肽样系统。该系统影响成纤维细胞重构，并可能在筋膜重组、减少肌筋膜组织中的伤害性和减少炎症中发挥作用（McPartland et al.，2005）。大麻素还通过其在中枢神经系统中的作用与心血管变化、平滑肌松弛和情绪变化有关（Ralevic et al.，2002）。一些研究还证明，通过改善整骨疗法筋膜操作后的血流动力学功能（Rivers et al.，2008）、心率变异性（Henley et al.，2008）和焦虑水平（Fernandez-Perez et al.，2008），可以改善高敏感神经症的各种内脏和身体特征。副交感神经张力也可能会产生影响，因为据报道在人工治疗后，副交感神经张力的上调会影响血液剪切率和血流紊乱（Quere' et al.，2009）。

参考文献

[1] Anderson RE, Seniscal C 2006 A comparison of selected osteopathic treatment and relaxation for tension-type headaches. Headache 46(8):1273–80.

[2] Bertolucci LF 2008 Muscle repositioning: a new verifiable approach to neuro-myofascial release? J Bodyw Mov Ther 12:213–224.

[3] Blum CL 2002 Chiropractic and pilates therapy for the treatment of adult scoliosis. J Manipulative Physiol Ther 25(4):E.

[4] Chaudhry H et al 2008 Three-dimensional mathematical model for deformation of human fasciae in manual therapy. J Am Osteopath Assoc 108 (8):379e390.

[5] Dorko BL 2003 The analgesia of movement: ideomotor activity and manual care. J Osteopath Med 6:93–95.

[6] Educational Council on Osteopathic Principles (ECOP) 2006 Glossary of Osteopathic Terminology

Usage Guide. Chevy Chase, Maryland: AACOM.

[7] Elsner B, Hommel B 2001 Effect anticipation and action control. J Exp Psychol Hum Percept Perform 27:229–240.

[8] Fernandez-Perez AM et al 2008 Effects of myofascial induction techniques on physiologic and psychologic parameters: a randomized controlled trial. J Altern Complement Med 14:807–811.

[9] Frymann V 1998 The collected papers of Viola M Frymann, DO. Legacy of osteopathy to children. American Academy of Osteopathy, Indianapolis.

[10] Greenman PE 2003 Principles of manual medicine, 2nd edn. Williams and Wilkins, Baltimore, Ch 1 & 2.

[11] Henley CE et al 2008 Osteopathic manipulative treatment and its relationship to autonomic nervous system activity as demonstrated by heart rate variability: a repeated measures study. Osteopathic Med Prim Care 2, 7.

[12] Khan KM, Scott A 2009 Mechanotherapy. Br J Sports Medicine 43:247–251.

[13] Kjaer M et al 2009 From mechanical loading to collagen synthesis. Scand J Med Sci Sports 19(4):500–510.

[14] Lee RP 2008 The living matrix: a model for the primary respiratory mechanism. Explore (NY) 4(6):374–8.

[15] Lund I et al 2002 Repeated massage-like stimulation induces long-term effects on nociception: contribution of oxytocinergic mechanisms. Eur JNeurosci 16, 330e338.

[16] McPartland JM et al 2005 Cannabimimetic effects of osteopathic manipulative treatment. J Am Osteopath Assoc 105(6):283e291.

[17] Minasny B 2009 Understanding the process of fascial unwinding. Int J Ther Massage Bodywork 2(3):10–7.

[18] Myers T 2009 Anatomy Trains, 2nd edn. Churchill Livingstone, Edinburgh.

[19] Oschman JL 2009 Charge transfer in the living matrix. J Bodyw Mov Ther(3):215–28.

[20] Pischinger AA 1991 Matrix and matrix regulation: basis for a holistic theory of medicine. In: Heine H (ed) English edn. Haug International, Brussels p 53.

[21] Quere, N et al 2009 Fasciatherapy combined with pulsology touch induces changes in blood turbulence potentially beneficial for vascular endothelium. J Bodyw Mov Ther 13(3):239e245.

[22] Ralevic V et al 2002 Cannabinoid modulation of sensory neurotransmission via cannabinoid and vanilloid receptors: roles in regulation of cardiovascular function. Life Sciences 71:2577e2594.

[23] Rivers WE et al 2008 Short-term hematologic and hemodynamic effects of osteopathic lymphatic techniques: a pilot crossover trial. JAOA 108, 646e651.

[24] Schleip R 2003 Fascial plasticity: a new neurobiological explanation. Part 2. J Bodyw Mov Ther 7:104–116.

[25] Schleip R et al 2005 Active fascial contractility: fascia may be able to contract in a smooth muscle-like manner and thereby influence musculoskeletal dynamics. Med Hypotheses 65:273–277.

[26] Standley P, Meltzer K 2008 Effects of repetitive motion strain (RMS) and counter-strain (CS), on fibroblast morphology and actin stress fiber architecture. J Bodyw Mov Ther 12(3):201–203.

[27] Still AT 1902 The philosophy and mechanical principles of osteopathy. Hudson-Eimberlt, Kansas City, pp 60–65.

[28] Tozzi P et al 2011 Fascial release effects on patients with non-specific cervical or lumbar pain. J Bodyw Mov Ther15(4):405–16.

[29] Tozzi P et al 2012 Low back pain and kidney mobility: local osteopathic fascial manipulation decreases pain perception and improves renal mobility. J Bodyw Mov Ther16(3):381–91.

[30] Upledger JE 1987 Craniosacral therapy II: beyond the dura. Eastland Press, Seattle.

[31] Vick DA et al 1996 The safety of manipulative treatment: review of the literature from 1925 to 1993. J Am Osteopath Assoc 96:113–115.

[32] Vleeming A et al 1995 The posterior layer of the thoracolumbar fascia: its function in load transfer from spine to legs. Spine 20:753–758.

[33] Ward RC 2003 Foundations for osteopathic medicine, 2nd edn. Philadelphia, Lippincott Williams & Wilkins, pp 931–65.

[34] Weintraub W 2003 Tendon and ligament healing: a new approach to sports and overuse injury.

Paradigm Publications, Herndon, VA, pp 66–67.

[35] Wipff PJ, Hinz B 2008 Integrins and the activation of latent transforming growth factor beta1–an intimate relationship. Eur J Cell Biol 87(8–9):601–15.

第十一章

平衡韧带张力技术

保罗·托兹（Paolo Tozzi）

简介

平衡韧带张力（BLT），也称为韧带关节应变术（LAS），是一种无创、安全且相当常见的整骨疗法技术（Sleszynski & Glonek，2005）。根据 BLT 原理，身体中的所有关节都是平衡的韧带关节机制，在受伤、感染或机械应激后可能发生改变。因此，BLT 最初被认为是一种间接治疗关节应变的技术。实施这项技术首先需要组织脱离其保护位置，然后将功能失调的模式放大到舒适位，直至达到韧带张力妥协的程度——达到了张力韧带平衡，并感觉到放松。尽管它是专门针对关节紊乱提出的，但同样的原理也适用于膜性、体液流动、筋膜和内脏功能紊乱。它在各种临床条件下也被证明是有效的，可通过影响筋膜、肌肉和神经结构，以及淋巴和血液流动发挥作用。

背景

据报道，BLT 是由 A. T. 斯蒂尔（整骨疗法创始人）开发的，由 R. 利平科特和 H. 利平科特、R. 贝克尔和 A. 威尔斯（Crow，2010）进行了较大程度的扩展。然而，对其发展做出主要贡献的人应该是"颅骨整骨疗法之父"W. G. 萨瑟兰德。在思想贡献方面，萨瑟兰德（W. G. Sutherland DO，1998）将 BLT 方法描述为颅骨治疗原则在身体和四肢其他部位的应用。其核心理念是每个关节在正常状态下都应处于其包膜和韧带组件的张力平衡状态，负责本体感受和关节活动，以及保持姿态时的肌肉反应。"在正常运动中，随着关节位置的改变，韧带之间的关系也会发生改变，但关节机制内的总张力不会改变。"（Carreiro，2009）然而，当损伤或关节紊乱发生时，这种生理和张力平衡可能会受损，产生近端和远端效应。因此，当关节或组织超过其生理屏障，出现功能障碍，无法回到正常位置时，会显示其正常平衡点发生了移动。BLT 的目的是通过寻找和维持相关组织内的平衡张力点来恢复张力和功能平衡，从而使内在的身体潜能可以从中找到纠正的方法。

目标

BLT 主要用于整骨治疗，通常被患者认为是一种令人愉快和放松的技术。已表明的治疗对象：

• 关节损伤，以及关节和肌筋膜功能障碍（Speece&Crow，2001）；

• 女性慢性盆腔疼痛（Tettambel，2005）；

• 尾骨痛（Fraix&Seffinger，2010）；

• 足下垂症状（Kuchera，2010a）；

• 淋巴充血和局部水肿（Kuchera，2010b；Nicholas&Nicholas，2011）；

• 头痛、骨质疏松和急性哮喘（Digiovannaet al.，2005）；

• 婴幼儿（Carreiro，2009）；

• 慢性腰痛——这是 14 种最常用的治疗方法之一（Licciardone et al.，2008）。

临床目标：

• 纠正关节应变；

• 释放包膜和韧带张力；

• 改善关节功能障碍，包括急性关节功能障碍；

• 平衡自主活动；

• 促进滑膜液循环；

• 血管堵塞减压；

• 神经压迫释放。

评估

当临床评估发现任何关节应变迹象时，可选择应用 BLT：功能丧失、疼痛、关节活动受限或肌筋膜组织运动受限、流体动力学上的受损（动脉、静脉、淋巴管和滑膜）、精细和粗大运动不足，控制、感觉改变、关节松弛、肌肉僵硬或痉挛。这些变化可能是由工作、运动或爱好相关的位置和活动后的代偿模式、炎症、感染、宏观创伤或重复性微创伤事件引起的。关节紊乱也可能会改变囊-韧带复合体的正常本体感受作用，导致反射性肌肉激活受损（Solomonow，2009）。因此，这可能会在局部和整体范围内改变关节位置和身体姿势，容易再次发生损伤和建立慢性功能障碍模式。

方案

BLT 主要是一种间接技术，其应用安全、无创，这与轻柔触摸和患者的配合相关。治疗师应将治疗动作保持在组织允许的活动和弹性范围内，避免造成不适或患者身体的自主性防护。在整个操作过程中，治疗师应保持感知状态，在患者对治疗做出反应时寻找诊断线索。当治疗一个身体部位时，解剖特征的可视化可能会加强手术及其治疗效果："在治疗患者的同时，始终保持你的大脑中有一张正常身体的图像。"（Still，1899）尽管通常可简化为 3 个主要步骤（脱离-扩大-平衡），但当应用于脚踝时，可将 BLT 的程序扩展为 7 个阶段，如表 11.1 所示（另请参见图 11.1）。

表 11.1 踝关节 BLT 应用示例

1. 功能诊断	在对踝关节进行评估后，治疗师可能会发现足底弯曲、内收和内翻的功能异常载体。
2. 脱离	当患者仰卧时，治疗师可以握住其脚踝（如图 11.1 所示），然后施加牵引或压缩，不断观察工作区域的解剖结构，同时感知周围组织表达的运动。
3. 扩大	治疗师在组织允许的活动范围内，通过足底弯曲、内收和内翻，在各个方向上发现中性点，扩大所涉及的踝关节的功能障碍模式。
4. 平衡	治疗师将平衡点定位在踝关节足底弯曲、内收和内翻的范围内，在这个范围内，所有方向的张力都相等。
5. 握持	治疗师握住平衡点，同时可视化踝关节的解剖结构。可能需要深呼吸，以促进释放。从业者应该记住，握持过于牢固可能会阻止变化的发生。
6. 释放	治疗师可能会感觉到治疗后踝关节内部和周围张力模式的崩塌，以及其他的释放迹象。组织固有的力量可能会使脚踝回到中立位置，这应该得到治疗师的允许。如果没有实现释放，则可能没有充分确定确切的平衡点。如果是这种情况，则应从第 4 阶段开始重复该程序。
7. 重新评估	治疗师将踝关节恢复到中立位置，并从各个方向重新评估关节。踝关节内部和周围的组织张力应保持平衡。

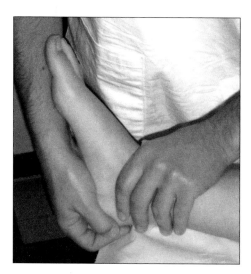

图 11.1 踝关节的平衡韧带张力（BLT）操作。患者呈仰卧位。治疗师用一只手握住足跟，另一只手握住足踝，将足底靠在前臂上

1. 功能诊断： 应通过对相关结构的准确评估，以定位运动限制、位置的不对称性、组织结构变化和压痛（Greenman，2003）。在给定的关节中，韧带张力的不平衡会形成更容易向"缩短的"韧带复合体移动的趋势，并且当关节在相反方向上进行测试时，活动范围会减小。有人指出："平衡扭曲不需要破坏韧带。"（Crow，2010）在评估结束时，治疗师应确定在技术实施过程中要处理哪些功能不良的关节载体。

2. 脱离： 在这个阶段，可以使用牵引力或压缩力（尽管后者更常用），先使所涉及的关节脱离，并使运动在最小的阻力下

发生。"这类似于在汽车上推动离合器来换档"（Speece&Crow，2001）。这种力量有助于医生在寻求中性点的同时感受到固有的组织运动。

3. 扩大： 关节被带向损伤的方向，增加了相对自由的位置，张力组织的表达仅到一定程度，所有的力（如扭转、剪切）在相互平衡中达到一个中性点。换句话说，治疗师使韧带、膜和筋膜连接到一个舒适和阻力最小的位置，或者简单地匹配组织张力，但始终保持在允许运动的范围内。治疗师在实施治疗时不应使压力超过平衡点（Moeckel&Mitha，2008）。

4. 平衡： 一旦所有的结缔组织张力达到平衡，所有关节活动的载体都会处于平衡状态，中性点中应该会有一种平衡感。"在必要的情况下，关节沿着病变位置的方向移动，以使韧带结构薄弱部分的张力等于或略大于未拉紧部分的张力。这是平衡张力的点。在这种状态下，组织对自我校正倾向的抵抗程度最小。这表明平衡不仅在韧带结构中，而且在细胞膜（平衡膜张力）、筋膜（平衡筋膜张力）和流体（平衡流体张力）中也能被识别出来。平衡张力涉及了活动自由和活动限制之间的中性点（Magoun，1976）。

5. 握持： 平衡点被认为是允许"内在的生理功能显示其自身毫无偏差的能力"的位置（Becker，1990）。在这一阶段，张力性和神经性信息被详细阐述（提炼阶段），直到在矫正改变之前得到一个静止点。由于韧带不是在自主控制之下的，萨

瑟兰德（Sutherland，1998）建议使用身体的内在力量来促进组织释放：可以请患者配合（如呼吸、姿势、主动运动、肌肉收缩、眼-舌运动、患者体位），作为技术的"强化策略"。患者协助可能是自发的，例如不自主的肌肉运动或深呼吸，但在某种程度上，它有助于克服"身体防御机制对释放病变的抵抗"（Lippincott，1949）。

6. 释放： 感觉到释放，通过平衡韧带张力将关节恢复到正常位置。组织内熔解、软化和液体重组的感觉可能会与关节中线的温暖、扩张和恢复一起被感知。

7. 重新评估： 关节恢复到中立位置，然后重新评估。

在治疗过程中，BLT 张力点的位置也可以用来维持对关节施加的高速推力，如下面的类比所示。

不过："如果你把一匹马拴在一根柱子上，你想把它解开时，你不会先吓唬它，让它在解开绳子的过程中把绳子拉回来紧紧抓住，是吗？"（Fryette，1954）。

BLT 已被证明是一种有效的用于整骨疗法的综合治疗技术：

• 感染后的中耳积液（Steeleet al.，2010）、结肠无力（Cohen-Lewe，2013），以及有常规治疗失败病史的慢性颈痛和腰痛（Gronemeyer et al.，2006）。

• 早产儿胃肠道紊乱。该方法有助于缩短其在重症监护室的住院时间（Pizzolo-russo et al.，2011），以及可用于患有母乳喂养功能障碍的住院早产儿的治疗（Lund et al.，2011）。

- 慢性心血管疾病住院患者（Kaufman，2010）和用于心血管疾病高风险受试者的管理（Cerritelli et al.，2011）；促进有益的血流动力学效应帮助冠状动脉旁路移植术患者的恢复（O-Yuavic et al.，2005）。
- 一般住院患者。减少他们的焦虑和疼痛（Pomykala et al.，2008）。

BLT 也被证明是治疗偏头痛的整骨疗法中的一项有用的综合技术，其成本低于同种干预疗法（Schabert&Crow，2009）。同时，BLT 在动物治疗中也是一种有效的技术，已经证明它能在患有膝外翻的狗身上产生显著的效果（Accorsi et al.，2012a），以及当应用于患有多发性关节炎的狗时，会立即产生抗炎作用（Accorsi et al.，2012b）。

BLT 已被证明用于腓骨头和骨间膜时可减轻足下垂症状（Kuchera，2010a）；可用于腱鞘炎和足底筋膜炎（Modi & Shah，2006）；也可用于女性慢性盆腔疼痛（Tettambel，2005）和尾骨痛（Fraix & Seffinger，2010）；还可用于头痛、骨质疏松症和急性哮喘（DiGiovanna et al.，2005），以及影响婴儿和儿童的各种情况——包括那些有感觉整合障碍的情况（Moeckel & Mitha，2008）——如臂丛损伤和欧勃氏麻痹、哺乳功能障碍、偏头痛和鼻窦炎（Carreiro，2009）。

BLT 的相对禁忌证：骨折、关节脱位和严重不稳定、感染、恶性肿瘤、严重骨质疏松和开放性伤口（Nicholas&Nicholas，2011）。

机制

最新的研究表明，肌肉、关节囊、韧带和相关的筋膜结构可以作为一个整体共同运行，维持关节功能和稳定性。就解剖特征而言，韧带与肌肉纤维呈串联而非平行排列（van der wal，2009）。他们也被证明在解剖学和功能上与筋膜结构和关节囊之间具有连续性（Willard，1997）。因此，当肌肉收缩时，不管关节位置或肌肉收缩的阶段如何，韧带和筋膜作为结缔组织复合体都会自动接合，帮助关节保持自身的稳定（Libbey，2012）。此外，从生理学角度来看，韧带中的传入机械感受器似乎能诱发韧带肌肉反射，从而可能对与关节相关的肌肉产生抑制作用（Solomonow，2009）。这可能会反过来改变韧带本身的负荷。这种反射可能在 BLT 应用过程中起作用，对整个筋膜-肌肉-韧带-囊关节复合体的张力状态产生影响。从这个意义上讲，萨瑟兰德的话（1998）确实是恰当的："韧带而不是肌肉，是矫正关节关系和位置的天然机构。"

最初，当应用 BLT 时，拉紧的关节会受到一个松动力：这可能会减少或消除关节周围胶原纤维的"卷曲"（不在拉伸负荷下出现波动），从而造成胶原结构的暂时延长（Threlkeld，1992）。接下来，我们继续扩大功能失调的模式，撤销组织负荷，可能会减少神经输入及机械应力。根据范·布斯柯克（van Buskirk，1990）的说法，将一个关节放在舒适位可能会产生肌肉纺锤的负荷卸载，同时可能会加载高尔基肌腱器官负荷。这可能会使得肌肉张力和相关的筋膜张力得到调节。此外，韧带中的机械感受器的激活可能会影响局部血液供应和组织黏度，产生局部或全身效应（Schleip，2012）。此外，舒适位可能会使来自功能障碍区域的伤害性输入安静下来，从而潜在地对脊柱节段产生促进作用。已知与伤害性吸收有关的周围生化物质（细胞因子等）的减少可抑制局部水肿和降低交感神经驱动力，这可能会预先地促进局部血管收缩和减少相关关节和组织的淋巴流。

随后，在 BLT 应用过程中，达到了平衡张力的位置。在这个阶段，来自相关组织的神经本体感觉反馈可能保持在一个较低的水平，而他们的无意识运动平静下来，通常会经过一个静止点。在这一点上，直到感觉到释放为止，不同的身体节奏和流体动力学之间可能会发生复杂的相互作用。萨瑟兰德（Sutherland）提到了在整个身体内传播的潮汐现象，其中包括产生间隙流动的液体。这一概念最近得到了相关研究的支持（Chikly&Quaghebeur，2013）。在功能障碍的情况下，间质流体波动会受到损害，可能导致组织缺氧和积累疼痛诱导废物，如前列腺素和含氮废物。对此，可以恢复平衡张力（如通过 BLT），重新建立流体运动和更正常的功能。

在 BLT "平衡和保持" 阶段，医生可以要求患者提供呼吸方面的合作。这可能在肌筋膜松弛和关节活动性改善中起

作用，因为呼吸似乎对肌筋膜张力（Cummings&Howell，1990）有影响，甚至对非呼吸肌肉（Kisselkova&Georgiev，1979）也有影响，这表明它们能从呼吸中心接收输入信息。

细胞和液体交换发生在基质内部并通过基质进行。根据张拉整体模型，整个物体是一个三维黏弹性矩阵，由动态平衡中的压缩力和张力整合系统来平衡。从这个角度来看，骨骼是非接触杆，起到了压缩框架的作用，嵌入在一个连续的连接系统（张力系统）中，也就是体内肌筋膜连续体。

这样的系统表现出了平衡的张力，同时有能力动态地适应系统中任何地方引入的任何力。由于其层次结构，任何施加的负荷都可以通过力的非线性分布影响整个系统的任何部分，从细胞到整个身体，反之亦然。

研究表明，组织结构的改变可能会改变细胞骨架的排列，进而影响基因表达和细胞代谢（Chen&Ingber，1999）。例如，成纤维细胞株可能启动一系列活动，这些活动会减弱促炎物质，同时刺激抗炎信号通路（Tsuzaki et al.，2003），从而影响疼痛感知。一个短暂的中等振幅（20%~30%的应力）包括结缔组织的拉伸，会降低 TGF-β1 和胶原的合成，防止软组织粘连的发生（Bouffard et al.，2008）。因此，有益的轻柔且平衡的应变，例如在 BLT 期间应用的应变，可以在细胞水平上被感知，使组织结构和功能正常化。从这个意义上来说，BLT 可能是将拉伸整体概念应用于治

疗的最好例子之一。此外，在组织反应中起作用的不仅是应变大小，而且还有应变持续时间和方向，因为它们似乎都对细胞生长、离子传导和基因表达有不同的调节作用，并通过不同的拉伸激活钙通道信号做出相应的反应（Kamkin et al.，2003）。

参考文献

[1] Accorsi A et al 2012a Osteopathic manipulative treatment for knock knee: a case finding. Conference Proceedings. First International Congress of Osteopathy in Animal Practice, 28–29 September. Rome, Italy, p 11.

[2] Accorsi A et al 2012b Case-report: impact of OMT on biochemical mediators of inflammation. Conference Proceedings. First International Congress of Osteopathy in Animal Practice, 28–29 September. Rome, Italy, p 10.

[3] Becker RE 1990 Foreword. In: Sutherland WG (ed) Teachings in the science of osteopathy. Sutherland Cranial Teaching Foundation, Fort Worth, TX.

[4] Bouffard NA et al 2008 Tissue stretch decreases soluble TGF ß1 and Type-1 pro-collagen in mouse subcutaneous connective tissue: evidence from ex vivo and in vivo models. J Cell Physiol 214: 389–395.

[5] Carreiro JE 2009 Pediatric manual medicine: an osteopathic approach. Churchill Livingstone Elsevier, Edinburgh.

[6] Cerritelli F et al 2011 Osteopathic manipulation as a complementary treatment for the prevention of cardiac complications: 12-months follow-up of intima media and blood pressure on a cohort affected by hypertension. J Bodyw Mov Ther 15(1):68–74.

[7] Chen CS, Ingber DE 1999 Tensegrity and mechanoregulation: from skeleton to cytoskeleton. J Osteoarthritis Res Soc Int 7:81e94.

[8] Chikly B, Quaghebeur J 2013 Reassessing cerebrospinal fluid (CSF) hydrodynamics: a literature review presenting a novel hypothesis for CSF physiology. J Bodyw Mov Ther 17(3): 344–54; epub: 12 Apr.

[9] Cohen-Lewe A 2013 Osteopathic manipulative treatment for colonic inertia. J Am Osteopath Assoc 113(3):216–20.

[10] Crow WMT 2010 Balanced ligamentous tension and ligamentous articular strain. In: Chila AG (ed) Foundations of osteopathic medicine. Philadelphia, Lippincott Williams & Wilkins, Ch 52.

[11] Cummings J, Howell J 1990 The role of respiration in the tension production of myofascial tissues. JAOA 90 (9):842.

[12] DiGiovanna DL et al 2005 An osteopathic approach to diagnosis and treatment, 3rd edn., Lippincott Williams & Wilkins, Philadelphia.

[13] Fraix MP, Seffinger MA 2010 Acute low back pain. In: Chila AG (ed) Foundations of osteopathic medicine. Lippincott Williams & Wilkins, Philadelphia, Ch 69.

[14] Fryette HH 1954 Principles of osteopathic technique. Academy of Applied Osteopathy Carmel, CA, p 62.

[15] Greenman PE 2003 Principles of manual medicine, 2nd edn. Williams and Wilkins, Baltimore, Chs 1 & 2.

[16] Gronemeyer J et al 2006 Retrospective outcome analysis of osteopathic manipulation in a treatment failure setting. In: 50th Annual AOA Research Conference-Abstracts. J Am Osteopath Assoc 106:471–510.

[17] Kamkin A et al 2003 Activation and inactivation of a non-selective cation conductance by local mechanical deformation of acutely isolated cardiac fibroblasts. Cardiovasc Res 57 (3): 793e803.

[18] Kaufman B 2010 Adult with chronic cardiovascular disease. In: Chila AG (ed) Foundations of osteopathic medicine. Lippincott Williams & Wilkins, Philadelphia, Ch 55.

[19] Kisselkova G, Georgiev V 1979 Effects of

training on post-exercise limb muscle EMG synchronous to respiration.J Appl Physiol Respir Environ Exerc Physiol 46:1093–1095.

[20] Kuchera ML 2010a Lower extremities. In: Chila, AG (ed) Foundations of osteopathic medicine. Philadelphia, Lippincott Williams & Wilkins, Ch 42.

[21] Kuchera ML 2010b Lymphatics approach. In: Chila AG (ed) Foundations of osteopathic medicine. Philadelphia, Lippincott Williams & Wilkins, Ch 51.

[22] Libbey R 2012 Ligamentous articular strain technique–a manual treatment approach for ligamentous articular injuries and the whole body. Journal of Prolotherapy 4:e886–e890.

[23] Licciardone JC et al 2008 Osteopathic health outcomes in chronic low back pain: the osteopathic trial. Osteopath Med Prim Care Apr 25;2:5.

[24] Lippincott, HA 1949 The osteopathic technique of Wm G. Sutherland DO. Yearbook of the Academy of Applied Osteopathy. AAO, Indianapolis, p 1–41.

[25] Lund GC et al 2011 Osteopathic manipulative treatment for the treatment of hospitalized premature infants with nipple feeding dysfunction. J Am Osteopath Assoc 111(1):44–8.

[26] Magoun HI 1976 Osteopathy in the cranial field, 3rd edn. Journal Printing Company, Kirksville, MO, Ch 5.

[27] Modi RG, Shah NA 2006 Comlex review: clinical anatomy and osteopathic manipulative medicine. Blackwell, Malden, MA, Ch 9, 10.

[28] Moeckel E, Mitha N 2008 Textbook of pediatric osteopathy. Churchill Livingstone, Edinburgh, Ch 8.

[29] Nicholas A, Nicholas E 2011 Atlas of osteopathic techniques, 2nd edn. Lippincott Williams & Wilkins, Philadelphia, Chs 14 & 16.

[30] O-Yurvati AH et al 2005 Hemodynamic effects of osteopathic manipulative treatment immediately after coronary artery bypass graft surgery. J Am Osteopath Assoc Oct 105(10):475–81.

[31] Pizzolorusso G et al 2011 Effect of osteopathic manipulative treatment on gastrointestinal function and length of stay of preterm infants: an exploratory study. Chiropr Man Therap 19(1):15.

[32] Pomykala M et al 2008 Patient perception of osteopathic manipulative treatment in a hospitalized setting: a survey-based study. J Am Osteopath Assoc 108(11):665–8.

[33] Schabert E, Crow WT 2009 Impact of osteopathic manipulative treatment on cost of care for patients with migraine headache: a retrospective review of patient records. J Am Osteopath Assoc 109(8):403–7.

[34] Schleip R 2012 Fascia as a sensory organ. A target of myofascial manipulation. In: Dalton E. Dynamic body–exploring form, expanding function. Freedom from Pain Institute, Oklahoma City.

[35] Sleszynski SL, Glonek T 2005 Outpatient osteopathic SOAP note form: preliminary results in osteopathic outcomes-based research. J Am Osteopath Assoc 105(4):181–205.

[36] Solomonow M 2009 Ligaments: a source of musculoskeletal disorders. J Bodyw Mov Ther 13(2):136–54.

[37] Speece C, Crow T 2001 Ligamentous articular strain: osteopathic techniques for the body. Eastland Press, Seattle.

[38] Steele KM et al 2010 Brief report of a clinical trial on the duration of middle ear effusion in young children using a standardized osteopathic manipulative medicine protocol. J Am Osteopath Assoc 110(5):278–284.

[39] Still AT 1899 Philosophy of osteopathy. Journal Printing Company, Kirksville, MO, Ch 1.

[40] Sutherland WG 1998 Contributions of thought. In: Sutherland AS, Wales AL (eds) The Sutherland cranial teaching foundation. Ruda Press, Portland.

[41] Tettambel MA 2005 An osteopathic approach to treating women with chronic pelvic pain. J Am Osteopath Assoc 105(9 Suppl 4):S20–2.

[42] Threlkeld J 1992 The effects of manual therapy on connective tissue. Phys Ther 72:893–902.

[43] Tsuzaki M et al 2003 ATP modulates load-inducible IL-1beta, COX 2, and MMP-3 gene

expression in human tendon cells. J Cell Biochem 89 (3):556e562.

[44] Van Buskirk RL 1990 Nociceptive reflexes and the somatic dysfunction: a model. JAOA 90(9): 792–805.

[45] van der Wal J 2009 The architecture of the connective tissue in the musculoskeletal system – an often overlooked functional parameter as to proprioception in the locomotor apparatus. Int J Ther Massage Bodywork 2(4):9–23.

[46] Willard FH 1997 The muscular, ligamentous and neural structure of the low back and its relation to back pain. In: Vleeming, A et al (eds) Movement, stability and low back pain: the essential role of the pelvis. Churchill Livingstone, Edinburgh.

第十二章

仪器辅助下的软组织动员

沃伦·I. 哈默（Warren I. Hammer）

简介

本书讨论的筋膜疗法的一个基本特征是组织变形的产生。身体中的每一个细胞都需要变形（如运动、拉伸和压缩），这样才能发挥其功能。

如前几章所讨论的（见第一章中的机械转导），应用组织变形会产生无数的影响。组织的变形对于生命来说是必要的，对于组织的生成和修复过程也是必要的。我们每天的运动和锻炼是这种变形的重要来源。手动方法甚至可以被认为是一种实用的、局部的、精确的被动运动形式。

机械负荷的一个主要作用是处理细胞水平的变化，包括细胞形态、细胞骨架组织、细胞存活、细胞分化和基因表达的变化，以产生RNA或必要的蛋白质（Pirolaet al.，1994；Sarasa&Chiquet，2005）。对机械负荷促进成纤维细胞增殖的形式（尤其是Ⅰ型胶原；Rozario&Desimone，2010）、细胞外基质（ECM）的形成、生长因子（细胞因子）的释放及通过转导进行的大量的化学反应的认识仍处于早期阶段。组织变形是触发机械感应和刺激本体感受的主要

因素（van der Wal，2012）。此外，由于筋膜作为一种力传输器与肌肉一起发挥作用，组织变形可能也参与了肌肉力传递的恢复（Turrina et al.，2012）。

现在的问题是：我们到底想改变什么样的筋膜组织？许多临床医生都提到要清除纤维化瘢痕组织，但尽管瘢痕可能会被拉伸，但也无法恢复其正常的功能状态。纤维化是炎症级联末期损伤后发生的正常过程。但严重损伤和纤维的实际撕裂会导致肌纤维间瘢痕组织纤维带异常。斯泰科等人（Stecco et al.，2013）区分了纤维化和他们所说的筋膜致密化。他们认为纤维化是在致密结缔组织内发生的筋膜组织成分和形态的宏观重排，在MRI、CAT扫描和超声上很容易识别。手动方法获得的大多数临床结果很可能是恢复含有脂肪细胞、糖胺聚糖（GAGs）和透明质酸（HA）的松散结缔组织功能的结果。疏松结缔组织中的致密化，而不是纤维化，是由于组织黏度的增加而发生的。这种增加的黏度是由较大的羟基磷灰石碎片和羟基磷灰石分子缠结造成的。HA分子通过深度压缩、摩擦、加热和碱度增加

而正常化，这些因素可以使凝胶变成更具流动性的介质，从而恢复筋膜的正常滑动功能（可参考第一章）。斯泰科及其同事（Stecco at d.，2013）推测肌筋膜疼痛综合征的僵硬和疼痛主要由松散结缔组织的致密化引起。

使用手以外的工具可能可以追溯到几千年前；例如，在进行刮痧时，从业者会使用汤匙、硬币或水牛角片等器具。一般是通过"刮擦"皮肤进行（但不伤害表皮），在此过程中传统的观点认为病原性血瘀正在被改变，更多的正常循环和代谢过程正在被促进。通过使用刮削工具改善筋膜的微粘连，促进淋巴系统运输和清除停滞液体。在希腊和罗马的浴室里，人们用被称为刮身板的弯曲的金属工具来刮去身体上的污垢和汗液，可能也有类似的效果（Kotera Feyer，1993）。

目前，器械辅助软组织动员（IASTM）主要是使用手持器械，这些器械会成为手的延伸，在许多情况下会重复或改善手动操作的临床效果。仪器可以由石头、不锈钢、木材、塑料和陶瓷等材料制成。可能与直觉相反，IASTM 实际上增强了检测主要和次要纤维化和（或）致密组织的触诊技能。仪器也可以在必要时更深地持续穿透组织。罗格曼尼和沃登已证实（Loghmani&Warden，2009），使用 IASTM 可加快康复 / 恢复。对于医生来说，使用 IASTM 带来的一个非常重要的好处是减少他 / 她的手和关节的手动压力。据说，随着时间的推移，手动治疗师手部和

上肢的重复性损伤是导致失业的主要原因（Snodgrass et al.，2003）。本章概述了 IASTM 的安全使用准则。

器械辅助下的软组织动员

应用最广泛的 IASTM 方法可能是格拉斯顿技术®（GT），它于 1994 年被正式推出。GT 采用 6 种专用不锈钢仪器（图 12.1），其轮廓采用斜边设计以适应身体的各种组织 / 形状 / 曲线。不锈钢具有比其他材料更高的共振性能，这使得它能成为更好的组织限制传感器。熟练使用 GT，需要经过专业培训。

大多数人认为，没有什么可以取代手成为一种感官诊断工具，但 IASTM 可以成为依赖手动治疗的临床医生的一种重要方式。多年来，仪器的使用一直在增加。根据最近与 GT 会长的谈话（Arnolt，2013）：

迄今为止，GT 已培训了近 16 000 名临床医生，主要是在美国。该仪器用于 1600 多家门诊机构的治疗。它们被 70 多个工业、军队和娱乐场所采用，对 250 多名业余和专业的体育组织的运动员进行治疗。最重要的是，GT 得到了 57 个学术机构的支持。它是目前在物理治疗师、运动教练和（脊柱）按摩疗法医生高级学位课程中教授的最重要的仪器辅助系统。

IASTM 仪器的使用使医生能够轻松感知和识别肌筋膜限制。根据所用的筋膜技术，仪器可用于向加厚限制区域施加局部压力或摩擦。该仪器可广泛应用于更大

的区域，如股四头肌或肌腱。IASTM 也可以应用于筋膜的表层或深层。由于压力的集中和 IASTM 所能承受的摩擦，处理时间可能会缩短。理想情况下，在使用仪器或手之前，应进行功能检查，包括被动运动、收缩和主动运动测试，以确定疼痛的可能来源。治疗后的测试对于确定手术是否成功尤为重要。正如后面所讨论的，用摄动法进行处理，即患者做一个痛苦的动作来表明他们在哪里感到疼痛，是一种揭示和治疗异常组织的有效方法。

相关研究

有许多病例研究和一些组织学研究证实了 IASTM 的价值。

• 早期研究强调了 IASTM 后成纤维细胞的增殖。虽然人们认识到机械负荷会对很多愈合效果产生影响，而成纤维细胞在此过程中起着重要作用。"结缔组织的修复和维护主要由一种被称为成纤维细胞的间充质细胞来完成"（Eastwood et al., 1998）（关于成纤维细胞的更多信息，见第一章）。

• 成纤维细胞影响 ECM 蛋白质的合成（Thie et al., 1989）。

• 机械应变能促进成纤维细胞中基因表达的改变，如创伤后促进胶原合成（Cui et al., 2004）。

• 格尔森等人（Gehlsen et al., 1999）描述了压力的增加是如何促进成纤维细胞增殖的。他们得出的结论是，高压比轻压或中度压更能促进愈合过程。

• 戴维森等人（Davidson et al., 1997）展示了 IASTM 是如何通过纤维母细胞募集和粗面内质网的产生来促进大鼠肌腱愈合的。

• 罗格曼尼和沃登（Loghmani & Warden, 2009）对 20 只大鼠双膝内侧副韧带（MCL）实施了双侧切除手术。在单膝上使用 GT 仪器，而另一侧膝部作为对照。术后 7 天，用 GT 左置 MCL 1 分钟，每周 3 次，持续 3 周。治疗组韧带侧较治疗组强 31%（P<0.01），硬 34%（P<0.001）。结果显示，愈合时间加快，这表明使用 IASTM 也有助于早期康复。对 IASTM 作用的一般观点是，它通过对组织引入在控制范围内的一定量的微创伤，可以重新启动炎症过程并刺激愈合级联。这会导致血液营养素和成纤维细胞的增生性侵入，造成胶原沉积，最终使组织成熟。

• 珀尔等人（Perle et al., 2003）对接受 GT 治疗的 1004 名患者进行了一系列具有前瞻性多中心的病例研究。结果表明，对于接受治疗的患者（见下文应用），疼痛（P<0.001）、麻木（P<0.002）显著减少，功能增加（P<0.001）。大多数患者达到了很高程度的治疗目标。

应用

IASTM 可用于大多数使用手进行手动负荷的区域。它几乎可以用于身体上任何有浅层及深层筋膜和韧带的地方。示例包括：

• 肌腱病变：疾病 / 炎症（上髁病变；Sevicrct al.，1995），足底筋膜炎；

• 神经压迫区，即腕管等（Anand-kumar，2012）；

• 关节炎和韧带（Loghm-ani & War-den，2009）；

• 创伤性或手术性瘢痕、淋巴水肿；

• 显示与复发性和慢性腰痛相关的筋膜增厚（Langevinet al.，2009）

• 颈痛、德克尔文氏综合征、上髁炎、纤维肌痛、IT 带综合征、关节扭伤、下腰痛、肌肉拉伤、疼痛瘢痕、足底筋膜炎、骨折后疼痛、肌腱炎（Perleet al.，2003）。

方案

一些医生发现，当使用器械时，他们触诊浅筋膜和深筋膜的能力大大增强，使用时间大大缩短。根据所使用的特定仪器的力和重量，可应用于浅表或深层组织。值得注意的是，仪器的深度和力可能会产生不同的结果。杨等人（Yang et al.，2005）推测重复的小幅度拉伸是抗炎的，而大幅度拉伸是促炎的。斯坦德利（Standley，2007）证明，轻度的手动肌筋膜治疗是抗炎的（这是一项体外研究）。使用轻度抚触治疗浅筋膜对改善循环和淋巴引流可能具有很重要的意义。

尽管仪器的摩擦本身可能产生足够的热量，但 IASTM（GT）的应用方案（表12.1）通常依赖于通过湿热或超声波进行的初始组织预热。研究发现，筋膜各层之间缺乏滑动可能是由 HA 分子的分子缠结导致黏度增加造成的，而温度升高是恢复正常 HA 流动性所必需的（Piehl-Aulin，1991），同时还需要压缩和摩擦来恢复正常筋膜滑动。临床经验表明，GT 应以沿斜边向下的方式使用。可使用一下几种类型的抚触：轻弹、J 形抚触、扶扫、框架、旋转刷、扇形或铲。今天，从业人员正在使用各种各样的工具，但是与大多数程序一样，随着时间和经验的增长，以及使用工具的更有效方法的确定，它成为了一门艺术。这种治疗可能会带来瘀伤，但最近的经验表明，在大多数情况下，只有建立一个红肿反应，才能获得满意的结果。如果发生局部炎症，这通常是必要的刺激愈合反应和新的结缔组织的铺设，重要的是至少在 4~7 天内不要对同一区域进行重复性治疗。

同时，有多种应用程序可与仪器一起使用（图 12.1）。例如，在网球肘（外侧上髁病）中，可使用宽器械 "GT-4" 和 "GT-5" 处理肘近端和远端区域，以感知最明显的筋膜限制的位置。较小的器械，

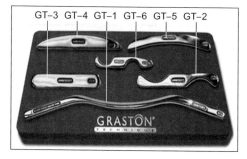

图 12.1　格拉斯顿技术®仪器

表 12.1　IASTM（GT）方案

治疗程序	原理
组织热身 至少 3 ~ 5 分钟： ·局部组织运动 ·湿热 ·超声波 ·10 ~ 15 分钟的心血管运动	增加血液流动和组织变暖
GT 的使用 每周在同一区域使用 2 次 GT 治疗 局部病变功能障碍区持续 30 秒 ~ 1 分钟 局部区域（如肩部）持续 3 ~ 5 分钟 所有区域联合治疗持续 8 ~ 10 分钟	打破软组织限制；创造新的细胞外基质
拉伸 在 IASTM 之后立即进行 1 ~ 3 次持续 30 秒的拉伸 马特斯主动性单独拉伸（2 组，每组 12 次）	延长缩短的结构；重新排列纤维
强化 高重复、低负荷：1 ~ 2 组，每组 15 次； 等张橡胶管，离心收缩 冷冻疗法（如有必要）	加强薄弱或延长的结构，减少治疗后炎症、酸痛和瘀伤的出现

如 GT-3 和 GT-6，可用于治疗外侧上髁周围的筋膜附着点（图 12.2 ~ 图 12.4）。治疗外上髁病变的 IASTM 程序的一个例子是

首先进行功能测试，例如抵抗手腕伸展和被动手腕弯曲，以识别疼痛和主诉区域。接下来，处理手臂和前臂的背侧和掌侧表

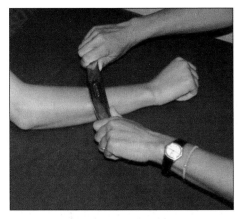

图 12.2　使用 GT-4 沿前臂伸肌背侧区域寻找致密化组织

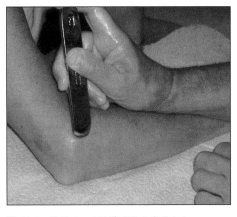

图 12.3　使用 GT-4 沿臂寻找致密化组织

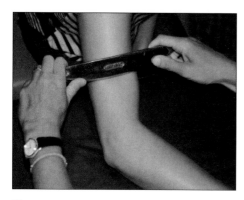

图 12.4　用 GT-3 治疗外侧上髁末端周围

面，以确定功能失调的疼痛区域，这些区域可能存在筋膜限制。

　　如大多数区域的处理，在这种情况下，肘部或器械应该朝着任何可能已经发现的屏障的方向使用。

　　它们也应用于手臂和前臂，包括拮抗肌的位置。这比用手指触摸周围所有区域要容易得多。

　　图 12.4 显示了在外侧上髁周围的附着点位置使用 GT-3（也可以使用 GT-6）。使用该方法要基于功能测试，比较治疗前和治疗后获得的信息；例如，功能测试治疗后（疼痛减轻）是否有改善？测试后还有哪些方面恶化了？

　　最初疼痛的部位可能会发生位置的改变，可以治疗新的部位，然后重新测试以进行改善。在第一次治疗后的再次检测中，经常发现患者的疼痛减轻或没有疼痛。在第二个疗程中，重新测试可能会显示功能测试疼痛减轻，临床医生可以接着治疗有触诊限制的类似区域或新区域。如果在第二次就诊时，患者病情恶化或没有

任何变化，建议通过扫描颈部、肩部和手部来检查近端和远端动力链。患者通常会问需要多少治疗。尽管这是不可预测的，但当 10 次连续的正向功能测试显示在治疗前没有症状时，应终止治疗。如果有指示，患者可以在家里做伸展运动。在外侧上髁病变的情况下，离心运动被证明对促进胶原合成和愈合非常有益（Croisier et al.，2007）。

　　文本框 12.1 中列出了相对禁忌证和绝对禁忌证（分别用黄旗和红旗表示）：

　　•建议最初只采用浅表、轻度抚触，特别是面对抗凝血的患者。

　　•癌症不是绝对禁忌证，因为姑息治疗可能也是必要的，这要取决于癌症的类型和治疗位置。**注意**：根据癌症的阶段和类型，增加血流会促进转移。如果有任何疑问，在继续之前应寻求专业的医疗许可。

　　•图 12.5 显示了在侧腰部使用的较大的仪器（GT-1）。

　　•图 12.6 显示了用于股四头肌／韧带区域的 GT-5，这通常对术后膝关节弯曲的减弱有治疗价值。

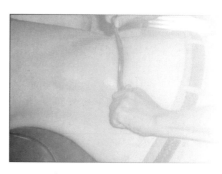

图 12.5　在方形腔区使用 GT-1

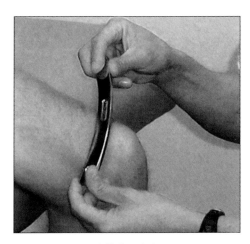

图 12.6　四头肌 / 支持带区域的 GT-5

目前，与运动相结合的 IASTM 的使用越来越广泛。约 9 年前，格雷格·多尔和汤姆·海德开始对通过使用器械治疗软组织 / 筋膜疾病进行了实验性研究，他们还在运动过程中使用器械进行综合性治疗，以引起疼痛、活动范围丧失和紧张感。使用增加体重（哑铃等）或其他方法来引起疼痛的治疗，往往有助于定位限制区域。患者站在平衡板上的治疗有助于刺激本体感觉。有一些研究指出了运动治疗的价值；例如，随着运动变得更加活跃，本体感觉的敏锐性也会提高，并且由于脑皮质活动随着主动活动的增加，本体感觉

文本框 12.1

红旗：绝对禁忌证（Carey Loghmani et al.，2010）

打开伤口未愈合的缝合部位 / 缝合线	过敏症
血栓性静脉炎	血肿
控制不佳的高血压	骨髓炎
肾功能不全	骨化性肌炎
患者不耐受 / 不依从	

黄旗：相关禁忌证

抗凝血药物的使用

癌症

静脉曲张

烧伤疤痕

急性炎症性疾病，即急性类风湿性关节炎

感染继发的滑膜炎

炎症性疾病

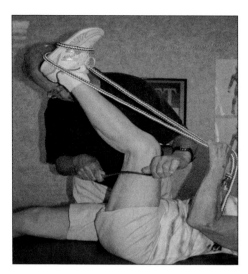

图12.7　主动单独伸展时对远端肌腱的治疗。针对远端肌腱，髋关节弯曲90度，腿部提升到最大，然后再拉伸1秒

的恢复也会增加（Chapman et al.，1987；Paalasmaa et al.，1991）。

- 图12.7显示了在主动独立拉伸过程中对远端肌腱的治疗（Mattes，2000）。
- 图12.8显示了在踝关节-足底弯曲期间使用平衡板治疗下腓肠肌/比目鱼肌区域。

总之，IASTM是治疗软组织功能障碍的有效方法。随着它的临床效果被越来越多的手动治疗从业者发现，它在美国和其他地方的应用越来越广泛。

参考文献

[1] Anandkumar S 2012 Physical therapy management of entrapment of the superficial peroneal nerve in the lower leg: A case report. Physiotherapy Theory Pract.

[2] Carey-Loghmani MT, Schrader JW, Hammer WI 2010 Graston Technique: M1 Instruction Manual, 3rd edn. TherapyCare Resources, Indianapolis.

[3] Chapman CE et al 1987 Sensory perception during movement in man. Exp Brain Res 68(3):516–24.

[4] Croisier JL et al 2007 An isokinetic eccentric programme for the management of chronic lateral epicondylar tendinopathy. Br J Sports Med 41(4):269–75, Epub 2007 Jan 15.

[5] Cui W, Bryant MR, Sweet PM, McDonnell PJ 2004 Changes in gene expression in response to mechanical strain in human scleral fibroblasts. Exp Eye Res 78: 275–284.

[6] Davidson CJ et al 1997 Rat tendon morphologic and functional changes resulting from soft tissue

图12.8　踝关节运动平衡板治疗时可增加本体感觉

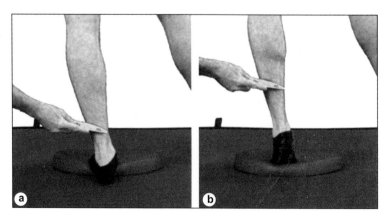

mobilization. Medicine and Science in Sports and Exercise 29:313–319.

[7] Eastwood M, McGrouther DA, Brown RA 1998 Fibroblast responses to mechanical forces. Proc Inst Mech Eng Vol 212 Part H.

[8] Gehlsen GM, Ganion LR, Helfst R 1999 Fibroblast response to variation in soft tissue mobilization pressure. Medicine and Science in Sports and Exercise 31 (4), 531–535.

[9] Kotera-Feyer E 1993 Die Strigilis. Lang, Frankfurt am Main, pp 63–148.

[10] Langevin HM, Churchill DL, Cipolla MJ 2001 Mechanical signaling through connective tissue: a mechanism for the therapeutic effect of acupuncture. FASEB J 15:2275–2282.

[11] Langevin HM et al 2009 Ultrasound evidence of altered lumbar connective tissue structure in human subjects with chronic low back pain. BMC Musculoskeletal Disorders 10:151.

[12] Loghmani MT, Warden SJ 2009 Instrument-assisted cross fiber massage accelerates knee ligament healing. J Orthop Sports Phys Ther 39:506–514.

[13] Mattes AL 2000 Active isolated stretching: The Mattes Method. Aaron L Mattes, PO Box 17217 Sarasota, FL 34276–0217, USA.

[14] Paalasmaa P, Kemppainen P, Pertovaara A 1991 Modulation of skin sensitivity by dynamic and isometric exercise in man. Applied Physiology 62: 279–283.

[15] Perle SM, Perry DG, Carey MT 2003 Effects of Graston Technique on soft tissue conditions: a prospective case series. In: WFC's seventh Biennial Congress, Orlando, FL, World Federation of Chiropractic, pp 344–345.

[16] Piehl-Aulin K 1991 Hyaluronan in human skeletal muscle of lower extremity: concentration, distribution, and effect of exercise. J Appl Physiol 71(6):2493–8.

[17] Pirola CJ et al 1994 Mechanical stimuli induce vascular parathyroid hormone-related protein gene expression in vivo and in vitro. Endocrinol 134 2230–2236.

[18] Rozario T, DeSimone DW 2010 The extracellular matrix in development and morphogenesis: a dynamic view. Dev Biol 341(1):126–40.

[19] Sarasa A, Chiquet M 2005 Mechanical signals regulating extracellular matrix gene expression in fibroblasts. Scand J Med Sci Sports 15, 223–230.

[20] Sevier TL et al 1995 Traditional physical therapy vs Graston Augmented Soft Tissue Mobilization in treatment of lateral epicondylitis. Journal of the American College of Sports Medicine 27:(5).

[21] Snodgrass SJ et al 2003 Factors related to thumb pain in physiotherapists. Aust J Physiother 49:243–250.

[22] Standley P 2007 Biomechanical strain regulation of human fibroblast cytokine expression: an in vitro model for myofascial release. Presentation at Fascia Research Congress, Boston. DVD from <www.fasciaresearch.com>

[23] Stecco A, Gesi M, Stecco C, Stern R 2013 Fascial components fo the myofascial pain syndrome. Curr Pain Headache Rep 17:352.

[24] Thie M, Schlumberger W, Rautenberg J, Robenek H 1989 Mechanical confinement inhibits collagen synthesis in gel-cultured fibroblasts. Eur J Cell Biol 48,294–301.

[25] Turrina A, Martinez-Gonzalez, Stecco C 2012 The muscular force transmission system: role of the intramuscular connective tissue. J Bodyw Mov Ther 17:95–102.

[26] van der Wal JC 2012 Proprioception. In: Schleip R, Findley T, Chaitow L, Huijing P et al (eds) Fascia: the tensional network of the human body. Elsevier, Edinburgh.

[27] Yang G, Im HJ, Wang JH 2005 Repetitive mechanical stretching modulates IL-1beta induced COX-2, MMP-1 expression, and PGE2 production in human patellar tendon fibroblasts. Gene 363:166–172.

第十三章

肌肉能量技术

里昂·蔡托（Leon Chaitow）

简介

肌肉能量技术（MET）起源于20世纪50年代的骨科医学，包括一系列的收缩或等张偏心收缩方法，可用于肌肉骨骼功能障碍的治疗和康复。

MET 最基本、最广泛的应用形式是对身体某一区域的精确定位（参考第五章关于屏障的说明），随后可进行短暂的等长收缩，在此过程中患者所使用的适度力量的级别，以及施力的方向和持续时间由治疗师决定。

在等长收缩停止（有时是在进行收缩其间）后，被处理的组织——软组织或关节——会被释放到一个新的位置。收缩的效果带来的变化使得组织比进行等长收缩前更容易被移动和拉伸，这将在下文中进行讨论。

收缩后的重新定位通常需要进行一定程度的拉伸，尤其是在慢性操作中，或需要利用运动阻力的减小带来的益处，可以在新的屏障边缘进行无痛定位而不需要伸展。

"无拉伸"选项在急性临床方案或关节治疗中应用较多（Chaitow，2013）。

定义

肌肉能量技术被定义为"整骨疗法手动诊断和治疗的一种形式，在这种方法中，患者的肌肉根据要求被主动地应用于从一个精确的受控位置，沿着特定的方向，抵抗明显的正在实施的反作用力。"（ECOP，2009）

在一次**等长收缩**中，没有明显的运动发生，但是肌肉的内在组分——肌动蛋白和肌球蛋白——相互作用使得肌节缩短（参考第五章中有关收缩的生理机能部分），从而拉伸了肌节的一系列弹性筋膜成分。可参考第五章中的图 5.1。

等张偏心收缩： 在这种收缩中，会出现一定程度的伸长——尽管是持续的收缩，但肌肉长度增加了。在 MET 方法中，等张拉伸既可以缓慢进行，也可以快速进行，当然其产生的结果会截然不同——将在下文进行分析。

偏心拉伸过程包括串联弹性筋膜组件的延长和并联弹性筋膜组件的延长。

肌节的一系列弹性成分在拉伸时储存能量，并有助于增强弹性。它们由非收缩性的肌肉组件——筋膜/结缔组织构成，与肌肉纤维排列一致。

肌腱是一系列弹性组件的一种，与肌动蛋白和肌球蛋白之间的交叉桥梁一样，肌肉中的滑动组件可以使肌肉缩短（可参考图5.1；Huxley & Niedergerke，1954）。

当肌肉进行被动拉伸时，肌节中的平行弹性组件可以提供抗性张力。它们也是不可收缩的，由与肌纤维平行的肌膜（筋膜）组成（图5.1）。

MET 的起源——引自先驱者

MET 是在20世纪40年代后期在美国的骨科医学中发展起来的，受到几个关键人物的强烈影响——下面引用了其中一些人的话：

• 小弗雷德·米切尔（Fred Mitchell Jr）："将关节运动限制视为导致肌肉紧绷的原因，是一种可能恢复正常关节运动的方法……不管限制的原因是什么，基于'短肌肉'范式的MET治疗通常在消除堵塞和恢复正常活动范围方面是完全有效的，即使堵塞是由非肌肉因素引起的。"（Mitchell & Mitchell，1999）

• 老弗雷德·米切尔（Fred Mitchell Sr DO）："肌肉能量技术，有许多分支，是在尝试关节矫正前，对软组织康复准备最有用的技术。"（Mitchell，1958）

• 爱德华·斯泰尔斯（Edward Stiles DO）："他（Fred Mitchell Sr）专注于用肌肉来治疗受限的关节功能。他的主要关注点不是放松肌肉，而是重建关节力学。"（Stiles，2012；personal communication）"

• R.E. 卡普勒（R.E. Kappler DO）："如果'障碍'一词被理解为一堵墙或一个需要用力推才能克服的刚性障碍，那么它可能会让人产生误解。当关节到达屏障时，以紧绷的肌肉和筋膜的形式进行约束，以抑制进一步的运动。我们是在反抗约束，而不是反抗某些解剖结构。"（Kappler，2003）

• 小弗雷德·米切尔（Fred Mitchell Jr DO）："治疗师的力量总是反作用力。一个常见的错误是要求患者'抵制我的力量'。这忽略了意向性因素，目的性因素确保核心肌肉得到再锻炼和恢复。最有效的方法是告诉患者行动的确切方向、力量的大小和停止的时间。"（Fred Mitchell Jr interview, in Franke，2009）

• 托马斯·杰斐逊·拉迪（Thomas Jefferson Ruddy DO）：拉迪建议使用多个微型等长收缩，（通常）以略快于脉搏率的速度向屏障方向进行。患者被要求引入一系列的小收缩来对抗医生的阻力。例如，进行10次"收缩-松弛"。在此之后，随着患者的放松，关节放松到新的屏障。再次重复这个过程。这些收缩应该在没有"摆动"或"反弹"的情况下进行。（Ruddy，1962）

• 卡雷尔·莱维特（Karel Lewit MD）：

"正如 MET 最初使用的那样，强力或中速收缩导致了太多'错误'的运动单元募集，结果比预期的要差。正是卡雷尔·莱维特（Karel Lewit）的方法大幅降低了肌肉收缩产生的力量。"（Mitchell Jr，2009）

• 约翰·古德里奇（John Goodridge DO）："肌肉能量技术不是摔跤比赛……一开始应该使用少量的力量，必要时增加力量。这比一开始用太多的力要有效得多……力量的局部化比力量的强度更重要。"（Goodridge 1981）

• 小弗雷德·米切尔（Fred Mitchell Jr）："具有振动反作用力的等溶性（离心等张性）收缩，包括轻至中力度，持续时间不超过 15 秒。"（Fred Mitchell Jr interview, 2009）

• 加里·弗莱尔博士（Gary Fryer PhD, DO）："确保 MET 成功使用所需的特性包括对屏障的精确定位；由患者在治疗师明确的阻力下，在一个精确的方向上，主动地、适当地进行（力量、时间）肌肉收缩；重复的次数，以及对结果的准确评估。"（Chaitow 2013）

这些引语向我们提供了 MET 演变的进程的一些视角，从相当粗糙的起源（需要大量的能容忍的力）到使用微妙的、低强度的、特定的、不同类型的收缩。

然而，最终的焦点仍然是相同的，当身体功能失调时，可以使身体软组织恢复正常，使其功能更正常，最好是无痛苦的，尤其是对于先前的有限制的关节。有关 MET 应用程序的详细信息，请参阅本章后面的 MET 方案摘要。

基本的 MET 变化

构成**标准等长 MET** 的元素（参见上面的定义）通常包括：

• 阻力障碍的识别，无论这是肌肉还是关节的活动范围的末端。MET 屏障代表了在任何特定方向上运动阻力的第一个迹象（见第五章）。

• 等长收缩，有时是等张离心收缩，从离阻力屏障不远的组织开始，收缩方向指向或远离阻力屏障，或完全指向另一个方向。

• 在某些情况下，等长收缩是通过一系列非常短暂的、有节奏的"脉冲"动作实现的，而不是持续 5~7 秒的收缩。

• 在等长收缩（持续的单次收缩或一系列脉冲收缩）之后，受限制较少的组织被带到一个新的屏障，或越过新的屏障，进入伸展状态。等长收缩的一个主要作用被描述为产生"减少对拉伸的抗力"——或"增加对拉伸的耐受力"。正如稍后在 MET 的筋膜（和其他）机制一节中讨论的那样。（Magnusson et al.，1996）

• MET 等长收缩应始终包括患者的施力——以对抗治疗师的阻力。如果要求患者忍受医生施加的力，好的治疗效果也不会实现。

在 MET 中使用偏心拉伸时，患者会部分地忍耐医生拉伸肌肉或移动关节所施加的力，从而导致收缩肌肉的缓慢延长。

指令示例

1. 使用等长收缩治疗肩胛提肌（图13.1）时的典型示例如下：

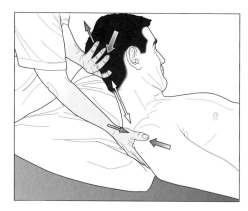

图 13.1 在 MET 治疗右侧肩胛提肌时抵抗等长收缩和拉伸应用的手的位置和方向

轻轻地开始慢慢地将你的头向后推到我的手上，使你的肩胛骨向上对着我的另一只手——使用不超过你可用力量的30%，直到我要求你慢慢停止推动。

2. 当使用离心收缩腘绳肌时，患者处于仰卧位，保持腿部不动，使腘绳肌缺少容易形成的阻力屏障（图13.2），一个典型的指令可能是：

试着屈膝抵抗我的力量。慢慢开始，增加你的力量，使用不超过你可用力量1/3的力，并保持用力5~7秒，我会轻轻地伸展肌肉，然后慢慢放松。

3. 在释放收缩力后，腿将伸直到一个可以使腿部筋膜（在本例中）得到轻微拉伸的位置，并在那里保持5~30秒（取决于问题的慢性程度）。

如果医生能够稳定地控制治疗部位，

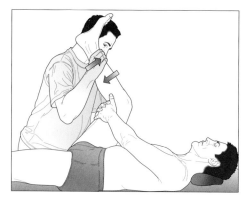

图 13.2 缓慢离心拉伸治疗腿部筋膜缩短的手的位置和方向

例如，小关节更容易稳定（与长杠杆相比，如腿部筋膜的例子），有节奏、短暂、脉冲式的等长收缩比持续收缩更有用。之后收缩时，患者应参与运动，将组织移到新的位置或伸直。

4. 当使用涉及股直肌的等张性偏心收缩时（患者俯卧），一个典型的指令示例可能是："当我试图弯曲你的膝盖时，试着抵抗我的施力。"（图13.3）患者需要被教导使用足够的力量来避免对任何一方造成压力。在这个例子中，它应该允许一个相对

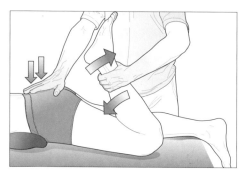

图 13.3 等张偏心拉伸在股直肌治疗中的手部位置和方向

缓慢、无痛的延伸、收缩股直肌。这种方法的缩写是 SEIS（慢偏心等张拉伸）。这种等张偏心拉伸的一个更快速的版本被称为等张收缩。这一方法的理论基础和临床实用性将在本章后面描述，可见下文 MET 和证据的临床目标标题下帕尔马等人的工作讨论（Parmar et al.，2011）。

MET 的临床目标与证据

止痛、改善活动性、康复和减少纤维化

一些研究表明，在 MET 中使用的等长收缩，即使没有随后的拉伸，也可能具有强大的镇痛作用（Hoeger et al.，2011）。这方面的可能机制将在本章后面筋膜和其他 MET 机制标题下加以说明。

莱维特和西蒙斯（Lewit & Simons，1984）使用 MET 型等长收缩为 244 例肌筋膜痛患者提供了治疗，其中在受影响的肌肉内发现了激痛点（TrP），在拉伸时表现出紧张和不适。这个有问题的肌肉在被动拉伸的作用下达到了疼痛的程度，然后患者进行 10 秒的温和等长收缩，然后放松，再进一步拉伸，持续 3~5 次。治疗后 94% 的患者的疼痛立即缓解，63% 的患者的疼痛持续缓解。

克内贝尔（Knebl，2002）比较了斯宾塞技术（一种用于肩关节被动活动的骨科序列）和 MET 在 29 例慢性肩痛老年患者中的应用。以每周两次的频率，在第 2 周、第 4 周和第 6 周共进行了 8 次各 30 分钟的治疗，第 10 周和第 14 周进行了一次，共 14 周。实施两种治疗方式后（有 MET 的动员和没有 MET 的动员），患者的症状都有改善，但接受 MET 的组在主动屈曲和被动屈曲方面有更大的提高。当治疗期结束后对受试者重新进行评估时，活动范围（ROM）在 MET 组有继续增加的趋势，但在仅接受被动动员治疗的患者中也有减少的趋势。

亨特和勒加尔（Hunt & Legal，2010）进行了一项随机、单盲、对照研究，涉及 80 名梨状肌痉挛和疼痛的患者，同时伴有肌筋膜激痛点。其中 28 名受试者使用 MET 治疗，目的是放松梨状肌；另外 27 名受试者采用高速低振幅（HVLA）技术，将快速拉伸应用于梨状肌；其余受试者（25 名对照）接受安慰剂治疗。结果的验证包括评估压力-疼痛阈值（使用算法）、髋关节内旋转范围（测角）和疼痛程度（使用视觉模拟量表）。与安慰剂组相比，MET 和 HVLA 止推法在梨状肌延伸性和疼痛缓解方面产生了同样的显著增加。

摩尔（Moore et al.，2011）研究了 MET 治疗业余（大学）棒球运动员肩关节活动度的效果。将 MET 单一应用于盂肱关节（GHJ）水平外展肌（19 名受试者）和 GHJ 外旋肌（22 名受试者）上，以改善关节活动度。结果表明，在大学棒球运动员 GHJ 水平外展肌上施加单一的 MET 应用程序，使得 GHJ 水平内收和内旋转活动度即刻得到了改善。

帕尔马等人（Parmar et al.，2011）报告了在髋关节手术后膝关节康复中缓慢应

用等张性偏心拉伸（SEIS）与被动手动拉伸（PMS）的比较。这些整形外科医生注意到，虽然最终获得的 ROM 显著增加（与经前综合症相比）没有差异，但接受 MET 治疗的患者明显更快地减轻了疼痛。他们将使用的技术描述如下：

患者侧卧位，髋部保持中立，骨盆充分稳定。然后膝盖被带到一个范围，在那里达到第一个阻力屏障。提示患者使用 20%～25% 的膝关节伸肌力来抵抗治疗师施加的屈肌力。进而膝盖被移动到一个新的范围内，直到到达第二个阻力位并保持 15 秒，之后回到完全伸展状态。该技术适于每天进行，每次重复该程序 5～7 次。

本例中需要注意的两个关键元素是：

• 容易结束的范围——"第一个阻力迹象"——被使用。正如已经强调的那样，这是 MET 的特征，不同于其他方法，范围的末端被描述为"不适的第一个信号"。

• 患者试图从那个位置伸展膝盖——使用 20%～25% 的可用力量（不是全部力量）——被医生克服了，使其成为一个等张偏心拉伸。

手术后使用 SEIS 和孤立收缩（ILC）的基本原理如下："在术后立即进行手术的小组中，我们使用 SEIS 是为了防止过度的疼痛，同时也允许温和的逐渐延长，从而帮助伤者和周围软组织的重建。在慢性期，我们使用更有活力的 ILC，以帮助通过控制微创伤来打破纤维粘连，从而在组织重建过程中改善弹性和循环。"

MET 和透明质酸（HA）。如第一章所述，筋膜的滑动功能需要大量润滑剂，如 HA。这是由摩擦、振动机制刺激的一些很容易与等张偏心或 SEIS 拉伸应用中的物质（Kuchera&Kuchera，1992）。

威尔逊等人（Wilson et al.，2003）建议采用一种形式的 MET 来实现侧重于脊柱固有肌肉（如旋转肌、横突间肌）的康复，因为这可以在脊柱稳定和本体感觉再培养方面提供显著的好处。这些肌肉的功能障碍会使得对中枢神经系统的输入出现错误，进而导致空间关系被扭曲。这可能会进一步导致脊柱的主要动力稳定器的无效或失效。威尔逊对 MET 方案的描述对于本章来说过于冗长。这一方面可以在蔡托撰写（Chaitow，2013）的第九章中找到。对患者的要求如下：

对于患者来说，实施非常小的收缩至关重要。重点是加强小的节间肌。如果引起太大的收缩，这些肌肉很快就会被更大的原动力肌替代。

临床医生应该记住，核心肌肉组织将在外围之前被激活，因此肌肉收缩应该以"盎司"（克）而不是"磅"（千克）来衡量。以下是一些向患者提供有用指导的示例：

• "当我把你的腿拉向天花板时，迎着我的力量，但不要压倒我。"

• "推到我的手里，就好像你在推一个不想打破的鸡蛋（Wilson et al.，2003）。"

注：脉冲 MET 将为该方案提供一个理想的模型。

莱德曼（Lederman，2011）认为，解

决下背痛等功能障碍的最佳方法应该包括康复策略、运动再训练和以行为中心的方法，而不是提供有短期效果的手动方法。然而，情况也可能相反，因为除非通过MET等方法将功能失调组织的运动、力量、运动控制和耐力特征得到恢复，否则恢复正常的、无痛的功能可能会困难得多。

MET 的筋膜学和其他机制

弗赖尔（Fryer，2013）总结了被认为与MET功效有关的主要因素。目前的理论包括：

反射性肌肉松弛：虽然一些研究支持肌肉松弛发生在等长收缩之后的理论，但似乎只有短暂的"等长收缩后放松"效应，矛盾的是，其他研究表明，等长收缩会导致肌肉中的肌电活动增加而不是降低。因此，似乎有可能"由于其他因素，如黏弹性变化或拉伸公差增加，必须增加延伸性"。

黏弹性或肌肉性质变化：有证据表明，增加等长收缩会增加被动拉伸的效果，可能涉及肌节的平行和串联弹性成分。肌节的串联弹性元件和平行弹性元件的变化（如上所述）发生在MET的主动和被动阶段，有助于肌肉伸长和增加运动范围（Milliken，2003；图5.1）。

此外，诸如迟滞现象（参见第一章中的文本框1.2）等过程可能涉及弹性变化；特别是在年轻个体中（Reid & McNair，2004）。虽然不排除它是增加组织延展性的一个具有贡献性的因素，但黏弹性变化需要更多

的研究来阐明它在这一过程中的作用。

拉伸耐力变化：虽然证据缺乏具体的解释，但研究表明，下列情况中组织伸长能力的增加是由于"对延长肌肉的更大伸长力的耐受性"，换句话说，在等长收缩之后，可以比收缩前更舒适地延长先前受限的软组织。如果在收缩之前使用相同程度的力来拉伸等长收缩后的腘绳肌，则不会有那么好的耐受力。然而，这并不能解释所涉及的机制！

其他可能的机制和解释包括：

• 如第五章所述，在收缩和拉伸期间，涉及从结缔组织中挤出水的液压效应——允许增加30分钟的运动自由——在此期间，可以更有效地实现动员和（或）锻炼（Klingler et al.，2004）。

• 弗赖尔和福萨姆（Fryer & Fossum，2010）认为，MET通过上行和下行疼痛途径刺激机械感受器，从而启动疼痛缓解反应。此外，MET诱导成纤维细胞的机械拉伸，增加局部血流量，也改变间质渗透压，降低促炎细胞因子的浓度，帮助疼痛受体脱敏（Havas et al.，1997）。

• 威尔逊（Wilson，2013）已经表明，MET在急性下腰痛案例中具有显著的止痛效果：MET不仅抑制α-运动神经元，而且该技术的温和拉伸还通过激活后抑郁来抑制Ia传入神经。这是由于肌肉能量技术能够降低肌肉纺锤体的拉伸敏感度。这种效果已经被证明可持续2天以上（Avela et al.，1999a、b）。这一证据强化了MET优于其他技术的论点，因为它的效果不仅持

续时间更长，而且还可通过作用于传出神经和传入神经来解决疼痛 / 痉挛循环。

• 天然镇痛剂，如内啡肽或内源性大麻素，似乎是为应对 MET 而释放的（McPartland，2008）。

• 如第五章所述，手动拉伸深而密的筋膜是不可能的；如胸腰椎筋膜。然而，使用 MET 可以降低由高张肌肉施加在这些薄片上的张力负荷，从而降低筋膜平面的相对刚度。

神经、机械、内分泌、水力学——可能还有其他机制共同作用于 MET 的疗效。

如何以及在哪里获得 MET 技能？

所有骨科学校都教授 MET，尽管并不是所有学校都会引入更微妙的版本，如脉冲 MET。

物理治疗师通常被教授的 MET 的要素，通常也被介绍给 MET 的远亲——本体感受神经肌肉促进疗法（PNF）——尽管这种方法与 MET 有很大不同，如本章所述。

与 MET 相似的其他方法包括用不同名称描述的方法（并且很少或根本没有提到骨病的起源），如"收缩-放松"（CR）"主动收缩-放松"（ACR）、收缩-放松-主动收缩（CRAC）。无论使用什么名称，这些都是 MET 的版本，都可以作为短期课程、书籍和视频教学广泛使用。

文本框 13.1 中的方案列表总结了 MET 的要点。

文本框 13.1

方案摘要

问题："PIR"与 MET 是什么关系？

答案：后等长松弛是一种理论模型，当目标组织（需要"释放"的肌肉）参与等长收缩时，这种机制被认为与 MET 有关。后等长松弛已被证明会发生，但由于时间太短而无法解释 MET 使用后的"松弛"变化。

问题："RI"与 MET 是什么关系？

答案：当需要"释放"的拮抗肌与靶组织的拮抗肌参与等距收缩时，交互抑制（RI）被认为是涉及 MET 机制的理论模型。这一效应（RI）已被证明会发生，但由于时间太短，无法解释使用 MET 后的"放松"变化。

问题：MET 应用中应该使用哪些屏障？

答案：组织应该被带到一个刚好短于阻力屏障的点，即在任何紧张感（"绑定"）被注意到之前的那个点。

问题：应该要求患者进行多大程度

的收缩？

答案：小于可用力量的 1/3。

问题：等长收缩应该维持多久？

答案：5~7 秒——或在脉冲 MET 中少于 1 秒——重复 10 秒左右。

问题：等长收缩应该包括主动肌（"PIR"）还是拮抗肌（"RI"）？

答案：使用主动肌——需要释放或延长的组织——提供了最好的结果，但疼痛可能会阻止它们的应用，在这种情况下应该使用拮抗肌——可能会影响限制的其他肌肉也可以使用。

问题：等长收缩的方向应该朝向障碍物还是远离障碍物？

答案：这实际上与前面的问题相同。如果努力是指向远离障碍，它涉及主动肌和"PIR"。如果收缩努力是朝着屏障，它涉及拮抗肌和"RI"。

问题：是否需要呼吸合作（呼吸联动）？

答案：在基本的 MET 中（即当涉及偏心拉伸时），常见的是在呼气时通过拉伸或移动到新的屏障——除了腰方肌，因为它会在呼气时启动。

问题：在开始运动或拉伸之前，是否应该在收缩之后有一个停顿？

答案：是的，建议在拉伸开始前放松片刻。

问题：在等长收缩之后，组织是否应该被带到新的屏障上，或者越过新的屏障——如果是这样的话，会有多远，持续多长时间？

答案：在急性情况下，没有拉伸——组织在等长收缩后被带到新的屏障上。在慢性情况下，运动的时间为 5~30 秒，如果可能的话，患者可提供辅助。

问题：上述过程应该重复多少次？

答案：1~2 次；除了第二个 MET 应用程序之外，重复这个过程似乎没有什么好处。

问题：请描述缓慢偏心等张拉伸（SEIS）。

答案：组织被带到中等范围的位置，在限制的方向上，当操作者慢慢拉伸收缩的肌肉时，应该要求患者保持该位置——形成新的阻力屏障，使肌肉在收缩时得到伸展。这也通常适用于可能被抑制的拮抗肌缩短肌群，因此对他们进行调整。

问题：描述一种快速等张偏心拉伸（等速）。

答案：与前面的描述相同，只是为了故意在收缩的肌节中造成微创伤——

减少交叉联系、纤维化等——应遵循谨慎的康复方案。

　　问题：描述脉冲 MET。

　　答案：受限关节周围的组织被牢牢地固定在一个容易到达的范围内，并要求向着或远离持续不到一秒的限制屏障（或在另一个方向）施加低程度的力。一旦成功掌握了短暂施力的程度和方向，要求患者有节奏地产生一系列 10～20 个这样的收缩，以对抗坚定的反压力，然后识别一个新的障碍，并将其用作进一步的 15～20 个微收缩的起点。

参考文献

[1] Avela J et al 1999a Reduced reflex sensitivity after repeated and prolonged passive muscle stretching. J Appl Physiol 86:1283–1291.

[2] Avela J et al 1999b Reduced reflex sensitivity persists several days after long-lasting stretch-shortening cycle exercises. J Appl Physiol 86:1292–1300.

[3] Chaitow L 2013 Muscle energy techniques, 4th edn. Churchill Livingstone Elsevier, Edinburgh.

[4] ECOP: Educational Council on Osteopathic Principles 2009 Glossary of osteopathic terminology. American Association of Colleges of Osteopathic Medicine, Chevy Chase, MD.

[5] Franke H 2009 The history of MET. In: Muscle energy technique history-model-research. Interview with Fred Mitchell Jr. Verband der Osteopathen Deutschland, Wiesbaden.

[6] Franke H 2013 The history of muscle energy technique. In: Chaitow L (ed) Muscle energy techniques, 4th edn. Churchill Livingstone, Edinburgh.

[7] Fryer G 2013 MET: efficacy and research. In: Chaitow L (ed) Muscle energy techniques. Churchill Livingstone Elsevier, Edinburgh.

[8] Fryer G, Fossum C 2010 Therapeutic mechanisms underlying muscle energy approaches. In: Fernández-de las-Peñas, C et al (eds) Tension-type and cervicogenic headache: pathophysiology, diagnosis, and management. Jones and Bartlett, Sudbury, MA, pp 221–229.

[9] Goodridge J 1981 Muscle energy technique: definition, explanation, methods of procedure. JAOA 81:249–254.

[10] Havas E et al 1997 Lymph flow dynamics in exercising human skeletal muscle as detected by scintography. J Physiol 504:233–239.

[11] Hoeger B et al 2011 Pain perception after isometric exercise in women with fibromyalgia. Arch Phys Med Rehabil 92:89–95.

[12] Hunt G, Legal L 2010 Comparative study on the efficacy of thrust and muscle energy techniques in the piriformis muscle. Osteopatía Scientífica 5(2):47–55.

[13] Huxley AF, Niedergerke R 1954 Structural changes in muscle during contraction: interference microscopy of living muscle fibres. Nature 173(4412):971–973.

[14] Kappler R 2003 Thrust (high-velocity/low-amplitude) techniques. In: Ward RC (ed) Foundations for osteopathic medicine, 2nd edn. Lippincott, Williams & Wilkins, Philadelphia, pp 852–880.

[15] Klingler W, Schleip R, Zorn A 2004 European Fascia Research Project Report. 5th World Congress Low Back and Pelvic Pain, Melbourne, November 2004.

[16] Knebl J 2002 Improving functional ability in the elderly via the Spencer technique, an osteopathic manipulative treatment: a randomized, clinical

trial. J American Osteopathic Assoc 102(7):387–400.

[17] Kuchera WA, Kuchera ML 1992 Osteopathic principles in practice. Kirksville College of Osteopathic Medicine Press, Kirksville, MO.

[18] Lederman E 2011 The fall of the postural-structural-biomechanical model in manual and physical therapies: Exemplified by lower back pain. J Bodyw Mov Ther 15:130–152.

[19] Lewit K, Simons DG 1984 Myofascial pain: relief by postisometric relaxation. Arch Phys Med Rehabil 65:452–456.

[20] McPartland JB 2008 Expression of the endocannabinoid system in fibroblasts and myofascial tissues. J Bodyw Mov Ther 12(2):169.

[21] Magnusson S et al 1996 A mechanism for altered flexibility in human skeletal muscle. J Physiol 497(1):291–298.

[22] Milliken K 2003 The effects of muscle energy technique on psoas major length. Unpublished MOst Thesis. Unitec New Zealand, Auckland, New Zealand.

[23] Mitchell Jr FL, 1998 PKG The muscle energy manual, vol 2. MET Press, East Lansing, p1.

[24] Mitchell Jr FL, Mitchell PKG 1999 The muscle energy manual, vol 3. MET Press, East Lansing.

[25] Mitchell FL 1958 Structural pelvic function. In: Barnes MW (ed) Yearbook of the Academy of Applied Osteopathy. American Academy of Osteopathy, Indianapolis, IN, pp 71–90.

[26] Mitchell Jr FL 2009 Influences, inspirations, and decision points. In: Franke H (ed) Muscle energy technique. History–Model Research, Marixverlag, Wiesbaden

[27] Moore S et al 2011 J Orthop Sports Phys Ther 41(6):400–407.

[28] Parmar S et al 2011 The effect of isolytic contraction and passive manual stretching on pain and knee range of motion after hip surgery: a prospective, double-blinded, randomized study. Hong Kong Physiotherapy Journal 29:25–30.

[29] Reid D, McNair P 2004 Passive force, angle, and stiffness changes after stretching of hamstring muscles. Med Sci Sports Exercise 36:1944–1948.

[30] Ruddy T 1962 Osteopathic rapid rhythmic resistive technic. Academy of Applied Osteopathy Yearbook, Carmel, CA, pp 23–31.

[31] Wilson E et al 2003 Muscle energy technique in patients with acute low back pain: a pilot clinical trial. J Orthop Sports Phys Ther 33:502–512.

第十四章

肌筋膜诱导疗法

安德烈·派拉特（Andrzej Pilat）

简介

　　肌筋膜诱导疗法（MIT）是一种手动的全身性的治疗方法，专注于筋膜组织功能的恢复。在一个健康的身体里，筋膜系统保持着运动性、流动性和协调性。然而，如第一章和第二章所讨论的那样，损伤和老化会减少这种组织的动态性，出现筋膜限制。对筋膜功能障碍的适应包括结构和功能性反应，这些反应通常可通过手动方法（如 MIT）进行促进。

　　MIT 是一个通过手动操作进行评估和治疗的过程，在这个过程中，医生通过对目标功能障碍组织施加温和的手动机械应力转移［牵引或（和）压缩］，来促进康复。"诱导"一词是运动促通的校正，而不是筋膜系统的被动伸缩。这主要是一个寻找恢复到最佳稳态水平的过程，恢复活动范围、适当的张力、强度和协调性。治疗过程的最终目的不是建立稳定的层次结构，而是以最大的效率促进肌体对环境需求的最佳的和持续的适应。

　　熟悉肌筋膜松解术（MFR）的临床医

生发现了它与 MIT 的相似之处。虽然它们有着不同的细微差别，但它们基于相同的临床推理概念，且相互补充。MIT 的特点是手动进行组织重塑，通常避免应用程度较强的刺激（改变力的强度和方向），专注于内在的自然的组织反应。

定义

筋膜是什么？

　　目前，对于筋膜是什么并没有统一的定论（Langevin & Huijing，2009；Schleip et al.，2012）。库姆卡和博纳尔（Kumka & Bonar，2012）将筋膜定义为"一种由三维胶原基质构成的、有神经支配的、连续的，具有稳定性和活动性的功能器官"。这就强调了筋膜不仅仅是一种被动的支撑结构，还是"一个动态的和可变的系统"（Swanson，2013）。该系统表现为由不同种类的结缔组织形成的一个连续的张力网络，贯穿于身体结构的微观和宏观层面（Langevin et al.，2011）。

筋膜系统的基本功能（Pilat，2003；也可以参考第一章）

- 悬浮。
- 支撑物。
- 筋膜室的形成。
- 身体结构的内聚力。
- 肌肉和内脏的保护和自主性。
- 功能单位的形成。
- 创建和组织一个连续的人体通信网络。
- 参与姿势控制。
- 作为一个整体吸收和分配局部刺激：
    o 机械性的（压力、振动、运动）；
    o 化学性的；
    o 热的。
- 组织营养。
- 促进代谢置换。
- 参与伤口愈合。
- 血液动力学性协调。
- 在整个受体网络中参与传入刺激的传递。

筋膜障碍是什么？（参考第二章）

筋膜系统功能障碍被定义为专业运动的高度组织化组合的异常，以及通过基质的信息的错误传递（Pilat，2003）。这进一步导致了筋膜内纤维和交界面之间的最佳滑动的丧失。相应地，力的传播可能被改变或限制，导致异常紧张和最终的运动障碍（Fourie，2008）。在形成适当的细胞发育、功能和病理过程中，机械力的分布与生物化学信号一样重要（Ingber，2003）。

哪些方法可以用来治疗筋膜功能障碍？

有许多著名的专注于治疗筋膜功能障碍的手动方法（Chaitow，2007；Pilat，2003）。本书的这一部分包括了一系列针对筋膜的手动方法，其中许多都是基于相似的概念和原理。临床应用程序的统一和验证还需要通过研究来完成（Remvig，2007）。

MIT 是什么？

MIT 专注于身体的综合性促进过程，

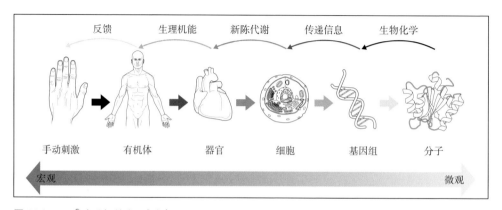

图 14.1　MIT® 应用机制的示意分析

包括肌肉骨骼、神经、血管、颅内和内脏部位的身体组件。在应用过程中，临床医生伸展和（或）压缩一个特定的身体部位，以传递低强度的机械刺激。这个输入引起的变化会从整个系统到分子水平产生影响（见下文，以及第一章中关于机械转导的注释）。

其结果是一系列来自身体的交互反应，包括生化变化、信号、代谢，最后是生理反应。这一过程的目的是重塑基质性能，以促进和优化信息向筋膜系统和在筋膜系统内的传递（Wheeler，2004）。该过程的目标和共同结果是增强功能，降低能量需求（Pilat，2003、2011）。该过程的演绎见图 14.1。

MIT 的验证是什么？

筋膜是一种机械感觉系统这一观点，已被各种各样的过程证实（Chiquet et al.，2009），其中包括对机械力敏感的 3 个不同类别。每一个都有不同的运作模式，并且潜在地影响着其他的类别。

• **机械转导**：这是一个将机械输入转化为生化反应的过程（Wang et al.，2009）。

• **压电性**：因为胶原蛋白（见第一章）是一种半导体，它被认为能够形成一个集成的电子网络，可以使筋膜系统组件互联（Ahn & Grodzinsky，2009）。

• **黏弹性**：这是筋膜的一种特性，它描述了筋膜在（例如）拉伸或剪切力作用下发生变形时所表现出的黏性和弹性。弹性描述了一个一旦应力停止（如拉伸），结构就会恢复正常的过程；黏度则包括非

晶态物质（如 ECM）内原子或分子的扩散。在大量的研究中已经观察到筋膜的黏弹性特征，这些研究分析了包括胸腰筋膜（Yahia et al.，1993）、阔筋膜、足底筋膜和鼻筋膜（Chaudhry et al.，2007）等各种筋膜结构。

这 3 种机制可以在不同的时间段起作用，可以相互补充，并且系统可以在临床应用的任何阶段在它们之间进行切换（Vaticon，2009）。

筋膜系统也是受神经支配的（Tesarz et al.，2011），会产生神经-免疫-内分泌反应，例如：

• 局部的和整体的；

• 即刻的和延迟的；

• 机械性的和神经生理学性的。

MIT 的目标

MIT 的一般应用目标是提高身体各个层次的运动能力。它是一个由中枢神经系统控制的聚焦性过程，在这个系统中，临床医生充当了催化剂（促进者）。治疗行动的重点是为最佳的恒定性平衡调节提供资源。

具体的治疗目标：

• 动员受限制的浅筋膜；

• 改变胶原结构的固定状态；

• 促进滑动基质性能的释放；

• 刺激成纤维细胞机械性的生理定向；

• 防止组织粘连的形成；

• 整理浅筋膜平面的排列；

- 在整个基质中获得更有效的抗体循环；
- 改善限制区域的血液供应（如组胺的释放）；
- 改善神经系统的血液供应；
- 增加代谢物进出组织，促进恢复过程。

一般性 MIT 治疗建议

根据推荐，MIT 主要可应用于骨科、神经骨科、创伤后、与肌筋膜系统相关的退行性功能障碍的患者（Pilat，2003）。

补充性治疗建议

临床经验和研究表明，MIT 方法对患有相关功能障碍的人士是有用的：

- 神经系统（中枢和外周）；
- 盆底性紊乱；
- 循环系统疾病；
- 颞下颌关节（TMJ）功能障碍；
- 运动损伤；
- 呼吸系统疾病。

MIT 应用的机械性特征

MIT 主要是应用温和的力来达到治疗的目的。在 MIT 中，不会有被迫达到关节活动范围的情况出现。它在减少张力的方向上运动，以接近"放松"。

这些特性增加了 MIT 临床应用的范围，使从业者能够将这种方法在从儿科到老年群体的患者范围内应用。它可被即刻用于创伤后和手术后患者。

尽管应用于 MIT 的临床推理主要与理疗师、骨疗师和按摩治疗专业人员的治疗方案有关，但它的应用应适用于所有具备提供物理治疗和手动治疗方法能力的医疗从业者。

评估

MIT 治疗的目标是提高身体的运动能力和获得更好的身体意识。身体意识可以是适应的，也可以是不适应的。评估的目的是识别不同类型的创伤对筋膜系统的影响。图 14.2 解释了这种推理。肌筋膜功能障碍综合征的评估采用的是常规的手动疗法评估程序，以功能障碍症状为重点。临床医生应进行常规的评估，对身体的 3 个基本领域的完整性和协调性进行调查：躯体、自主神经系统和器官（Pilat，2003）。

评估过程（也可参考第四章）

建议的临床评估方案包括：

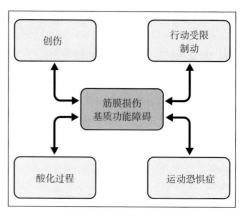

图 14.2　最重要的筋膜创伤输入过程（改编自 Pilat，2003）

- 个案记录（既往病历）；
- 静态姿态评估（观察）；
- 动态姿态评估；
  - o 整体功能测试
  - o 特定功能测试
- 触诊测试；
- 其他的测试。

当患者进行综合运动时（通常类似于日常活动），应特别注意整体功能测试。程序如图 14.3 所示。在大多数评估中，通常会采用"事前和事后"方案。然而，有

助于实时观察治疗过程中组织变化的评估已经开发出来了。其中最重要的是肌电图（EMG；Bertolucci，2008）和超声弹性成像（Martínez & Galán del Río，2013）。

通过这些观察，可以记录筋膜结构的实时变化，从而在治疗过程中做出准确的临床决策，提高疗效。它还使患者可以随着治疗的进行展示身体情况改善的进展。临床医生应该注意患者转述评估过程的方式。此外，心理影响（期望、经历、恐惧等）也会改变患者的反应或行为。

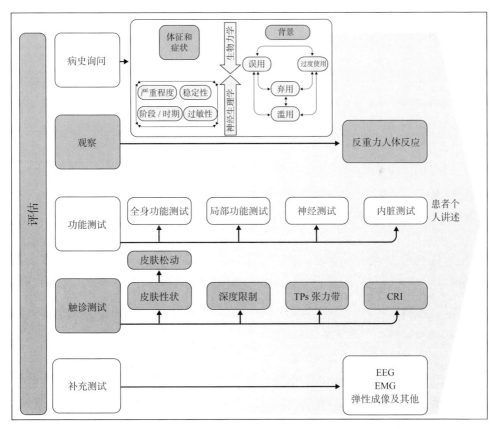

图 14.3 评估过程示意（改编自 Pilat，2003）。TPs：激痛点；CRI：颅骶节律性脉冲；EEG：脑电图描记器；EMG：肌电图

MIT 的应用机制

在 MIT 的治疗过程中，临床医生采用低强度、持续的手动负荷，从而引发一系列机械反应和神经生理反应。其结果可能包括各种潜在的临床相关反应：

- 降低局部和整体组织张力；
- 增加组织弹性；
- 增加活动范围；
- 增加肌肉力量；
- 炎症减少；
- 运动协调性得到改善；
- 减少疼痛；
- 呼吸频率变化；
- 心率变化；
- 出汗；
- 外周血管舒张。

反应的多样性是由个体的身体系统之间潜在的相互作用（动作-反应-相互作用）决定的，这些相互作用是由外周和中枢神经系统〔机械、热和（或）化学刺激的综合〕协调的，这些系统为相应的临床结果负责。

概念推理

适应、代偿和失代偿是与过度使用、创伤和老化有关的过程。有机体为了恢复体内平衡而产生的适应性反应，包括激素、免疫和神经元的变化（Seeman et al.，1997）。

当治疗负荷作用于组织以促进协调性适应时，细胞会发生变形，从而诱导机械转导（见第一章和下文）。

此外，机械感受器、本体感受器、伤害感受器和交互感受器在手动加载负荷时都会受到刺激。负荷的性质，其方向、程度、时间等因素决定了它对组织反应的影响。

基质：细胞的生态系统

有证据表明是 ECM 在执行数据的接收、转译和传输过程：

- 细胞是有机体的基本单位，它浸没在构成机体生态系统的 ECM 中。
- 基质是一个生物物理过滤器，控制着营养物质、细胞废物、介质和其他物质进出细胞环境的传输过程。
- 细胞（如成纤维细胞、脂肪细胞、成骨细胞、成软骨细胞、内皮细胞）都具有机械敏感性，同时也具有机械性刺激感受作用（Shoham & Gefen，2012）。
- 基质是进行复杂机械转导过程的介质，细胞在此过程中发生动态反应，检测和解读机械来源的信号，然后将这些信号转化为化学变化和（或）基因表达的变型（Chiquet et al.，2009）。

基质限制过程

- 在新鲜尸体上进行的解剖分析显示，筋膜是一个高度水化的结构，看起来像一个基质（图 14.4 和彩图 8）。
- 过量的胶原蛋白产生会导致纤维化，从而导致基质平滑度和（或）无向性的丧失，进而导致了包载区域的产生。这表明，这些包载区域可能会改变与振幅、速度、阻力和

图 14.4　类似基质的筋膜示意（注意高度水化），图示位置为左侧肘窝区域。A：皮肤；B：浅筋膜层；C：深筋膜层。参见彩图 8

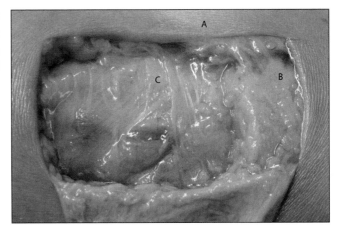

协调性相关的身体运动（Fourie，2008）。

• 在有长期限制的情况下，筋膜组织会超负荷运转，并承受功能障碍的后果。

• 这些变化首先会影响松散的结缔组织结构，然后重组特殊组织（常规或不规则的致密结缔组织，如肌腱、韧带或胶囊），导致过度致密和组织定向障碍。

• 短时间的筋膜限制会影响局部组织，而长时间的限制则会导致更广泛的功能障碍（Langevin et al.，2005）。

• 筋膜活动度降低会改变血液循环，引起缺血，导致肌纤维性能恶化。因此，关节运动的稳定化功能和协调性可能出现异常，从而导致沿肌筋膜序列的炎症过程和（或）疼痛（Lee，2001）。

• 考虑到许多机械感受器嵌在筋膜内，异常的本体感受的传入可能会对运动控制产生负面影响（Vaticon，2009）。

支持 MIT 手动力量应用效果的证据

图 14.5 展示了肌筋膜诱导应用程序的

过程。这不是一个最权威的演示图，而是一个说明涉及身体宏观和微观层面的非常不同的机制之间相互作用的方案。

基础科学研究支持

• 肌筋膜力的传输（见第一章）是一个被广泛研究的现象，主要取决于在新鲜尸体解剖过程中观察到的（Stecco，2004；Schuenke et al.，2012）和外科手术中（Guimberteau et al.，2010）观察到的筋膜的解剖学连续性。通过筋膜的机械横向力传输已经在微观层面上得到了广泛的研究（Purslow，2010）。特别需要关注肌肉纤维插入部位的肌间筋膜（见图 14.6）。

• 纤维通过这些连接参与机械活动，而不直接插入骨头中（van der Wal，2009）。因此，运动分析不仅应该关注基于局部解剖学的生物力学问题（何处），而且还要关注与功能（如何）相关的问题。由于这个原因，肌肉骨骼结构的表达在与身体运动相关的研究中出现的频率越来越高。也许最接近这些需求的动态模型是由英伯提出的张拉整体模型（Ingber，1997；Pilat & Testa，2009）。这个模型意味着在多个身体层面上存在着一种共同的张力关系；这也解释了筋膜系统对机械刺激的整体反应。

- 不同的研究表明，细胞骨架的动态性反应和主动性反应，从 ECM 中接收机械力，诱导细胞和亚细胞水平的组织重塑（Wang et al.，2009）。
- 间质结缔组织的存在及其在力量调

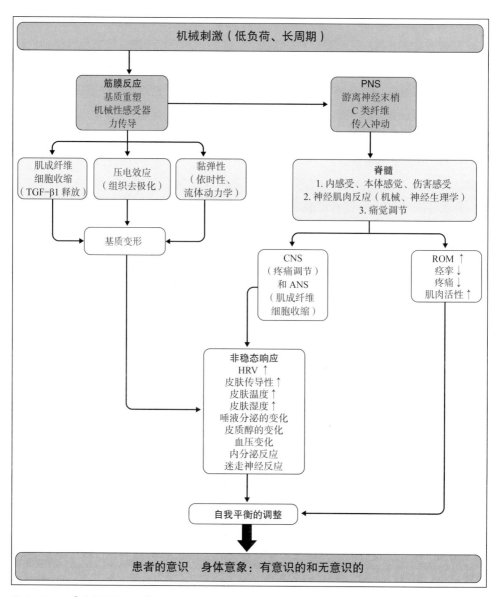

图 14.5　MIT® 推荐的应用程序

节中的重要性值得强调。特殊的结缔组织结构不仅与肌肉结构（肌内膜、肌束膜、肌外膜）有关，还与其他身体系统有关，如循环系统（动脉、静脉、淋巴）和神经系统。组织间质结缔组织的重塑可能具有重要的生物力学、血管舒缩和神经调节作用。

• 动态基质重塑——挛缩与瘢痕形成间的关系已被广泛研究（Tomasek et al.，2002）。机械输入的应用改变了与 ECM 的性质（刚度和黏度；Chiquet et al.，2003）有关的筋膜的生物力学行为，以及在细胞和亚细胞组织水平的反应（机械转导过程；Langevin et al.，2011）。这个过程的关键结构是整合蛋白，这是基质和细胞骨架之间的分子桥梁，细胞通过它"感知"环境，并根据其需要做出反应。对基质动力学至关重要的细胞是成纤维细胞及其向肌成纤维细胞的表型转化（Tomasek et al.，2002）。这些细胞的收缩特性似乎使它们能够通过收缩和放松快速改变筋膜张力（Nekouzadeh et al.，2008）。细胞活化随之会改变基因表达、蛋白质合成，并修饰 ECM（Langevin et al.，2011）。

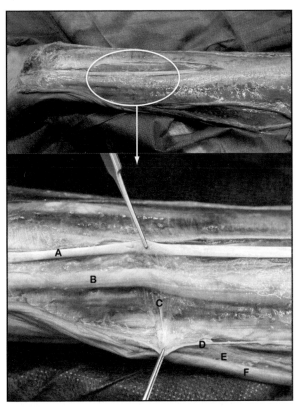

图 14.6　左前臂前部肌间的筋膜连接。A：掌长肌肌腱；B：桡侧腕屈肌；C：外侧肌肉筋膜连接；D：深前臂筋膜层面；E：浅前臂筋膜层面；F：皮肤

筋膜为机械敏感结构

筋膜和自主神经系统之间的紧密联系已被证实（Haouzi et al., 1999）；例如，包括一个机械感受器网络，即所谓的间质机械感受器（Ⅲ和Ⅳ游离神经末梢组群），每个群都有两个与细胞结构相关的机械敏感性低水平的和高水平的亚群。

· 例如，Ⅲ型组群肌肉传入神经被发现存在于肌周围筋膜和肌肉血管的动脉外膜中，并对压力和伸展等变形刺激做出反应（Lin et al., 2009）。通过神经末梢的神经动作电位激发与特定的机械变形和 ECM 相互作用有关（Yi-Wen et al., 2009）。对Ⅲ型和Ⅳ型肌肉的刺激对身体和自主神经系统都有反射性作用，包括对 α 运动神经元的抑制作用、对 γ 运动神经元的刺激作用，以及对交感神经系统的兴奋性产生影响（Kaufman et al., 2002）。

· 通过机械感受器，筋膜系统可始终处于一个连续的内部通信过程中（Vaticon, 2009）：

o 躯体-躯体的；

o 躯体-内脏的；

o 内脏-内脏的；

o 内脏-躯体的。

我们要问的问题是，这个理论框架能否被临床证实？如果能的话，它是否与临床相关？

下面是对一系列临床研究的简要总结。

与肌筋膜方法疗效相关的科学证据

病理学相关研究

· 马歇尔等人（Marshall et al., 2009）的结论是，肌筋膜释放有助于降低慢性疲劳综合征患者肌肉疼痛的严重程度和强度。

· 希克斯等人在（2009）研究报告中指出，人类成纤维细胞可分泌用于肌细胞分化的可溶性介质，而肌筋膜释放可以调节肌肉的发育。

· 马丁内斯和德尔里奥（Martínez & Galán del Río, 2013）提出了一种通过动态超声弹性成像来评估 MIT 应用于肌肉损伤的效果的客观形式。

· 乌塞罗斯和埃尔南（Useros & Hernando, 2008）的结论是，肌筋膜诱导对脑损伤患者可产生有益的作用，特别是在无意识姿势的控制方面。

· 瓦奎罗·罗德里格斯（Vaquero Rodríguez, 2012）在单侧空间忽略的患者中（头部相对于中线的位置异常）观察到，与接受布巴斯疗法（神经发育疗法）的参照组相比，接受 MIT 疗法的实验组的敏感性变量有显著的改变。

· 费尔南德斯-劳等人（Fernández-Lao et al., 2011）在乳腺癌幸存者中应用了肌筋膜放松技术。他们观察到，肌筋膜的放松可使唾液流速即刻增加，这表明了副交感神经的干预效果。

· 瓦斯凯（Vasquez, 2011）介绍了 MIT 在治疗游泳爱好者肩部方面的有效性，主要是在关节平衡和疼痛方面。

· 阿吉苏埃拉斯·马丁内斯等人（Arguisuelas Martínez et al.，2010）论证了腰椎手法治疗和胸腰椎 MIT 对竖脊肌激活模式的影响。

健康受试者的临床研究

· 阿罗约-莫拉莱斯等人（Arroyo-Morales et al.，2008a）指出，与假电疗法相比，肌筋膜放松术可改善生理应激后的心率可变性和血压恢复。

· 阿罗约-莫拉莱斯等人（Arroyo-Morales et al.，2008b）还指出，采用全身肌筋膜治疗的主动性恢复方案在高强度运动方案后作为被动恢复技术应用时，会降低肌电图的振幅和活力。

· 托罗等人（Toro et al.，2009）指出，将手动疗法的单次疗程（包括 MIT）应用于慢性紧张型头痛患者时，可立即增加心率可变性，降低紧张、愤怒状态和疼痛感。

· 在一项随机单盲的以安慰剂组作为对照的研究中，阿罗约-莫拉莱斯等人（Arroyo-Morales et al.，2009）指出，MIT 可能会促进健康活跃的女性从运动引起的短暂免疫抑制状态中恢复过来。

· 亨利等人（Henley et al.，2008）通过定量分析证明，颈椎肌筋膜放松会使交感神经平衡从交感神经系统转移至副交感神经系统。

· 在一项研究中，41 名健康男性志愿者被随机分配到实验组或对照组，费尔南德斯等人（Fernandez et al.，2008）指出，应用肌筋膜诱导治疗后，健康的年轻成年人的焦虑水平显著降低。此外，与基线水平相比，收缩压值明显降低。

· 赫雷迪亚-里佐等人（Heredia-Rizo et al.，2013）证实，MIT（枕下肌肉抑制技术）立即改善了受试者坐着和站着时头部的位置。此外，它还迅速降低了枕大神经的机械敏感性。

· 费尔南德斯-佩雷斯等人（Fernández-Pérez et al.，2013）在应用 MIT 后 20 分钟观察到，主要免疫调节细胞 B 淋巴细胞数增加了。

MIT 方案

MIT 的应用程序包括一系列的规程，这些规程可以优化筋膜系统内部的功能和平衡，减少疼痛，增强功能。正如下面所建议的，MIT 的应用基于作者的临床经验（Pilat，2003；2009；2011），且得到了上文讨论的理论框架的支持。MIT 疗程可以与其他手动疗法策略相结合，也可以作为一个独特的疗程单独使用。

临床程序需遵循的原则

所有程序（方案）都应根据功能障碍评估结果和患者的个人身体和情绪状况、文化、年龄和性别进行个性化定制。

· 第一个阶段需要识别受产生症状的肌筋膜功能障碍影响的身体区域。应在上述初步评估过程中确定该区域。可参考第四章和图 14.3。

• 图 14.5 展示了 MIT 应用程序的概念
基础。

治疗方案建议（图 14.7）

• **表面（局部）技术程序**处理表面和
（或）局部限制，通过直接触诊实现，包括
不同形式的抚触。抚触是一种短期的被动
应用运动（无论是否滑过皮肤），它改变了
基质的性状和胶原蛋白的静止姿态，促进
了其局部滑动能力。根据身体的区域和每
个患者的形态，这种运动可通过手指进行，
也可以通过指关节、前臂或肘部进行。

• 主要目的是修正皮下限制（与浅筋
膜相关），以及那些影响肌肉、肌腱或韧带
（可直接在皮肤下方被感觉到）的限制。在
这些过程中，治疗运动的方向应该总是趋
向于限制区域（Pilat，2003）。

• **深度局部技术程序**是 MIT 最重要也
是最有效的工具。这些技术解决了可能出
现在多个方向和平面上的局部深筋膜限制
（通过直接触诊不能被探测到）。

完成功能评估流程（图 14.3）后，基
本程序如下（Pilat，2003）：

o 考虑到筋膜对压缩和牵引输
入的生物力学反应（Chaudhry et al.，
2007），这两种机械策略可以在 MIT
中使用。

o 临床医生采用缓慢的三维压缩
和（或）牵引（记住身体就像一个充
满甘油的气球，可以被压缩或拉伸），
使组织进入紧张状态。这被称为第一

个限制障碍。

o 应避免随意置换正在接受手法
治疗的组织。

o 让患者保持一种积极的被动
状态。

o 在最初的 60～90 秒内，施加恒
定的压力。根据黏弹性响应（Chaudhry
et al.，2007；Pilat，2003），这是释放
第一个限制障碍所需的时间。

o 在这项技术的第一阶段，治疗
师几乎不使组织产生移动。

o 在克服第一个限制障碍后，治
疗师沿着阻力最小的方向移动，在每

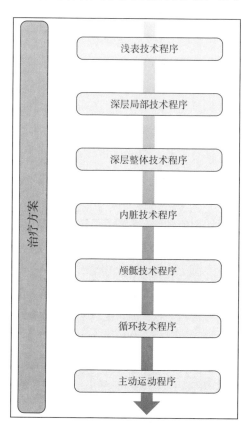

图 14.7　方案应用的建议顺序

练习

MIT® 深层局部技术的自我应用实例

为了正确地应用深层技术，治疗师必须明确区分弹性运动（由他／她任意进行）和促进运动，如上所述后者常发生在组织重塑过程中。下面的练习是学习促进运动策略的一个例子。

坐在椅子上并保持放松。用你的双手温柔地拥抱你的脸颊，不要滑动皮肤，在不同的方向和不同的速度下轻轻地移动组织。当你到达范围边界时，探索振幅和最终阻力。这就是弹性运动。

随后，托着下巴，如图 14.8 所示。闭上眼睛，深呼吸，放松肩膀。在约 3 分钟的时间里，轻柔地朝着地板牵引。如果你感觉到了运动，就跟随运动。在整个运动过程中，不需要增加力量，而你能感觉到的运动就是促进运动。在这之后，随着你再次向各个方向移动组织，再次测试振幅和阻力。发生了什么变化？

个新的障碍处暂停。

o 在每一个应用中，治疗师必须克服 3～6 个连续的障碍；获得释放和减轻疼痛所需的最短时间通常是 3～5 分钟（Borgini et al., 2010）。根据功能障碍的严重程度，这个过程可能需要 25～30 分钟。

o 尽管在克服第一个障碍后施加的压力（力）可能需要修改，但总体来说，施加在组织上的张力应该是恒定的。

例如，如果对治疗刺激（震颤、纤维性颤动等）的疼痛和（或）过度反应增加，则应减少压力。

o 组织放松反应通常是局部的（在应用领域）。然而，也有可能在其

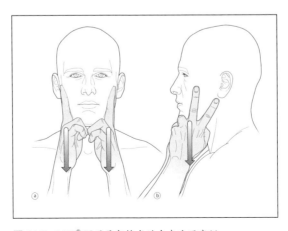

图 14.8　MIT® 深层局部技术的自我应用实例

他身体区域发生自发运动。

• **深层整体技术程序**。这一方法与之前描述的方法之间的差异与临床医师正在寻求的组织反应有关。局部组织的变化仍然很重要，特别是在治疗开始的时候。然而，其他（任何）身体区域的组织张力反应可能是可以预测的；例如，将最初的手动机械负荷应用于颈部区域，可能会在一段时间（几分钟）后在任何身体区域引发组织反应（即特性发生变化）。另外，反应并非一定是线性的（即链式反应）；例如，会涉及患者的手。在这种情况下，手臂和前臂是活动（没有观察到任何身体运动）传递到手的区域。张拉整体原则（整个系统的张力调整）正在运行（Pilat & Testa，2009）。通常情况下，身体中衰老程度最高和限制程度最大的区域会首先做出反应。

以上所述的一般原则适用于每个身体结构的治疗。然而，具体的功能障碍需要有针对性的治疗策略（Pilat，2003；2009；2011）。

培训

MIT 的培训不需要有手动疗法从业经验。学习过程包括 3 个方面：理论、实践和手动触诊技能。第三种被认为是最复杂的，需要较长的学习时间和丰富的临床经验。建立在证据基础上的理论框架为临床应用开辟了广阔且不断增长的空间。然而，临床证据仍然有限，需要统一的研究标准，包括：

• 更客观的评估过程；

• 策略的分类（局部与整体方法）；

• 力、时间、强度和使用频率等参数的统一；

• 识别和分析不同身体系统的反应；

• 无应答区域的识别和分类；

• 长期结果的分析。

参考文献

[1] Ahn AC, Grodzinsky AJ 2009 Relevance of collagen piezoelectricity to 'Wolff's Law'. Med Eng Phys 31:733–741.

[2] Arguisuelas Martínez MD et al 2010 Effects of lumbar spine manipulation and thoracolumbar myofascial induction technique on the spinae erector activation pattern. Fisioterapia 32(6) pp250–255.

[3] Arroyo-Morales M et al 2008a Effects of my-ofascial release after high-intensity exercise. J Manipulative Physiol Ther 31(3):217– 223.

[4] Arroyo-Morales, M et al 2008b Psycho-phy-siological effects of massage-myofascial release after exercise. JACM 14;10 pp1223–1229.

[5] Arroyo-Morales M et al 2009 Massage after exercise–responses of immunologic and endocrine markers: a randomized single-blind placebo-controlled study. Journal of Strength & Conditioning Research 23:638–644.

[6] Bertolucci F 2008 Muscle repositioning: a new verifiable approach to neuro-myofascial release? J Bodyw Mov Ther 12 (3): 213–224.

[7] Borgini E et al 2010 How much time is required to modify a fascial fibrosis? J Bodyw Mov Ther 14:318;325.

[8] Chaitow L 2007 Positional release techniques. Elsevier, Edinburgh.

[9] Chaudhry H et al 2007 Viscoelastic behavior of human fasciae under extension in manual therapy. J Bodyw Mov Ther 11:159–167.

[10] Chiquet M et al 2003 How do fibroblasts translate

mechanical signals into changes in extracellular matrix production? Matrix Biol 22(1):73–80.

[11] Chiquet M et al 2009 From mechanotransduction to extracellular matrix gene expression in fibroblasts. Biochimica Biophysica Acta 1793: 911–920.

[12] Fernandez AM et al 2008 Effects of myofascial induction techniques on physiologic and psychologic parameters. JACM 14:807–811.

[13] Fernández-Lao C et al 2011 Widespread mechanical pain hypersensitivity as a sign of central sensitization after breast cancer surgery. Pain Med 12:72–78.

[14] Fernández-Pérez AM et al 2013 Can myofascial techniques modify immunological parameters? JACM 19(1):24–28.

[15] Fourie WJ 2008 Considering wider myofascial involvement as a possible contributor to upper extremity dysfunction following treatment for primary breast cancer. J Bodyw Mov Ther 12(4):349–355.

[16] Guimberteau JC et al 2010 The microvacuolar system: how connective tissue sliding works. J Hand Surg Eur Vol 35(8):614–22.

[17] Haouzi P et al 1999 Responses of group III and IV muscle afferents to distension of the peripheral vascular bed. J Appl Physiol 87(2):545–553.

[18] Henley et al 2008 Osteopathic manipulative treatment and its relationship to autonomic nervous system activity as demonstrated by heart rate variability. Osteopathic Medicine and Primary Care 2:7.

[19] Heredia-Rizo AM et al 2013 Immediate changes in masticatory mechanosensitivity mouth opening, and head posture after myofascial techniques in pain-free healthy participants. J Manipulative Physiol Ther 36 (5):310–318.

[20] Hicks M et al 2009 Human fibroblast (HF) model of repetitive motion strain (RMS) and myofascial release. In: Huijing PA et al (eds) Fascia research II, basic science and implications for conventional and complementary health care. Elsevier GmbH, Munich, p 259.

[21] Ingber DE 1997 Tensegrity: the architectural basis of cellular mechanotransduction. Ann Rev Physiol 59:575–599.

[22] Ingber DE 2003 Mechanobiology and diseases of mechanotransduction. Ann Med 35(8):564–577.

[23] Kaufman MP et al 2002 Discharge properties of group III and IV muscle afferents. Adv Exp Med Biol 508:25–32.

[24] Kumka M, Bonar B 2012 Fascia: a morphological description and classification system based on a literature review. Can Chiropr Assoc 56(3).

[25] Langevin HM 2006 Connective tissue: a body-wide signaling network? Med Hypoth 66: 1074–1077.

[26] Langevin H, Huijing P 2009 Communicating about fascia: history, pitfalls, and recommendations. Int J Ther Massage Bodywork 2(4):1–6.

[27] Langevin HM et al 2005 Dynamic fibroblast cytoskeletal response to subcutaneous tissue stretch ex vivo and in vivo. Am J Physiol Cell Physiol 288:747–756.

[28] Langevin HM et al 2011 Fibroblast cytoskeletal remodeling contributes to connective tissue tension. J Cell Physiol 226(5):1166–1175.

[29] Lee D 2001 An integrated model of joint function and clinical application. 4th Interdisciplinary World Congress on Low Back and Pelvic Pain, Montreal.

[30] Lin YW et al 2009 Understanding sensory nerve mechanotransduction through localized elastomeric matrix control. PLoS One 4(1): e4293. doi:10.1371/journal.pone.0004293.

[31] Marshall R et al 2009 Evaluating the effectiveness of myofascial release to reduce pain in people with chronic fatigue syndrome (CFS). In: Huijing, PA, Hollander, P, Findley, TW, Schleip R (eds) Fascia research II, basic science and implications for conventional and complementary health care. Elsevier GmbH, Munich, p305.

[32] Martínez Rodríguez RF 2013 Mechanistic basis of manual therapy in myofascial injuries. Sonoelastographic evolution control. J Bodyw Mov Ther 17(2):221–234.

[33] Martínez Rodríguez R, Galán del Río F 2013 Mechanistic basis of manual therapy in myofascial injuries. Sonoelastographic evolution control. J

Bodyw Mov Ther 17(2): 221–234.

[34] Nekouzadeh A et al 2008 Stretch-activated force shedding, force recovery, and cytoskeletal remodeling in contractile fibroblasts. J Biomech 41:2964–2971.

[35] Pilat A 2003 Inducción Miofascial. MacGraw-Hill, Madrid.

[36] Pilat A 2009 Myofascial induction approaches for patients with headache. In: Fernández-de-las-Peñas C, Arendt-Nielsen L, Gerwin RD (eds) Tension type and cervicogenic headache: patho-physiology, diagnosis and treatment. Baltimore: Jones and Bartlett, Sudbury, MA, pp 350–367.

[37] Pilat A, Testa M 2009 Tensegridad: el sistema craneosacro como la unidad biodinámica. Libro de Ponencias XIX Jornadas de Fisioterapia EUF ONCE, Madrid, pp 95–111.

[38] Pilat A 2011 Myofascial induction. In: Chaitow et al (eds) Practical physical medicine approaches to chronic pelvic pain (CPP) & dysfunction. Elsevier, Edinburgh.

[39] Purslow P 2010 Muscle fascia and force trans-mission. J Bodyw Mov Ther 14:411–417.

[40] Remvig L 2007 Fascia research. Myofascial release: 5.4.5–140: an evidence based treatment concept. Elsevier Urban & Fischer, New York.

[41] Schleip R, Jäger H, Klinler W 2012 What is 'fascia'? A review of different nomenclatures. J Bodyw Mov Ther 16(4):496–502.

[42] Schuenke M D et al 2012 A description of the lumbar interfascial triangle and its relation with the lateral raphe: anatomical constituents of load transfer through the lateral margin of the thoracolumbar fascia. J Anat 221(6):568–576.

[43] Seeman TE et al 1997 Price of adaptation—allostatic load and its health consequences. MacArthur studies of successful aging. Arch Intern Med 157(19):2259–2268 doi: 10.1001/archinte.1997. 00440400111013.

[44] Shoham N, Gefen A 2012 Mechanotransduction in adipocytes. J Biomech 45(1):1–8.

[45] Stecco L 2004 Fascial manipulation for musculoskeletal pain. Piccin, Padova.

[46] Swanson RL 2013 Biotensegrity: a unifying theory of biological architecture with applications to osteopathic practice, education, and research. J Am Osteopath Assoc 113 (1):34–52.

[47] Tesarz J et al 2011 Sensory innervation of the thoracolumbar fascia in rats and humans. Neuroscience 194:302–308.

[48] Tomasek JJ et al 2002 Myofibroblasts and mechano-regulation of connective tissue remodelling. Nature Rev Mol Cell Biol 3:349–363.

[49] Toro C et al 2009 Short-term effects of manual therapy on heart rate variability, mood state, and pressure pain sensitivity in patients with chronic tension-type headache: a pilot study. J Manipulative Physiol Ther 32:527–535.

[50] Useros AI, Hernando A 2008 Liberación miofascial aplicada en un paciente adulto con daño cerebral. Biociencias 6:1–7.

[51] van der Wal JC 2009 The architecture of connective tissue as parameter for proprioception an often overlooked functional parameter as to proprioception in the locomotor apparatus. Int J Ther Massage Bodywork 2(4):9–23.

[52] Vaquero Rodríguez A 2012 Influence of myofascial therapy applied to the cervical region of patients suffering from unilateral spatial neglect and head deviation with respect to the median line. CSIC (ICNR 2012) Covering Clinical and Engineering Research on Neurorehabilitation. Editorial Springer. Part I: 371–374.

[53] Vásquez C 2011 Effectiveness of the myofascial induction technique in the swimmer's shoulder with respect to the articular balance and pain. Cuest Fisioter 40(3):177–184.

[54] Vaticon D 2009 Sensibilidad miofascial libro de ponencias XIX. Jornadas de Fisioterapia EUF ONCE, Madrid, pp 24–30.

[55] Wang N, Tytell J, Ingber DE 2009 Mechano-transduction at a distance: mechanically coupling the extracellular matrix with the nucleus. Science 10:75–81.

[56] Wheeler AH 2004 Myofascial pain disorders:

theory to therapy. Drugs 64:45–62.

[57] Yahia LH et al 1993 Viscoelastic properties of the human lumbodorsal fascia. J Biomed Eng 15:425–429.

[58] Yi-Wen L et al 2009 Understanding sensory nerve mechanotransduction through localized elastomeric matrix control. PLos One 4(1):e4293.

第十五章

神经肌肉技术和相关软组织手法治疗模式

里昂 · 蔡托（Leon Chaitow）

NMT 是什么？——简介

在早期的一篇描述神经肌肉技术（NMT）的文章中，使用了下面的介绍（Chaitow，2011），鉴于它在一定程度上概括了主题的本质，现在还没有可以替代的更准确的其他描述：

"想象一下，触诊技术因增加了压力，而成了一种治疗干预手段。

"再想象一下触诊技术，以一种非侵入性的方式，满足并匹配它所处理的组织的张力，并循序渐进地在几乎所有可触及的范围内（对手指或拇指来说），从正常的软组织区域内找出发生变化的区域。

"想象一下，这一方法可以系统地提供有关组织张力、硬化、纤维化、水肿、局部软组织改变、结构异常区域、粘连或疼痛的信息，同时能够从一种无痛苦和愉快的评估模式切换到一个治疗焦点，并且开始将它所发现的变化正常化的过程。

"这就是神经肌肉技术（NMT）!"

两种版本

本章描述了神经肌肉技术（欧洲版）

和神经肌肉疗法（美国版），这两种都是软组织评估及治疗方法，分别在 20 世纪 30 年代的英国和美国得到发展，且有多种辅助的、针对软组织的手法可与两个版本的 NMT 结合使用，如文本框 15.1 中所列疗法。

NMT 的目标和相关方法

NMT 是用来进行专业诊断（评估模式）或治疗（治疗模式）的手动应用方法。

当使用 NMT 进行治疗时，它的目标是对功能失调的组织进行修正，促进其恢复正常，主要是针对出现功能障碍活动的局部失活点，如肌筋膜激痛点；同时也关注引起症状或维持症状的原因，如姿势或过度使用的模式。

NMT 的另一项关注点是将高张性和（或）纤维化组织的失衡正常化，或作为其本身的目的，或作为关节动员 / 康复的预处理阶段。在此过程中，NMT 旨在诱导包括机械感受器、高尔基肌腱器官、肌肉纺锤体等本体感受器在内的生理反应，以达到功能改善的目的。

在与 NMT 结合的情况下，其他影响这种神经反应的方法可能包括文本框 15.1 中列出的所有或任意一种方法。

NMT 尝试：

- 提供反射效益；
- 消除肌筋膜激痛点和其他疼痛源；
- 为其他治疗方法作准备，如康复练习或手法治疗；
- 放松并使紧张的、纤维化的软组织恢复正常；
- 增强淋巴及全身循环和引流；
- 同时为医生提供诊断信息；
- 使所有治疗方法中包含再培养过程（增强姿势、呼吸和工效学等）；
- 协助康复过程。

NMT 考虑到了引起或加剧疼痛和功能障碍的常见问题，包括：

- **生物化学特征**：营养不平衡和缺陷、毒性（外生性和内源性）、内分泌失调（如甲状腺功能减退）、局部缺血、炎症，以及在哪个阶段适合寻求医疗建议 / 注意。
- **心理因素**：压力、焦虑、抑郁等，以及在哪个阶段适合寻求医疗建议 / 注意。
- **生物力学因素**：姿势，包括使用模式、过度换气及局部功能障碍的状态，如张力过高、激痛点、神经压迫或卡压，以及在哪个阶段适合寻求医疗建议 / 注意。

一般认为，NMT 的作用是试图将这些（或其他）对肌肉骨骼疼痛和功能障碍的影响进行调节或使其正常化，以便在尚

文本框 15.1

主要的 NMT 方法和模式

下面列出的软组织手动治疗方法和模式都被认为是"神经肌肉疗法"，与以下版本相辅相成，这两种方法都将在本章中得到介绍：

- 神经肌肉技术（利夫的欧洲版）。
- 神经肌肉疗法（美国版）。

下面按字母顺序列出的大多数方法在本书中都在单列的章节得到了介绍。文本框 15.2 中将列出列表中所有其他的方法（粗体的）的简单定义。

- **主动释放技术**®（ART）。
- 鲍恩技术——见第六章。
- 结缔组织手法——见第七章。

- 筋膜手法®——见第九章。
- **谐振技术**。
- **综合神经肌肉抑制技术（INIT）**。
- 按摩——见第十九章。
- 肌肉能量技术——见第十三章。
- 肌筋膜放松术——见第十四章。
- **罗尔夫按摩疗法**（结构整合）——见第十七章。
- 伤疤释放术——见第十八章。
- **特定的（瘢痕 / 粘连）释放技术**。
- 摆位放松术 / 位置释放术——见第十章、第十一章和第十六章。
- 激痛点释放技术——见第二十章。

未带来进一步的痛苦或过度适应需求的情况下，尽可能多地消除或改变病因和长期影响。

在 NMT 中，自我调节是恢复过程中的主要因素，它的作用是识别和调节或消除可能阻碍恢复的因素。作为这一作用的必要补充，它认为有必要就可能导致适应性疲劳的因素的预防和修正提出建议。

NMT 的起源

欧洲版（利夫式）NMT

英国骨科医学院的创始人、欧洲版神经肌肉技术（NMT）的开发者斯坦利·利夫（Stanley Lief Do，DC）在 20 世纪 30 年代受到了阿育吠陀医生瓦尔玛（Dewanchand Varma）的极大影响，瓦尔玛的手动治疗方法包含了一种早期形式的 NMT，他称其为"能量疗法"。

瓦尔玛（Varma，1935）讨论了"能量通路"可能被"粘连"阻断的情况，即表面软组织硬化——"这样神经电流就不能再通过它们了"。

瓦尔玛提到，当这种阻塞发生时，皮肤就会发生变化，他说："如果皮肤附着在下面的肌肉上，电流无法通过，皮肤就会失去敏感性。"

第二章的讨论描述了目前关于"致密化"和浅筋膜滑动电位降低的思考和证据，与瓦尔玛对这些组织中的变化的描述密切相关。

正如他所解释的那样，瓦尔玛的手动

软组织疗法是为了"释放"这些可触及的障碍。瓦尔玛的方法被利夫采用且合并到了后来的 NMT 中；然而，两者的治疗重点却大不相同——后者旨在使软组织功能障碍正常化，放松限制，缓解疼痛。

瓦尔玛建议采用一种两阶段的治疗方案，就像在目前使用 NMT 时所做的那样，包含一个与治疗过程无缝融合的评估阶段，因为根据需要，被触诊的内容正是治疗的目标组织。在瓦尔玛模型中，对组织的实际操作首先是"分离"皮肤与底层组织，然后是温和的肌肉纤维"分离"，这一过程需要："手指高度敏感，能够分辨粗细纤维，通过患者每天在活体上数小时的练习而获得的高度发达的意识和敏感性。"

这些技能仍然是成功使用 NMT 所必需的。请参阅本章后面的 NMT 触诊练习，以便将瓦尔玛的描述与练习中的内容进行比较。

鲍里斯·蔡托（Boris Chaitow DC）是 NMT 的联合开发人员，曾做过这样的描述（1983）："这个独特的手法准则——NMT，适用于身体的任何部位、任何物理性和生理性功能障碍，以及关节和软组织损伤。

"为了成功地应用 NMT，发展触诊技巧和敏感性是很有必要的，整个秘诀就是能够识别组织结构感觉上的异常。

"拇指所施加的压力（一般来说）应该包含一个'可变'的压力，即应与组织结构和特征的评估结果相结合。施加的压力水平不应该是一致的，因为组织的特征和性能总是具有可变性的。这些变化可以被受过训练的'感觉'识别。手指压力中的这种可变因素可能是任何 NMT 从业者所能学到的最重要的品质，使他们能够更有效地控制压力，培养更强的诊断感，并且降低刺激或挫伤组织的可能性。"

对于任何学习或使用 NMT 的人来说，鲍里斯·蔡托（Boris Chaitow）所说的临床意义都值得重视，因为在 NMT 应用过程中，所应用的手指压力的变化可能是最重要的与其他形式的手动疗法区别开来的单一特征。改善"满足和匹配"被评估组织张力的能力，是利夫式 NMT 的一个关键特征。

彼得·利夫（Peter Lief DC，1963）是 NMT 的开发者的儿子，他曾说："有时需要好几个月的练习来使必要的触觉得到发展，这种触觉必须牢固，但同时又要足够轻，以便辨别构成可触摸神经肌肉病变的微小组织变化。"

鲍里斯·蔡托（1963），他是斯坦利·利夫的助手，他描述了手指在寻找和发现的事物，以及——因为 NMT 诊断和治疗实际上是同时进行的——它们的目标是实现：

"软组织中的明显变化——由利夫列出——可以用'拥塞'这个词来概括。这个模棱两可的词可以被解释为过往的肥厚性纤维化。肌肉区域的反射性收缩减少了血液的流动，在这种相对缺氧的低 pH 和低激素浓度区域，成纤维细胞增殖，纤维组织增多。这导致了现在出现结缔组织增厚——即肌外膜和肌束膜——可能在肌肉纤维之间渗透到更深的地方，从而影响正常的肌内膜。

"如果这些结构同样受到血液流动纤维化的影响，那么就会出现筋膜和皮下结缔组织的增厚，纤维化似乎会在血流减少的区域自动发生，这取决于个人的体质。在张力是病因的区域，纤维化似乎是不可避免的。"

杨对缺血和充血的肌筋膜环境的描述，正是肌筋膜激痛点进化的背景。因此，NMT 被视为识别和解除激痛点的理想治疗方法也就不足为奇了（参见本章下文中关于 INIT 的说明）。

杨认为，利夫的 NMT 可能会带来有益的影响，包括：

• 恢复肌肉平衡和张力，从而减轻疼痛，增强功能；

• 通过改变组织学图像，从病理学改变为生理–组织学模式，促进肌肉和结缔组织的正常营养，使血管和激素反应更加正常；

• 通过降低躯体内脏的反射性活动水平，为内脏带来潜在的益处；

• 改善与郁积区域相关的循环和引流。

美国版 NMT

20 世纪 70 年代末和 80 年代初，在原版的基础上演变出了美国版的 NMT，它主要是基于雷蒙德·尼姆（Raymond Nimmo DC，1959）所设计和传授的方法，即"感受器–紧张技术"。

尼姆对病理影响和相关性的研究，以及对处理他所说的"有害痛点"的治疗意义的研究，与他同时代的珍妮特·特拉维尔医学博士在肌筋膜激痛点研究方面的工作类似（Travell & Simons，1999）。

以特拉维尔和西蒙斯的著作和研究为基础，尼姆提出的针对这些疼痛发生器的处理方法得到了其他人的修正和发展（Vannerson & Nimmo，1971）。

美国版 NMT 现在纳入了系统的健康增强方法，注重生物化学、生物力学和社会心理学上的引发性和维持性因素。

尽管存在重大的演进式差异，但 NMT 的两个版本目前非常相似。这两种方法都利用了各种各样的软组织手法治疗模式（文本框 15.1 中的列表），以及基于证据的康复方法。这两个版本都关注的是全身功能障碍和疼痛，而美国版本可能比利夫模式更关注肌筋膜疼痛。

NMTs 的发展——综合培训和新职业

在 NMT 的两种版本中都接受过培训的神经肌肉物理治疗师已经组成了一个神经肌肉治疗师协会，目前在爱尔兰共和国是公认的提供卫生保健服务的机构。与此同时，随着神经肌肉硕士学位课程的设立，英国的切斯特大学（University of Chester）证实了这种疗法的有效性，它标志着欧洲 NMT 正处于一个持续进化的重要阶段。

在美国，诸如肌筋膜激痛点治疗师全国协会等组织的成员都是 NMT 的有力

倡导者。

验证研究

斯泰科等人（Stecco et al.，2013）对肌筋膜疼痛的起源进行了引人注目的描述。

他们指出，腱膜的筋膜层（如胸腰椎筋膜）是由致密筋膜层组成的，在这些层中，力负荷由肌筋膜插入物开始被吸收、分散和传递（如第一章所描述）。由于透明质酸（HA）的存在，这些有着丰富的神经支配的层被疏松的结缔组织隔开，使得深筋膜层之间可以相互滑动。

他们还注意到肌外膜筋膜（包裹着肌肉）包含游离神经末梢，并直接与肌肉相连——在肌肉、关节和更深的筋膜结构之间创造功能连续性："肌外膜筋膜的胶原纤维被基质或基质性物质占据，富含蛋白聚糖，尤其是透明质酸（HA）。"

损伤后（过度使用、误用等），有机体会出现脂肪浸润、HA 降低、黏度和酸化增加、滑脱功能降低、"游离神经末梢过度活跃"，进而导致局部炎症、疼痛和敏感。这些变化可以通过降低硬度、密度和黏度，以及提高 pH 值来逆转，所有这些都有通过手动疗法得到实现的可能性（如第五章所述）。

因此，"筋膜功能障碍包括由脂肪细胞、黏多糖和透明质酸（HA）组成的疏松结缔组织（LCT）异常。LCT 组分的数量或质量的改变可能会改变黏度，从而改变 LCT 所促进的润滑剂的功能。我们建议将这种综合征（肌筋膜疼痛）定义为

'筋膜致密化'。但这与从形态学改变（如症状明显的纤维化）中观察到的功能改变不同"。

关于 NMT 在逆转这些变化方面的有效性，研究验证正在慢慢出现，例如：

• **肌筋膜激痛点**：纳格拉尔及其同事（2010）证明了 NMT 方法的有效性，这些方法被合并到一个集中的激痛点方案 INIT 中（文本框 15.2；Chaitow，1994）。

• **颌部痛**：西班牙研究人员（Ibáñez-García et al.，2009）表明，NMT（利夫式）和摆位放松术（第十六章）在咬肌潜在激痛点的处理中同样有效，且有效性显著。

• **慢性颈部疼痛**：埃斯科特利-梅厄等人（Escortell-Mayor et al.，2011）使用 NMT 和辅助性软组织方式，或电疗法（经皮的神经电刺激疗法，TENS）对慢性颈部疼痛（机械性颈部疾病）患者进行治疗。

两组患者短期疼痛缓解的程度均显著，约 30% 的患者在治疗后 6 个月的随访中仍保持着改善后的状态。

• **肩膀撞击疼痛**：希达尔戈·罗萨诺等人将激痛点释放术（第二十章）和神经肌肉技术结合（Hidalgo-Lozano et al.，2011）起来使用，证明了手动治疗活跃激痛点（TrPs）可减少肩撞击痛患者的自发性疼痛和增加疼痛耐受性。他们指出："目前的研究结果表明，肩部肌肉组织中活跃的 TrPs 可能会导致肩部撞击综合征患者的肩部疼痛和敏感。"

• **鞭打**：费尔南德斯-德-拉斯-佩尼亚等人（Fernández-de-las-Peñas et al.，2005）

称，在他们的方案中使用的软组织技术包括：脊旁肌神经肌肉技术、用于颈椎部的肌肉能量技术（第十三章）、用于枕骨区域的肌筋膜放松术（第十四章），以及肌筋膜激痛点手动疗法（第二十章）；根据需要从中选取。"研究小组开发的操作方案已被证明对治疗鞭伤有效。对后端冲击的生物力学分析证明了针对斜方肌、枕骨肌、斜角肌和胸甲状肌群中肌筋膜激痛点的一些手法治疗技术，在治疗鞭打后症状的患者中起着重要的作用。"

• **足底跟疼痛**：雷南-奥丁等人（Renan-Ordine et al.，2011）在 60 例足底跟痛患者中，对自我拉伸和采用相同的拉伸方法并辅以 NMT 的方法的效果进行了对比。一组患者进行小腿和脚部伸展运动，并接受物理治疗师提供的手动治疗（NMT），而另一组只做拉伸运动。治疗师的治疗重点是那些感觉有"结节"的激痛点，这些激痛点被按压时疼痛感会更加明显。

研究人员发现，接受了拉伸和手动治疗的患者症状有更大的改善。疗效的大小在临床上对改善身体功能和身体疼痛都很重要。重要的是，在 NMT 组中患者的疼痛阈值也有显著提高，这支持了这种治疗形式具有一般疼痛调节作用的观点。

许多此类研究表明，NMT 可以成功地与其他补充疗法一起使用，其中大部分会在本书的不同章节中被描述。

文本框 15.1 中列出的其他模式的简要定义在文本框 15.2 中得以显示。

NMT 触诊练习

注意：下面详细描述的 NMT 触诊练习来自于利夫技术的欧洲版，在其他触诊方法中也出现过，或者与其他方法结合使用，如第四章所描述的触诊方法（STAR 评估、皮肤功能触诊）。

尽管被描述为"触诊"练习，但重要的是要理解触诊和治疗在 NMT 中并不被视为单独的操作，而是一个流向另一个或由另一个引出，来回转换。

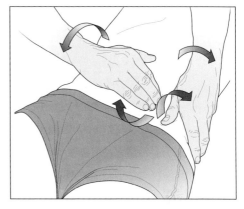

图 15.1　特定的放松技术（具体描述见文本框 15.2）

文本框 15.2

辅助 / 补充（针对 NMT 的）软组织方法

文本框 15.1 列出了可与 NMT 联合使用的主要方法，包括欧洲版和美国版。这些主题中的大部分将分章节进行讨论，那些没有单独分章节讨论的将在下文进行简要的描述和定义。

主动放松术（ART）

主动放松术是一种与传统的（钉和拉伸）技术相似的方法。ART 包括医生隔离一个接近软组织功能障碍区域的接触点，在此之后，患者被引导着进行可在接触点下产生一个软组织（神经、筋膜、韧带、肌肉）纵向滑动的运动。或者，该运动可以由操作者发起，包括被动运动和主动运动。

有几项研究对 ART 在不同情景下的功效进行了评估，例如：

- 提高疼痛阈值（Robb & Pajaczko-

wski，2010）；

- 增加腿部的灵活性（George，2006）；
- 腕管综合征（George et al.，2006）；
- 四头肌肌力（Drover et al.，2004）。

谐振技术（振荡）

谐振技术涉及在不同的身体区域诱导周期性运动，试图在身体组织中产生一种共振状态。这种方法不同于医生在患者的组织中施加一个有节奏的咬合过程。在谐振技术中，医生调整和使用患者的自由振荡频率来诱导周期性运动。

针对该方法的一项研究发现，使用一种改进的谐振技术——包括有节奏的摇摆——在脊柱骨盆复合体诱发的运动显示出了简谐运动的特性（Waugh，2007）。这种方法在筋膜功能方面的优势是有证据支持的——当引起振荡运动时，HA 的生成得到了增强，如第一章所述。

综合神经肌肉抑制技术（INIT）

INIT 是一种经过验证的模式，可用于治疗肌筋膜疼痛（Chaitow，1994）。在识别一个活跃的肌筋膜激痛点（TrPt）之后，会引入一个序列：

1. 有节奏地间歇性地按压激痛点，直到其敏感性降低。

2. 应用组织的应变定位（参考第十六章）。

3. 激痛点所在组织的等长收缩及这些局部组织的后续拉伸（参见第十三章和第二十章）。

4. 最后，整个肌肉（不仅仅是局部区域）的等长收缩被用作肌肉拉伸的前奏。

通过与其他激痛点失活方法的比较，验证了该方法的有效性（Nagrale et al.，2010）。

特定（瘢痕 / 粘连）放松技术（图 15.1）

利夫描述和使用的方法可以应用于身体的致密、纤维化和收缩的软组织区域，这些区域存在瘢痕或粘连，抑制了正常的组织功能（Newman Turner，1984）。

方法：

1. 在定位了收缩组织的一个区域后，治疗师的中指（本描述中为右手）定位了一个强限制点，通过手法将这些组织拉向治疗师，直至达到无痛运动的极限。

2. 然后，治疗师在肩进行向内旋转时，将右肘外展，在已经伸展和压缩的组织上增加扭转负荷。

3. 中指（右手）和它邻近的手指现在应该是弯曲且相当僵硬的，同时在 3 个方向上传递力，也就是向下（向地板）、向治疗师，以及轻微地增加外旋。

4. 左手的拇指指尖弯曲然后放置在毗邻右手的中指不超过 1/4 英寸（0.5 厘米）处，施加下行压力（向地板）且远离治疗师，同时左肘外展，肩部内旋，以便为右手产生的力提供反压力。

5. 右手手指向一个方向拉，左手拇指向另一个方向推，同时也向另一个方向扭转，由此产生的支点同时在多个方向上形成张力组合。

6. 当所有的松弛部分都被移除后，右手的快速顺时针运动和左手的逆时针运动会产生一个高速的软组织"颤振"释放，同时肘部向躯干靠近，手掌迅速向上转动。所给予的力的大小控制在不产生疼痛的范围内。

7. 这个序列可以重复几次，以启动结缔组织的变化过程，并且这一序列操作通常伴有红斑。

8. 手的位置和所施加力的方向的变化可以形成不同的治疗方案。

当确定了目标区域后，将会对该区域进行探索，如果有必要的话，会采用比触诊稍重的压力进行探索，亦或者结合使用本章开始部分列出的一种或多种补充方法。

在 NMT 触诊练习中，当你的接触手指或拇指在被探索的组织中移动时，试着尽可能多地关注以下特征：

• **温度变化**：高渗肌肉可能比慢性纤维性组织温度更高，并且在几厘米之内可能就会有所不同。

• **压痛**：当触诊组织有"不同"的感觉时，寻求反馈。

• **水肿**：注意任何肿胀、丰满、"泥泽"或淤血的感觉。

• **纤维方向**：试着确定组织的方向、它们可能的附着位置，以及日常生活对它们施加的力的载体。

• **局部挛缩**：有时局部的非常小的区域，可能会显示出反射或激痛点活跃的证据，即有紧绷肌带或微小的收缩结节，这些区域在被按压的时候会带来疼痛感，而这些可能指示的是有一定距离的其他区域的疼痛（见第二十章）。

当进行评估时，应不断地自问：

• 我感觉到了什么组织？

• 我所能感觉到的与个人状况（比如姿势）或症状相关的事物有什么意义？

• 我所能感觉到的与我在其他地方所注意到的其他功能障碍如何相关？

• 我能感觉到的是急性的还是慢性的？

• 这是一个局部问题，还是一个更大范围功能障碍的一部分？

• 这些明显的变化意味着什么？

NMT 触诊方案

在 NMT 中经常会使用一种轻质润滑剂来避免皮肤摩擦。

检查／治疗台的高度应允许治疗师直立、双腿分开，方便重量转移的同时保持评估使用的手臂挺直。

这使得治疗师的体重可以通过拇指向下传递到伸直的手臂上，只需靠在手臂上，就可以施加所需的任何程度的力，从极轻到相当重（图 15.2）。这可能会给那些拇指过于灵活或不稳定的治疗师带来一个问题。一种解决方法是让他们只使用手指接触，如下所述。

手指触诊时，主要的接触通常由中指或食指指尖完成，最好由相邻的手指支撑（图 15.3）。

对于拇指抚触来说，评估／治疗手的手指起支点作用是非常重要的，它们位于接触拇指的前面，使拇指所做的抚触在行进过程中沿着指环或小指的方向在手掌上

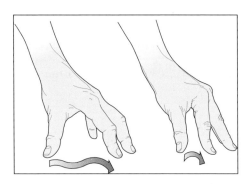

图 15.2　NMT 拇指抚触——当移动的拇指在组织中迂回行进、评估和治疗时，静止的手指提供了一个支点

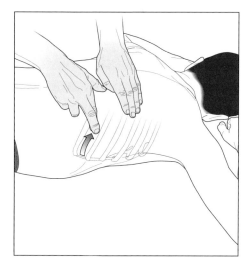

图 15.3　用 NMT 手指抚触进行肋间评估，通过稳定的手支撑和分散组织来防止集聚

移动。

为了保持平衡和控制，手指应该展开（图 15.2），手指可以巧妙地提供一个平衡点、支点或桥，手掌呈拱形是为了让拇指指端自由通行，随着拇指移动，慢慢远离治疗师的身体。

每次拇指抚触，无论是诊断性的还是治疗性的，在拇指停止之前覆盖了 4～5 厘米的范围，当手指 / 支点被移动时，拇指就会继续在组织中进行搜寻。

相较而言，手指抚触朝着治疗师移动，通常是用另一只手来阻止组织的聚束或堆集。

可变的压力至关重要

拇指或手指接触的本质包括施加不同程度的压力，使触诊接触能够"迂回"穿过它遇到的任何纤维状、硬化或收缩的结构。在 NMT 的触诊模式中，当这些抚触穿过组织时，会"遇见和匹配"组织紧张，这样治疗师就会意识到组织阻力的变化，这比拇指或手指接触所需的时间要短。

这种压力的可变性是欧洲版和美国版 NMT 之间的一个主要差异，后者倾向于采用一种平稳的抚触方式滑过或穿过被评估的组织，几乎没有压力变化。在欧洲版 NMT 中，被触诊的组织呈现的阻力或阻碍程度决定了所需的治疗程度。

紧张、收缩或纤维组织从来都不是简单地依靠施加力就能克服的；相反，这些纤维需要通过不断变化的压力来处理，如通过不同角度的模式。如果使用反射压力技术，则需要在一个点上停留更长的时间，但在正常的诊断和治疗应用中，当拇指探测、缓解组织阻塞及对组织进行一般性治疗时，会持续移动。

所有重要的发现，无论是与组织特性有关的是还是与患者反应，尤其是与敏感性或疼痛有关的反应，都应该记录在图表上。

一定程度的振动接触，以及可变压力，使得这种接触给人一种"智能化的"感觉，即使在使用较重的压力的情况下，也不会有伤害或挫伤组织的风险。

在较深的 NMT 触诊中，或当触诊转变为治疗时，触诊手指或拇指可能需要施加足够大的压力，才能接触到椎旁肌肉等结构，而不会引起防御反应。

触诊过程中可能感觉到的变化包括静止 / 僵硬、压痛、水肿、深层肌肉紧张、纤维化和骨间变化。

除了纤维化变化这样的慢性功能障碍特征，所有这些变化都可以在急性或慢性问题中找到。

美国版 NMT：滑行触诊

轻抚法（滑行抚触）是美国版 NMT 的重要组成部分（图 15.4）。

滑行抚触能使浅筋膜变暖，被认为有助于引流。与上面描述的欧洲版评估方法一样，滑动过程有助于识别收缩肌带、结节和压痛点。

在这些地方反复滑行可能会降低它们的大小和韧性。临床经验表明，多次在组织上滑动之后转移到其他部位继续操作，然后再次返回滑动，可能会产生最佳结果。滑动应用方向可以是顺着肌肉纤维的方向，也可以是穿过肌肉纤维的方向，或者更常见的是两者的结合。如果组织处于充血状态，特别建议要遵循淋巴流动的过程。

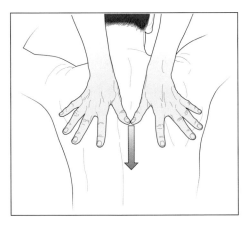

图 15.4　NMT 滑动抚触：当用拇指进行评估和治疗触诊结果时，手指支撑和稳定双手

治疗目标：使触诊成为治疗

NMT 的两个版本的目标都是在功能障碍组织中进行修正，促进其恢复正常，主要的焦点是去激活反射性活动的中心（肌筋膜激痛点）。因此，NMT 通过包括神经机械受体、高尔基腱器官、肌肉纺锤体和其他本体感受器在内的生理反应，以达到预期的反应。

另一个重点是使高渗和（或）纤维组织的失衡正常化，或作为自身的目的，或作为关节动员的前期准备。

同样很明显的是，NMT 评估的真正意义使它成为寻找表面筋膜限制的理想工具，这些筋膜限制的特征在前面章节中已被描述过，即缺乏滑动潜能；同时，NMT 还有助于组织恢复正常功能。

如上所述，使用 NMT 的临床检查应该无缝地从收集信息过渡到应用于治疗目标的实现。在治疗师寻找组织功能障碍的证据的过程中，会进行必要的治疗，通过应用适当的技术，将"发现过程转化为矫正过程"。从检查到治疗再到检查的转变是 NMT 的一个特点。

互补模式的使用

当其他模式与 NMT 结合时，被认为是一组自然的联合方法，包括与位置释放术（摆位放松术）和肌肉能量方法等的结合使用。此外，能够促进减少代谢产物滞留的传统按摩方法，也属于此类可结合使用的方法。

结论

它源于传统的亚洲按摩方法的融合模式（能量疗法），通过整骨疗法评估方法的棱镜（参见第四章中关于 STAR 触诊的描述），在物理治疗触诊技术的影响下（参见皮肤评估方法的注释，也包括第四章），对肌筋膜疼痛的研究有明显的影响，使得现代 NMT 具有跨学科和跨地域的特征。

现在，许多研究证实，NMT 可以被视为可用于几乎所有其他软组织方法的一种有用的评估和治疗方法，同时也可以发展成为一个新兴职业的主要治疗工具。

参考文献

[1] Chaitow L 1994 Integrated neuromuscular inhibition technique. British Journal of Osteopathy 13:17–20.

[2] Chaitow L 2011 Modern neuromuscular techniques, 3rd edn. Churchill Livingstone Elsevier Edinburgh, pp 35.

[3] Drover J et al 2004 Influence of active release technique on quadriceps inhibition and strength: a pilot study. J Manip Physiol Ther 27(6):408–413.

[4] Escortell-Mayor E et al 2011 Primary care randomized clinical trial: manual therapy effectiveness in comparison with TENS in patients with neck pain. Man Ther 16(2011):66–73.

[5] Fernández-de-las-Peñas C et al 2005 Manual treatment of post-whiplash injury. J Bodyw Mov Ther 9:109–119.

[6] George J 2006 The effects of active release technique on hamstring flexibility: a pilot study. J Manipulative Physiol Ther 29:224–227.

[7] George J et al 2006 The effects of active release technique on carpal tunnel patients: a pilot study.

Journal of Chiropractic Medicine 5(4):119–122.

[8] Hidalgo-Lozano A et al 2011 Changes in pain and pressure pain sensitivity after manual treatment of active trigger points in patients with unilateral shoulder impingement: A case series. J Bodyw Mov Ther (2011)15:399–404.

[9] Ibáñez-García J et al 2009 Changes in masseter muscle trigger points following strain-counterstrain or neuro-muscular technique. J Bodyw Mov Ther 13(1):2–10.

[10] Lief P 1963 British naturopathic. British Naturopathic Journal 5(10):304–324.

[11] Nagrale et al 2010 Efficacy of an integrated neuromuscular inhibition technique on upper trapezius trigger points in subjects with non-specific neck pain. J Man Manip Ther 18(1):37–43.

[12] Newman Turner R 1984 Naturopathic medicine: treating the whole person. Thorsons, Wellingborough, UK.

[13] Nimmo R 1959 Factor X. The receptor (1):4. Reprinted in: Schneider M, Cohen J, Laws S (eds) 2001 The collected writings of Nimmo and Vannerson, pioneers of chiropractic trigger point therapy. Self-published, Pittsburgh.

[14] Renan-Ordine R et al 2011 Effectiveness of myofascial trigger point manual therapy combined with a self-stretching protocol for the management of plantar heel pain: a randomized controlled trial. J Orthop Sports Phys Ther 41(2):43–51.

[15] Robb A, Pajaczkowski J 2010 Immediate effect on pain thresholds using active release technique on adductor strains: pilot study. J Bodyw Mov Ther 15(1):57–62.

[16] Stecco A et al 2013 Fascial components of the myofascial pain syndrome. Curr Pain Headache Rep 17:352.

[17] Travell J, Simons D 1999 Myofascial pain and dysfunction: the trigger point manual, vol 1, 2nd edn. The lower body. Williams & Wilkins, Baltimore.

[18] Vannerson J, Nimmo R 1971 Specificity and the law of facilitation in the nervous system. The receptor 2(1). Reprinted in: Schneider M, Cohen

J, Laws S (eds) 2001 The collected writings of Nimmo and Vannerson, pioneers of chiropractic trigger point therapy. Self-published, Pittsburgh.

[19] Varma D 1935 The human machine and its forces. Health for All, London, 1935.

[20] Waugh J 2007 An observational study of motion induced in the lumbar–pelvic complex during 'harmonic' technique: a preliminary investigation. Int J Osteopath Med 10(2– 3):65–79.

[21] Youngs B 1963 The physiological background of neuromuscular technique. British Naturopathic Journal and Osteopathic Review 5:176–178.

第十六章

位置释放技术（包括反应变）

里昂·蔡托（Leon Chaitow）

简介

肌肉骨骼疼痛和活动范围受限（躯体功能障碍的简称）的症状很少出现在关节本身，除非有明显的病理或创伤性损伤。相反，这种疼痛和限制很大程度上是由那些穿过或附着在这些关节上的肌肉产生和维持的。

躯体功能障碍的特征通常包括异常的本体感受活动，包括肌肉纺锤体似乎无法复位，使得躯体一直维持着关节功能障碍的状态。"位置释放技术"（PRT）这一术语描述了其方法学中的一个共同特点，即从限制障碍中分离出功能失调的组织，使受影响结构的运动趋向于舒适或"放松"，而不是限制或"困境"，这也是一种允许纺锤体停止并降低伤害感受器灵敏度的过程（Bailey & Dick，1992）。

肌肉纺锤体位于肌肉纤维之间，对位置、负荷和运动极为敏感，这可能至少部分解释了为什么在相对缺乏刺激的一段时间内——同时保持"放松"——可以降低高张力。

因此，PRT 的方法包括间接的方法，目的是使组织恢复正常的生理功能，使用 2~3 个运动平面来使组织处于"放松"或舒适的位置。

注意：

• 间接和直接方法的定义可参见第五章（文本框 5.1）。

• 屏障现象在第一章和其他章节中得到讨论，特别是第十三章（肌肉能量技术）和第十八章（瘢痕）。

• 本书在单独的章节中详细介绍了 PRT 方法的例子，包括：

    o 第十章，筋膜解除法；

    o 第十一章，韧带的张力平衡；

    o 第十四章，肌筋膜诱导疗法

（这种方法的有些方面是间接的，有些是直接的）。

在本章中，我们概述了 3 种不同的 PRT 相关模式，每一种都有不同的筋膜连接：

• 摆位放松术（SCS），也可简称为反应变；

• 功能位置释放术（FuPR）；

• 促进位置释放术（FPR）。

SCS 的定义

SCS，摆位放松术是一种软组织手法治疗技术，在该技术中，治疗师致力于在患者的肌筋膜结构中定位和减轻非辐射性压痛点。治疗师将功能失调的组织置于一个与限制性屏障方向相对的平衡点上。保持放松姿势 90 秒后，患者慢慢地回到原来的位置，治疗师重新对压痛点进行检查（《莫斯比的补充和替代医学》，2005）。

巴恩斯的研究

建议读者重新阅读第五章和关于巴恩斯迟滞现象报告的描述（Barnes et al.，2013）。在这项研究中，数百名颈部疼痛的患者接受了下述其中一种方法的治疗：

- 平衡韧带张力——第十一章；
- 肌肉能量技术——第十三章；
- 高速手法治疗——在第二章和第五章中讨论；
- 摆位放松术（SCS）——如本章所述。

在治疗前后用硬度计测量功能障碍区域（包括肌肉和筋膜）的软组织"硬度"。正如第五章所解释的那样，刚度变化的水平被定义为迟滞现象，其在 SCS 之后呈现出了最大变化。

摆位放松术

摆位放松术（SCS），也可简称为反应变，是美国骨科医生劳伦斯·琼斯发明的一种治疗方法（Lawrence Jones，1997）。

该方法需要识别功能障碍组织中在轻压下出现疼痛的局部区域，这种区域在 SCS 方法中被称为"压痛点"。对于那些熟悉中医的人来说，这就等同于所谓的"阿是穴"（自发压痛）。

压痛点被定义和描述为小的（直径在 3～10 毫米之间）、绷紧的、稚嫩的和水肿的区域，位于肌肉、肌腱、韧带或筋膜的深处（Jones，1997）。它们被认为是神经肌肉或肌肉骨骼功能障碍的感觉性表现（Korr，1975）。

另外，压痛点不一定是触痛点，尽管有时它可能表现出两者的共同特征，既敏感又可产生指征性或辐射性疼痛。

劳伦斯·琼斯假设，在大多数躯体功能障碍的情况下，正在治疗的是一种涉及持续性神经肌肉有害刺激的情况，而使用 SCS 可以减少或消除刺激，并允许自我调节机制的运作。

SCS——基本方法

应在压痛点施加足够的压力，以产生适度的不适，这时患者应被告知压痛点此种程度的感觉转化数值为"10"。

然后，患者或相关区域被移动到一个舒适的位置，触诊的不舒服感至少减少了 70%，并保持 90 秒，然后慢慢恢复到一个中立的位置。

所谓"舒适位"的位置经常被认为是一种可扩大任何感知到的组织扭曲的位置；例如，缩短的软组织将被放置到一个更短的位置，这样就可以无痛地扩大它们

文本框 16.1

改良版摆位放松术（SCS）方案

这里描述的 SCS 方案是基于迪·安布罗乔和罗斯（D'Ambrogio and Roth, 1997）的成果，这是一个与肘部疼痛有关的案例：

1. 在完成一次针对在预定压痛点（TeP）施加的手指压力疼痛程度的视觉模拟评分（VAS）后，再通过施加压力（指尖或拇指）来评估组织张力。与此同时，患者对压痛进行确认。患者还被要求在整个过程中保持放松。

2. 治疗师引入几个平面上的手臂运动，同时用接触手指监测主要的 TeP 位点来放松肌筋膜组织。影响肘关节的运动范围包括：压缩或牵引、弯曲或伸展、旋后或内翻、平移（前部和后部）和腕屈曲或腕伸展。当用指尖或拇指向 TeP 施加约 3kg/cm² 的压力时，治疗师会寻求口头确认疼痛强度是否降低。

3. 通过在各个方向的最小运动，治疗师优化了患者的体位，最大限度地减少了 TeP 的疼痛，以及触诊的紧张感或僵硬感。然后患者的手臂在联合舒适位保持约 90s。

4. 然后患者被要求"保持放松，不要试图去提供协助"，让治疗师慢慢地将上肢恢复到一个中立的位置。

5. 干预完成后，受试者在进行干预后结果的测量前先完成另一个关于疼痛强度的 VAS 测试。

短的特性，并且明显地允许神经系统的重置（参见下面的关于机理的讨论）。

另一个可能引起临床兴趣的观察结果是，实际上"舒适位"可能与初始应变发生的位置重叠。

因此，SCS 的本质是一个模型，在这个模型中，受功能障碍影响的组织将被带到一个位置，在这个位置上受监测压痛点的触诊痛减少了 70% 或更多。在被轻轻释放之前，这种舒适/轻松的姿势将保持约 90 秒，然后轻轻地释放（D'Ambrogio & Roth，1997）。

重要的是在确定并按压了压痛点以达到一个轻松的位置后，在 90 秒的时间内要保持手指轻微的接触，但没有压力，还要对压力的反应进行周期性检查，以确保没有偏离舒适位。90 秒后，被动地、慢慢地将组织恢复到他们的中立位置，这时可以重新检查这个点，一般来说应感觉不那么紧张，也不那么容易产生触痛。

治疗师应提醒患者，避免在一天左右的时间内过多地使用该区域。并且，在 24 ~ 48 小时内，疼痛增加是正常的。

SCS 作为一种规定方法

在多年的时间里，劳伦斯·琼斯和他

的同事（1995，1997）编制了一份清单，列出了与大多数关节和许多肌肉的几乎每一种可能与张力有关的特定压痛点位置。临床经验和越来越多的研究证据证明了这些位置的准确性（见下文）。

劳伦斯·琼斯还提供了操作指南，以实现对任何压痛点的"简化"——通常涉及已确定了压痛点所在组织的"折叠"或拥挤。所注意到的益处（见下面的研究）包括疼痛和炎症的迅速减少（通常是持久的），以及活动性和力量的增强。

根据促进位置释放的方法（如下所述），使用 SCS 时，感知临床效果所需时间的减少（从建议的 90 秒到少于 20 秒）是由于向组织中添加了促进性负荷（Chaitow，2009；Schiowitz，1990）。

近年来，由劳伦斯·琼斯和他的同事设计和开发的规范性模型正在不断发展。古德哈特（Goodheart，1984）对其中的一个改良版进行了描述。

古德哈特的 SCS 指南

古德哈特建议，治疗师应该通过触诊（见第四章和第十五章）来寻找那些在疼痛或限制被发现或报告时与主动肌相对抗的肌肉中的压痛点，而不是依靠琼斯和他的同事们所编制的图表来确定。如果在运动过程中出现疼痛或限制，此时与主动肌相对抗的肌肉就会成为包含压痛点的肌肉。

例如：

• 如果一个人正处于痛苦的前屈状态，当他试图站直的时候，在伸展的过程

中也会感到疼痛。

• 不论伸展时在何处感到疼痛，当感到疼痛时，会在与正在工作的肌肉相反的肌肉中发现压痛点，在本例中，压痛点位于屈肌（可能位于腹直肌或腰大肌）。

• 在触诊目标肌肉时，可能会发现许多局部的压痛区，其中最痛的区域被选择作为 SCS 应用期间的监视对象。如果在一些可能的压痛点上存在一致的不舒适感，则建议选择最内侧和最近端的点作为监测点。

• 以被选择的压痛区作为监测点来指导治疗师进行组织定位和微调，直到最初的触痛（在手指压力下）从开始的 10 降低到 3 或更少。

• 然后，如上所述，保持 90 秒，并保持触诊指接接触但不对压痛点施加压力，然后慢慢地把它带回起始位置。

• 换句话说，古德哈特关于在哪里找到合适的"点"的见解改良了劳伦斯·琼斯的规范模型——避免依赖于一个虚拟的关于压痛点的图表。

促进位置释放

促进位置释放（FPR）是一种间接的肌筋膜释放方法。在此方法中，治疗师会逐渐对压痛点或功能障碍区域进行调整（微调），直到在所有平面上达到一个相对无痛的中立位置。此时会引入进一步的促进作用（扭曲、牵引、剪切力或压缩），以进一步释放关节或软组织限制，减少组

织紧张，降低不适感——而不会增加其他部位的不适（Schiowitz，1990；Jonas，2005）。

此外，附加的促进作用提供了一个主要的临床益处，即在舒适位上保持时间明显减少了，从 90 秒减少到 20 秒以下。

SCS 和 FPR 相结合（见图 16.1）

• 定位并触诊一个合适的压痛点——通常位于短的结构中，这些结构在产生与疼痛或受限运动的相反运动时比较积极。

• 对压痛点施加最小的监测压力，并要求"患者"以"10"来评定由此产生的不适。

• 使用最小的力重新定位组织以获得最大的舒适度，如报告的"疼痛评分"降低。

• 增加一种可促进压缩、牵引的或其他的力：

  o 进一步减少触诊点的不适——理想情况下是低于初始敏感性的 30%；

  o 并且不会产生任何额外的不适。

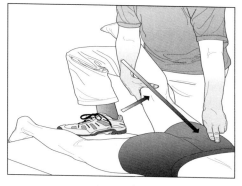

图 16.1 当用同侧腿来降低压痛点敏感性时，监测臀中肌的一个压痛点。促进力包括向髋部的长轴压缩——将压痛点的不适降低到 30% 以下，而不会造成额外的不适感

• 20 秒后释放，慢慢恢复到中立位。

• 当你恢复到中立位后重新检查压痛点，应该感到更少的紧张感和更少的易压痛感。

• 提醒患者，随着组织适应这种变化，他们可能会在 24 小时内感到疼痛加剧。

缓解压痛点的一般 SCS 指南

• 对于身体前部的压痛点，弯曲、侧弯和旋转通常应朝向触诊点，然后进行微调，以使其敏感性降低至少 70%。

• 对于身体后部的压痛点，伸展、侧弯和旋转通常应远离触诊点，然后进行微调，以降低 70% 的敏感性。

• 压痛点越靠近中线，就越不需要侧向弯曲和旋转，越远离中线，就越需要侧向弯曲和旋转，以达到理想的舒适位。

• 额外的促进力量，如压迫或前伸，不应该产生新的不适，而应该增强"放松或舒适"感——这应该反映在减少疼痛的"分值"上。

如果这些指南不能有效地降低压痛点的敏感性，那么尝试定位上的其他变化——换句话说，这些不是绝对的规则，仅仅是建议。

SCS 效应机制

关于 SCS 的效应机制已经有许多解释被提出，无论是单独的还是联合的，都可以用来解释使用 SCS 获得的临床结果（见本章后面的研究精选）。以下是与筋膜相关的一些解释：

• 神经系统的改变包括肌肉、筋膜和关节机械感受器鲁菲尼小体、高尔基肌腱器官、肌肉纺锤体（Jones，1995），以及和疼痛感受器（Howell et al.，2006）。关于组织负荷变化对神经的影响的讨论见第五章，标题为"神经影响和筋膜结构"，以及第一章的文本框1.3。

• 本体感受理论：这是最常被讨论的关于 SCS 疗效的解释。这表明，在施加应力之后，肌肉和其拮抗肌之间的关系可能会出现紊乱（见下文）。

• 异常成纤维细胞的反应——包括细胞的形状和结构，即机械转导效应——导致了受流体动力学影响的炎症的减少（Standley & Meltzer，2008）。

• 韧带的反应（Solomonow，2009；Chaitow，2009；见下文）。

• 其他可能性因素。

本体感受理论

王（Wong，2012）总结了假设的过程：

"根据本体感受理论，快速拉伸损伤部位会刺激肌肉纺锤体，导致反射性主动肌收缩，从而抑制进一步拉伸。然而，疼痛引起的反射性反收缩能迅速逆转恶化性运动，从而刺激拮抗肌纺锤体。由于持续的肌肉纺锤体兴奋而导致的神经肌肉不平衡，通过对抗性肌肉痉挛而持续存在（Korr，1975），可影响邻近关节和肌肉周围的肌筋膜流动性和力传递（Kreulen et al.，2003；Huijing and Baar，2008）。潜在

的肌肉失衡可以在拉伤愈合后很长一段时间内持续（Goering，1995），且在疼痛症状消退后很长一段时间内，存在持续性的运动损伤（Sterling et al.，2003）。"

这表明，SCS 过程中放松或舒适的位置允许过度活跃的主动肌纺锤体活性复位，之后拮抗肌纺锤体活性也恢复正常，功能恢复（Bailey & Dick，1992）。

成纤维细胞（和流体力学上的）对 SCS 的反应

本书第一章对机械转导和相关过程进行了解释，其中在机械载荷应用中，提到了各种细胞效应。

特别令人感兴趣的是应变和负荷的异常程度和类别对大量存在于筋膜结构中的成纤维细胞的影响。

• 多德等人（Dodd et al.，2006）报告说："人类成纤维细胞通过分泌炎性细胞因子、承受增生、改变细胞形状和排列来对应变做出反应……而生物物理学的（组织变化）——无论是由于损伤、躯体功能障碍，还是（软组织手法，如 SCS）——对活动范围、疼痛和局部炎症产生影响。"

• 2007 年，斯坦德利和梅尔泽观察到："数据显示成纤维细胞增殖和促炎及抗炎白细胞介素的表达或分泌可能会给间接骨疗手法的临床疗效带来益处。"

• 斯坦德利和梅尔泽（2008）报告了用于治疗躯体功能障碍的各种临床应用的筋膜方法（摆位放松术和肌筋膜释放术，见第十四章）。这些方法产生了积极的临床

结果，如疼痛减少、镇痛减少和活动范围得到改善。他们指出："很明显，应变的方向、频率和持续时间会影响成纤维细胞的重要生理功能，这些生理功能可以调节疼痛、炎症和活动范围。"

• 梅泽尔等人（Meltzer et al., 2010）注意到，受创伤的筋膜破坏了身体的正常生物力学结构，增加了系统的张力，导致肌筋膜疼痛，活动范围减少。他们发现，成纤维细胞产生的炎症反应可以通过组织负荷的变化来逆转，这种变化可以通过反应变或肌筋膜释放来传递（见第十四章），而这种变化可能只需要60秒就能显现出来。

• 王（Wong, 2012）强调了SCS效应中可能的体液动力学性质："白细胞介素（IL-6）水平降低，对急性损伤后的炎症愈合有重要的调节作用（Kopf et al., 1994），这表明SCS可能会对局部循环产生影响（Standley & Meltzer, 2007）。临床上，跟腱炎患者报告称进行SCS后肿胀减轻了（Howell et al., 2006），但SCS潜在的循环效应还需要进行进一步的研究来了解。"

韧带反射（含水量）

所罗门诺（Solomonow, 2009）花了多年时间研究韧带的功能。他确定了韧带的感觉潜能和对相关肌肉有抑制作用的主要韧带肌肉反射，并说："如果你只在关节上施加60~90秒的放松性压迫，可能会导致一个多小时的肌肉放松。这可能不仅来自韧带，也来自囊状体和肌腱。"（2009）

当关节拥挤作为促进位置释放术和（或）摆位放松术方案的一部分时，可以看到这一韧带特征的一个可能的临床应用。这种影响将是暂时的（30~60分钟），但这将足以增强动员效果或行使以前受限制的结构的能力。

巧合的是，软组织拥挤（压迫）会影响筋膜的含水量，导致筋膜结构的刚度暂时（20~30分钟）降低——在此期间，流动性也会增强。可参见第五章关于水和拉伸的讨论。

王（2012）总结了目前关于韧带肌肉反射和SCS的研究思路：

"韧带张力可抑制肌肉收缩增加张力，或刺激肌肉减少张力，以保护韧带（Krogsgaard et al., 2002）。例如，前交叉韧带张力可以抑制股四头肌，刺激腘绳肌收缩以减少胫骨前牵张（Dyhre-Poulsen & Krogsgaard, 2000）。韧带反射性激活也会引起区域肌肉反应，间接影响关节（Solomonow & Lewis, 2002）。需要对SCS是否可以通过缩短关节韧带或协同肌来改变保护性的韧带肌肉反射从而减少功能障碍进行进步的研究。"（Chaitow, 2009）

注意事项

SCS的使用应该避免以下情况：

• 开放性伤口；

• 新缝合线；

• 治疗中的骨折；

• 血肿；

• 皮肤过敏；

• 系统性局部感染。

SCS 研究

王（2012）回顾并评估了目前 SCS 的研究：

"描述性病例记录了 SCS 在足部（Jones，1973）、膝部（Pedowitz，2005）、背部（Lewis & Flynn，2001）、肩部（Jacobson et al.，1990）和肌筋膜紊乱（Dardzinski et al.，2000）方面的应用。一些研究将 SCS 与其他治疗方法相结合，包括复杂的区域疼痛综合征（Collins，2007）、颈胸疼痛（Nagrale et al.，2010）、外侧上髁痛（Benjamin et al，1999）和高弓足（Wong et al.，2010）。"

案例：

• 49 名年龄在 19～38 岁之间的志愿者，有髋关节虚弱和相应的痛点（TP）（经过 2 周 4 次的 SCS 治疗），所有组均报告疼痛减少，且在干预后 2～4 周内强度增加了（Speicher et al.，2004）。

• 路易斯和弗林（Lewis & Flynn，2001）使用摆位放松术治愈了下背痛患者："每个病例的 SCS 干预阶段约需要 1 周时间，包括 2～3 个疗程，以解决感知到的'神经肌肉异常活动'。"

• 在治疗阿基里斯肌腱炎时，豪厄尔等人（Howell et al.，2006）注意到，进行合并 SCS 的治疗后："患者在疼痛、僵硬和肿胀方面有显著的临床改善，因为患者的疼痛评分在治疗后会立即下降，疼痛感受器活性的减少可能在躯体功能障碍中发挥着额外的作用，可能是通过改变伸展反

射振幅来起作用的。"

• 达尔津斯基等人（Dardzinski et al.，2000）指出："SCS 技术应该被进一步考虑并评估，可用于对肌筋膜疼痛综合征的标准治疗没有反应的患者的辅助治疗。"

• 魏恩等人（Wynne et al.，2006）发现："摆位放松术（SCS）治疗对足底筋膜炎患者具有临床改善意义，临床反应伴随着小腿肌肉反射反应的机械变化，而不是电位变化。"参见第二章关于 SCS 和足底筋膜病的注释，以及图 2.2。

• "在 OMT，特别是 SCS 的帮助下，患有 ITBFS（髂胫束摩擦综合征）的 30 岁的长跑运动员的症状得到了缓解。这项技术通过将受影响的身体部位移动到最舒适的位置，帮助减少受体的活性，从而减轻疼痛。压痛点位于股外侧上髁近 2 厘米处。目前还没有关于这一特定压痛点的骨科手法的文献。因此，本病例报告反映了对髂胫束远端压痛点的初步鉴定，以及 ITBFS 的一种新的治疗方式。"（Pedowitz，2005）

功能位置释放（FuPR）

功能位置释放（FuPR）技术与摆位放松术和 FPR 具有相同的临床目的——无论功能障碍涉及的是肌肉、筋膜还是关节复合体，都要在疼痛或受限、急性或慢性的情况下确定一种舒适位。

然而，与摆位放松术不同的是，FuPR 并没有将疼痛减轻作为找到理想的舒适位的指南——相反，它依赖于使用/测试所

有可用的运动方向，对身体（或部分）进行定位或微调时，压缩（高张力/痉挛）组织中触诊张力的减少。胡佛（Hoover，1969）是可作为功能性技术的整骨疗法开发人员，他使用"动态中性"一词来描述当受损组织处于"轻松"状态时所取得的效果。

FuPR 方法论（Bowles，1981）

治疗师用手触诊受影响的组织（在没有侵入性压力的情况下被塑造而成），以"倾听"和评估张力的变化，而另一只手通过一系列的位置引导患者或部分组织，目的是随着"绑定"感减少增加触诊的"放松"感。

进行一系列的评估，每项评估涉及不同方向的运动（弯曲/扩展、左右旋转、左右侧弯等），每次评估均从前一次评估中发现的舒适性最大的点开始，或在前几次评估的舒适位的组合位置开始。

在这种情况下，一种安逸的状态被"堆叠"到另一个位置，直到所有的运动方向都被评估为舒适。只要把所有的可能性都考虑进去，对各种运动方向的精确顺序的计算就无关紧要了。

在评估过程中，某些方向的运动范围可能非常有限，整个过程应该非常缓慢地进行。当达到一个最大舒适度的位置时——包括多个方向的联合"舒适位"，在这个位置保持90秒，以允许进行一个自我调节和重新调整的过程，从而减少高张力和疼痛。

在受损组织中，触诊最大舒适度（减

少张力）的最终位置应与用疼痛作为指导的位置相一致，如摆动放松术方法论中的那样。尽管这些方法很温和，但在治疗后的第一天，随着容纳逐渐发生变化的适应性过程，几乎总会出现僵硬和其他可能的不适反应。

FuPR 案例

注意：表面松弛（第十章）和平衡韧带张力（第十一章）都是功能性技术的例子。

手术后使用 FuPR

为了确定对心脏血流动力学的影响，O-尤文斯等人（O-Yurvati et al.，2005）记录了作为冠状动脉旁路移植术（CABG）之后的更广泛的骨科干预的一部分，FuPR 应用于创伤性胸部组织的效果：

• 研究对 10 例接受冠脉搭桥的患者进行比较，包括对治疗前和治疗后的胸阻抗、混合静脉血氧饱和度和心脏指数的测量。

• CABG 术后立即为麻醉和药理学瘫痪患者提供 FuPR 治疗，以缓解中位胸骨切开术导致的胸腔解剖功能障碍，改善呼吸功能。

如图 16.2 所示，这种 FuPR 治疗方法包括治疗师将一只手放在处于仰卧位患者的下方，在肩胛骨之间停止或触诊组织。同时，另一只手直接放在有手术创伤的组织上。仅施加足够的压力，使表层皮肤和筋膜向被测试方向移动：

• 两只手独立评估组织偏好方向——上或下？

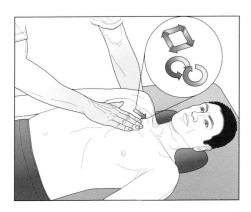

图 16.2 两只手分别置于舒适位并处于彼此堆叠的状态。在最终的联合舒适位保持 90 秒，在此期间，有研究认为循环、本体感受和黏弹性效应会诱导一个自我调节过程

- 向左侧或向右侧？
- 顺时针方向或逆时针方向？

每次评估都是从先前评估的"舒适"位置开始的。

一旦每只手分别确定了最终的舒适位，使组织在这些位置上保持 90 秒，然后缓慢地回到起始位置。治疗后发现，周围循环得到改善，混合静脉氧饱和度增加。这些增加伴随着心脏指数的显著改善。

FuPR 变体：整合神经肌肉释放术

整合神经肌肉释放术是 FuPR 的一种形式，它包含一种分段的、前后的方法，目的是纠正肌肉、筋膜和神经的不平衡。"无论是有意还是无意，我们一直关注的是与筋膜有关的手法。"（Danto，2003）

- 患者就座后，治疗师的手在前后放置，分别对组织方向偏好进行评估，方法与上述术后案例相同（图 16.3）。

- 每个方向的序列都存在同一个问题——组织在哪个方向上的运动最自由——每个方向的改变都是从先前确定的舒适位开始的吗？
    - o 优势或劣势？
    - o 向左侧或向右侧？
    - o 顺时针或逆时针？

- 通过这种方式，触诊的组织被带进首选的运动方向，朝着联合的"舒适"位置移动，在这个位置上增加压缩——这是促进位置释放术（FPR）的一个特征。这一过程持续 60~90 秒，如果感觉到了组织的变化——脉动、节奏性运动等——在缓慢释放前持续更长时间。

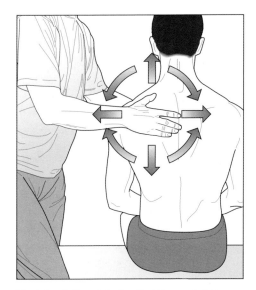

图 16.3 与图 16.2 相同，每只手——独立地——在评估所有方向的"舒适位"时，将舒适位堆叠在一起。在最终的联合舒适位上保持 90 秒。在此期间，可以认为循环、本体感受和黏弹性效应能启动一个自我调节过程

总结

位置释放方法是安全的，易于应用，并已得到临床验证。无论是通过成纤维细胞的影响还是韧带反应发挥作用，它们都有明显的筋膜连接，它们可以与大多数其他手动方式有效结合。

参考文献

[1] Bailey M, Dick L 1992 Nociceptive considerations. J Am Osteopathic Assoc 92(3):334: 337–341.

[2] Barnes P et al 2013 A comparative study of cervical hysteresis characteristics after various osteopathic manipulative treatment (OMT) modalities. J Bodyw Mov Ther 17:89–94.

[3] Benjamin S et al 1999 Normalized forces and active range of motion in unilateral radial epicondylalgia. J Orthop Sports Phys Ther 29:668–676.

[4] Bowles C 1981 Functional technique–a modern perspective. J American Osteopathic Association 80(3):326–331.

[5] Chaitow L 2009 Editorial. J Bodyw Mov Ther 13(2):115–116.

[6] Collins CK 2007 Physical therapy management of complex regional pain syndrome in a 14-year-old patient using strain counterstrain: a case report. J Man Manip Ther 15(1):25–41.

[7] D'Ambrogio K, Roth G 1997 Positional release therapy. Mosby, St Louis.

[8] Danto JB 2003 Review of integrated neuro-musculoskeletal release and the novel application of a segmental anterior/posterior approach in the thoracic, lumbar, and sacral regions. J Am Osteopath Assoc 103(12):583–96.

[9] Dardzinski J et al 2000 Myofascial pain unresponsive to standard, treatment: successful use of a strain/counterstrain technique with physical therapy. J Clin Rheumatol 6(4):169–174.

[10] Dodd J et al 2006 In-vitro biophysical strain model for understanding mechanisms of osteopathic manipulative treatment. J Am Osteopath Assoc (106)3:157–166.

[11] Dyhre-Poulsen P, Krogsgaard MR 2000 Muscular reflexes elicited by electrical stimulation of the anterior cruciate ligament in humans. J Appl Physiol 89:2191–2195.

[12] Goering EK 1995 Physical manipulation. In: Strain-counterstrain. Jones Strain-Counterstrain, Indianapolis.

[13] Goodheart G 1984 Applied kinesiology workshop procedure manual, 21st edn. Detroit, Privately published.

[14] Hoover H 1969 Collected papers. Academy of Applied Osteopathy Year Book.

[15] Howell JN, et al 2006 Stretch reflex and Hoffmann reflex responses to osteopathic manipulative treatment in subjects with Achilles tendinitis. J Am Osteopath Assoc 106(9): 537–545.

[16] Huijing PA, Baar G 2008 Myofascial force transmission via extramuscular pathways occurs between antagonistic muscles. Cells Tissues Organs 188(4):400–414.

[17] Jacobson E et al 1990 Shoulder pain and repetition strain injury to the supraspinatus muscle: etiology and manipulative treatment. J Am Osteopath Assoc 89(8):1037–1040.

[18] Jonas WB 2005 Mosby's dictionary of complementary and alternative medicine. Elsevier Mosby, St Louis.

[19] Jones LH 1973 Foot treatment without hand trauma. J Am Osteopath Assoc 72:481–489.

[20] Jones LH 1995 Strain-counterstrain. Jones Strain-Counterstrain, Indianapolis.

[21] Jones LH 1997 Strain and counterstrain. Academy of Applied Osteopathy, Colorado Springs.

[22] Kopf M et al 1994 Impaired immune and acute-phase responses in interleukin-6-deficient mice. Nature 368:339.

[23] Korr I 1975 Proprioceptors and somatic dysfunction. J Am Osteopath Assoc 74(7):638–650.

[24] Kreulen M et al 2003 Biomechanical effects of dissecting flexor carpi ulnaris. J Bone Joint Surg

Br 85 (6):856–859.

[25] Krogsgaard M et al 2002 Cruciate ligament reflexes. J Electromyogr Kines 12:177–182.

[26] Lewis T, Flynn C 2001 Use of straincounterstrain in treatment of patients with low back pain. J Man Manip Ther 9(2):92–98.

[27] Meltzer K et al 2010 In vitro modeling of repetitive motion injury and myofascial release. J Bodyw Mov Ther 14:162.

[28] Mosby's Dictionary of Complementary and Alternative Medicine 2005 Elsevier Mosby, St Louis.

[29] Nagrale A et al 2010 The efficacy of an integrated neuromuscular inhibition technique on upper trapezius trigger points in subjects with nonspecific neck pain: a randomized controlled trial. J Man Manip Ther18:37–43.

[30] O-Yurvati A et al 2005 Hemodynamic effects of osteopathic manipulative treatment immediately after coronary artery bypass graft surgery. JAOA105(10):475–481.

[31] Pedowitz R 2005 Use of osteopathic manipulative treatment for iliotibial band friction syndrome. J Am Osteopath Ass105(12):563–567.

[32] Schiowitz S 1990 Facilitated positional release. American Osteopathic Association 90(2):145–156.

[33] Solomonow M 2009 Ligaments: a source of musculoskeletal disorders. J Bodyw Mov Ther 13(2) 136–154.

[34] Solomonow M, Lewis J 2002 Reflex from the ankle ligaments of the feline. J Electromyogr Kines 12:193–198.

[35] Speicher T et al 2004 Effect of strain counterstrain on pain and strength in hip musculature. J Man Manip Ther 12(4):215–223.

[36] Standley P, Meltzer K 2007 Modeled repetitive motion strain and indirect osteopathic manipulative techniques in regulation of human fibroblast proliferation and interleukin secretion. J Am Osteopath Assoc 107:527–536.

[37] Standley P Meltzer K 2008 In vitro modeling of repetitive motion strain and manual medicine treatments: Potential roles for pro-and anti-inflammatory cytokines. J Bodyw Mov Ther 12:201–203.

[38] Sterling M et al 2003 Development of motor system dysfunction following whiplash injury. Pain 103:65–73.

[39] Wong C et al. 2010 Deformity or dysfunction? Osteopathic manipulation of the idiopathic cavus foot: a clinical suggestion. N Am J Sports Phys Ther 5(1):27–32.

[40] Wong CK 2012 Strain counterstrain: current concepts and clinical evidence. Man Ther17:2–8.

[41] Wynne M et al 2006 Effect of counterstrain on stretch reflexes, Hoffmann reflexes, and clinical outcomes in subjects with plantar fasciitis. J Am Osteopathic Assoc 106(9):547–556.

第十七章

罗尔夫®结构整合

乔纳森·马丁（Jonathan Martine）

简介

结构整合（SI）是一种旨在提高功能经济性、促进协调运动舒适性的手动疗法和感觉运动培养体系（Jacobson，2011）。目前，有超过 19 所经国际结构整合协会（IASI）认证的学校，IASI 是结构整合从业者的权威认证机构。罗尔夫®结构整合法是由艾达·宝琳·罗尔夫博士（Ida Pauline Rolf，1896—1979）创立的，而罗尔夫结构整合研究所（RISI）是由罗尔夫博士和她最初的教师在 1971 年创立的（罗尔夫博士以其《结构整合》一书而为人所知。罗尔夫®结构整合法指的是罗尔夫结构整合研究所®和罗尔夫博士最初创立的学校的工作人员及已经毕业的学员的共同成果。小男孩形象的标识和罗尔夫®这一术语、罗尔夫运动®，以及罗尔夫™都是罗尔夫研究所的服务商标）。虽然每所 SI 学校都有其独特的方面，但其基本要素在每个课程中都是一致的。

为了将她的作品传播给其他人，并使教育过程变得容易，她制定了自成系列的 10 个课程，后来被称为"十系列"。这表明，罗尔夫十系列为我们提供了一种系统的方法，来重构有机体及其运动与重力及其环境间的关系（Maitland，1995）。

IASI 成立于 2002 年，是一个来自行业内部的草根组织，其宗旨是制定标准，开发认证标准，确保职业身份的延续，并促进结构性整合作为医疗保健领域中一个受人尊敬的职业的持续增长。本章中，作者将分享他作为经罗尔夫™认证的高级执业者和 RISI 教员的经历。

概述

罗尔夫结构整合（SI）是由艾达·P. 罗尔夫博士开发的，目的是重构有机体与重力的关系。它主张从整体上改善结构和功能的完整性，而不是治疗特定的症状。SI 的有效性基于一些基本原则，这些原则将其与下面概述的其他手动模式和运动模式区分开来。罗尔夫博士最初接受的是作为生物化学家的正式教育，她渴望找到家庭健康问题的答案，因此她探索了许多治疗艺术和运动实践。她的广泛探索包括整骨疗法和哈他瑜伽，并受到阿尔弗雷德·科兹比斯基及其一般语义学成果，以及埃尔莎·金德勒（Elsa Gindler）、夏洛特·塞弗（Charlotte Selver）、珍妮特·李（Jeanette Lee）和摩西·费登奎斯（Moshe Feldenkrais）的运动意识方法的影响（Jacobson，2011）。

罗尔夫博士还提到了"张拉整体"的概念，这个概念是由巴克明斯特·富勒（Buckminster Fuller）创造的，他将自己的想法与身体联系在一起。在张拉整体结构中，张力的完整性是由受压结构或像骨头一样的框架来维持的，这个框架被肌腱和韧带这样的张拉部件维持和分开悬挂（Myers，2001）。通过研究，罗尔夫博士认识到了 3 个关键概念：

1. 当身体的各个部分（头、躯干、骨盆、腿和脚）被组织起来，中轴更接近重力垂直线时，身体的功能最有效。

2. 筋膜是身体的形态器官：包围、支撑、分隔、保护和连接每一块骨头、韧带、肌腱、肌肉、神经、血管、管道和器官。

3. 身体是一种可塑媒介，在我们生活的任何时候都可以发生改变。塑造我们身体外形的力量，也是强化低效率对齐的力量。通过亲身实践的手法，为日常活动培养最优的运动模式，提高身体与环境的关系意识，进而功能效率也能得到改进和恢复。

罗尔夫结构整合通过将亲身实践的手法与运动培养相结合的方式来实现其结果，旨在区分结构、改进性能并提高身体意识。十系列的标准方案系统地重组了身

体，目的是恢复有效的运动（参见本章后面的详细内容）。

传统上认为，罗尔夫引起结构和功能改变的机制是筋膜粘连的物理分离和"脱粘"，从而产生了改善对齐的效果。最近来自神经科学领域的影响表明，罗尔夫手动疗法中产生的机械变化可能会扩展到包括身体及其所占空间在大脑中的"映射区"的变化（Frank，2008）。

有关罗尔夫结构整合的临床疗效及治疗机制的研究证据是有限的。最近的类实验性的和描述性病例研究已经对 SI 与下背痛、慢性疼痛、颈部运动和疼痛程度、幼儿痉挛性脑瘫和系统性红斑狼疮（SLE）的联系进行了检测。相关研究的总结可以通过阅读雅各布森的论文（Jacobson，2011）进一步检验。详细内容将在本章后面部分进行介绍。

罗尔夫[®]结构整合的目标

根据罗尔夫博士的说法，所有的身体在结构上都有一定程度的失调和代偿现

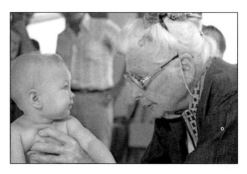

图 17.1　罗尔夫博士和儿童在一起（工作中）

象；因此，她相信每个人从儿童到成人，都将受益于接受罗尔夫®结构整合（SI）治疗（RSI）。那些有损伤史、压力或重复性应变的人，以及那些意识到他们的伤病正在干扰其日常生活的人，还有那些正在寻求缓解疼痛和慢性压力的方法或在专业和日常活动中提高表现的人，可以考虑采用 RSI 疗法。

　　RSI 通常被私人诊所采用，作为一种恢复健康的方法。这种疗法也可以作为其他疗法的辅助，在医疗机构、物理治疗诊所、全面的和补充性的健康练习中使用。由于对身体意识的关注，罗尔夫结构整合也被用于心理治疗，帮助识别和访问习惯性模式。增强身体意识也可以为接受物理治疗的患者、瑜伽练习者和那些身体力行的运动模式，如武术、普拉提和舞蹈，提供服务。此外，有许多竞技运动员和运动队（业余和专业的）请求罗尔夫执业者在赛季期间协助他们进行身体维护，以及从伤病中恢复。

　　虽然罗尔夫博士最初希望结构整合是一种健康个体可以改善姿势和功能的方法，但它越来越多地用于肌肉骨骼疼痛和功能障碍的治疗。这一趋势促使美国几个州（包括科罗拉多州、加利福尼亚州、弗吉尼亚州、阿拉斯加州和亚利桑那州）的工人赔偿委员会和保险公司将结构整合作为一种按摩疗法进行赔偿。

　　罗尔夫教授告诉医生，当身体的各个部分（头部、躯干、骨盆和腿部）以随机的方式排列时，肌肉张力是保持身体直立的必要条件。此外，身体会通过加强筋膜、沉积纤维组织和黏附相邻层来对重复运动、压力、紧张、意外和伤害做出反应，从而在限制其他运动的同时加强重复性运动。为了使身体恢复其最有效的功能，这些节段需要围绕着与重力有关的中轴或线排列。

研究：机制和假设

　　有关结构整合的临床疗效及治疗机制的研究证据是有限的。埃里克·雅各布森博士在 2011 年出版的《替代与补充医学杂志》上发表了一篇关于这些研究的综述。他发现结构对齐和功能效率中的变化的假设机制包括改进生物力学组构，这会导致机械压力和疼痛刺激的减少，提高效率和协调感，从而产生更大的整体幸福感，改善感觉信息处理和迷走神经的张力（Jacobson，2011）：

　　"对于神经运动协调能力、感觉处理、自我概念和迷走神经张力的改善，以及状态焦虑的减少的证据是有限的。早期的、小规模的脑瘫、慢性肌肉骨骼疼痛、平衡障碍和慢性疲劳综合征的临床研究显示了步态、疼痛和活动范围、平衡障碍、功能状态和幸福感的改善。"（Jacobson，2011）

　　本文对进一步的研究进行了总结。多伊奇等人（Deutsch et al.，2000）的一篇文章描述了一个住院患者的康复计划，其中有 20 名患者参加，以补充结构整合十系列方案。

　　那些在下背部、颈部和四肢有慢性疼

痛的患者称疼痛明显减少，姿势和功能活动能力得到改善（Deutsch & Anderson，2008）。

保尔提供了关于结构整合疗效和潜在应用的最新研究，作为治疗计划的一部分，这表明了治疗 SLE 症状的轶事型疗效。两名 SLE 患者称，在一系列基于结构整合的干预措施之后，疼痛、疲劳 / 疲惫、焦虑减少了，功能灵活性、自主性、情绪状态和生活质量都得到了提高（Ball，2011）。

詹姆斯对 31 名接受 RSI 治疗的有颈椎功能障碍 3 年以上的患者进行了研究。研究结果表明 RSI 可以减少疼痛，增大颈椎运动（James et al.，2009）。

一项对痉挛型脑瘫患儿的初步研究表明，使用结构整合作为辅助技术来放松和调整肌肉和关节，可以促进运动功能的改善（Hanson et al.，2012）。

这些研究表明，需要对运动控制、非运动益处（如身体功能、活动参与和生活质量）进行更广泛的临床研究。罗尔夫博士运用一般性机制来解释她的工作在减少慢性肌肉骨骼疼痛和提高运动感知能力方面的积极作用。据报道，其心理效应包括增强自信、更积极主动、行为反应更少、对情绪体验的耐受性增强、情绪在压力下更稳定、焦虑和抑郁减少（Jacobson，2004；Anson，1998）。而最常见的身体影响是姿势的改善、运动的放松、灵活性提高、疼痛减轻、改善平衡和促进整体放松。

雅各布森的结论是，"临床有效性和假设机制的证据缺乏主要是因为受到小样本和缺乏控制装备的限制。然而，鉴于结构整合的可用性的快速提高，及其在肌肉骨骼疼痛和功能障碍治疗中的应用，有必要对其进行更充分的研究"（Jacobson，2011）。

神经生理机制

神经生理机制尚未在临床试验中得到直接评估，但最近的筋膜研究和神经科学发现表明，在应用罗尔夫疗法后，可能会出现体位对齐和感知功能放松的变化。根据施莱普的说法，密集分布着各种机械性感受器的筋膜网络是一个全身性的机械感受器，它告诉我们所处的空间状态和我们的身体在做的事情（Schleip，2003）。通过筋膜网收集和携带的信息与神经运动系统的自我调节和自我组织功能进行交流。

目前，罗尔夫结构整合利用了结构培养中的两个方面：其中一个方面主要目的是提高组织的可塑性，另一个方面则更关注于诱导知觉和协调。罗尔夫博士认为，在结构整合引起的体位变化中，很大一部分是由手动疗法引起的。最近，这一概念得到了扩展。患者和治疗师之间通过直接对话和感官探索加强身体接触，也可以为大脑定义身体的各个部位提供帮助，增加传入，从而即刻改变运动通路。由触摸启动的图谱将内部和表面空间告知大脑，而"外部空间"图谱则定义了大脑对身体周围空间的感知，在从头到脚的范围内延伸到身体附件和皮肤表面（Frank & Blakeslee，

2009）。机械感受器、伸展反射、本体感觉，以及我们的视觉、味觉、听觉、嗅觉和触觉的共同感觉，都是影响我们正常活动能力的因素。前庭映射让我们感觉到我们的位置与重力的关系。这些映射图谱随着经验的变化而变化，被认为是可塑的。一旦身体出现分化并被识别为独立的，身体的各个部分就会通过习惯性模式的整合意识而联系起来，从而为运动提供新的可能性。这一过程导致了离散运动能力的增强和基于肌肉重组的有效协调，这些变化在大脑的运动区域中得到了体现。

损伤与抑制

罗尔夫疗法的目标是解决可能限制效率和运动自由的障碍。这种限制在生理上可能被认为是适应性的结果，由重复性运动模式产生，就像习惯性使用模式一样，会导致软组织致密和受限。为了区分结构和运动限制，这里将使用"损伤"和"抑制"这两个术语。RISI 教练休伯特·戈达尔（Hubert Godard）将姿势解释为运动的潜力（Caspari，2005）。根据该模型，"损伤"是筋膜或关节的固化，在测试患者的被动活动范围时表现为限制，最好通过生物力学水平上的物理操作来解决。然而，"抑制"需要在协调或感知层面上加以解决，利用感觉影响神经肌肉通路和肌肉放电序列。戈达尔认为，我们的每一个动作都是由无意识的预期性姿势活动（APA 或预动作）发起的。APA 设定了适当的运动条件，这是我们的空间位置

与重力（Caspari，2005）的关系中的一个功能。

"抑制"通常来自于我们的体像（由我们的主观经验、信仰、态度和个人经历所定义），而不是来自身体模式（一种不断调节姿势、运动和个人空间的无意识的神经过程系统）（Caspari，2005）。

在罗尔夫结构整合中，抑制被认为是存在于 APA 中的，而不是仅仅局限于软组织或关节。当抑制限制了运动时，治疗师需要通过发展一个互通的感觉性词汇来处理患者的感觉。肢体的重量感、与地面的接触感、对身体周围和上方空间的感觉，以及对身体体现的感觉的感知，都被用来定位患者并扩展其身体感知。

罗尔夫的建议方案

罗尔夫博士的十个系列是 IASI 认证的 19 个结构整合学校课程的基础。运动和知觉／定向练习已在各学校得到发展，以加强和扩大治疗的结构性目标，并继续她的探究。

罗尔夫运动整合（RMI）是在结构整合领域中持续发展的一个例子。这是一种运动知觉训练系统，它被用作罗尔夫结构整合的补充，或者是一种单独的治疗方法。以这种方法进行训练的罗尔夫执业者从各种技术中汲取灵感，通过训练感官来创造一个个性化的身体再培养过程（Bond，2007）。在罗尔夫结构整合治疗期间，RMI 可能被编织进这个过程中，以帮

助加深对习惯性动作模式的理解，整合筋膜的手法并强化新的运动和感知通道。

自助姿势锻炼

接下来的姿势练习是基于罗尔夫和RISI罗尔夫运动学院成员玛丽·邦德（Mary Bond）的坐姿练习，这一方法来自她的新书《新姿势规则》（2007）。当前，许多职业都需要我们长时间进行案头工作，因此知道如何更轻松地坐着，对健康和幸福都是有益的。首先，找一把椅子，椅子的表面要坚实、平整且足够高，当你的脚放在地板上时，臀部要高于膝盖。坐在椅子上，就像坐在长凳或凳子上一样，不要靠在椅背上。

如果你的坐骨结节呈典型的 C 型曲线或弯腰驼背的姿势（在漫长的一天结束后，可能会很熟悉这种姿势），那么就从注意坐骨结节在椅子上的接触开始。这时，你的体重会下降到这些骨头的后边缘，尾骨收缩，坐骨和骨盆底进而收缩。现在因为身体的支撑基础已经向后移动，你的脚和腿有了更少的接触。此时腰椎会位于较后部，压迫骶髂关节。身体由一小块位于坐骨和骶骨之间的区域支撑着。

如果仔细观察上半身，可能会注意到肩膀前倾，胸骨已经下垂，胸腔压迫腹部。注意，如果你试图转动头，头向前的位置会限制活动范围。缩短的前线也将压缩肠道，同时限制呼吸。如果你只是简单地坐起来或者把肩膀向后拉，在不调整支撑基础的情况下直立起来，就很难保持这种姿势。

为了摆脱懒散的状态，把骨盆向前转动，这样你就能感觉到耻骨下降，骨盆底部后侧变宽。约 60% 的体重会通过骨盆支撑，40% 会进入腿部和脚部。让脊柱、胸部和肩膀适应骨盆底和下背部曲线的变化。脊柱的波动使得胸部和喉咙提升，减轻了腹部和隔膜的压力。现在你可能会注意到呼吸变得更容易了，当转过头去看肩膀时，头部和颈部的活动范围也增加了。

健康的直立姿势需要一个广泛的基础作为支持，重量支撑通过坐骨、锚定骶骨和向前的坐骨结节，进入腿和脚。随着骨盆倾斜，轻微的腰椎前凸会随之而来，这反过来会抬高胸部、胸骨、头部和颈部。为了适应这种直立姿势，肌肉和筋膜必须适应腿部、臀部、脊柱、胸部、背部和颈部。若保持这种姿势使你感觉困难或疲劳，可能表明需要进行运动、身体锻炼或两者兼而有之。

研究范围

罗尔夫执业者的一个主要关注点是平衡筋膜网络中对立的张力。罗尔夫的理想状态是指将最佳的姿势和运动作为适当的空间关系机能——如前后平衡、左右平衡、上下平衡和内外平衡。"Palintonic"源于希腊单词"palintonos"，意思是"对立统一"（字面意思是"来回伸展"）（Maitland，1995）。

反复平衡是通过结构性手法的组合来建立的，这种结构性手法可以传达感觉和运动路径的映射，以及意识和感知的有意识的练习（图 17.2）。

　　通过与身体区域和筋膜层相关的特定序列，治疗从浅层转移到更深的筋膜层，从肩带到骨盆带交替进行，带来适应性和支撑。支撑被认为是一种更完整的地面连接感，通过身体及结构到头顶的相关提升传递重量。这种接地感被添加到面向环境的维度，或者身体所占据的空间中。

　　当个体经历这些对立时，可能会出现一种双向的注意力或反复紧张。一个人通过视觉、声音和特殊的动觉来感受地面，并引起对环境的注意（身体内部活动的区域，以及人们对它的关注程度），一个更完整的整体图景出现了。个体可能会经历感知结构秩序的转变；例如，头部、肩带和胸部的对齐可能同时发生，即通过脚、腿和骨盆向下、向地面屈服的感觉，以及在脊柱前方向上的延伸，通过头部向上到达上方的空间。

十系列

　　SI 标准方案或治疗"配方"包括 10 个疗程，每次 60~75 分钟，间隔 1~3 周。每一阶段都以静态姿势和基本动作评估开始，如走路、坐、站和呼吸。在治疗过程中，RS 执业者会用手指、指节、柔软的拳头和肘平放来放松和区分筋膜层，用语言暗示和对话来引导患者适应当前的习惯和感觉。罗尔夫疗法利用了一系列的触摸（包括直接的手法治疗）来显示一个范围，将注意力集中在身体的输入上，使接触偏向于聆听触摸，更多地关注感知组织状态和反应，而不是手法治疗的焦点。在整个干预过程中，触感上的对比通常被用来比较这些基本动作的感觉和运动质量。

　　梅尔斯在其一系列文章中对罗尔夫博士最初的 10 个治疗和其他几个 SI 系统的目标进行了详细阐述（2004a，2004b，2004c；参考第三章）。虽然每个项目都有其独特之处，但都包含罗尔夫博士提出的身体视觉方面的基本要素，并且与每个变化相一致。

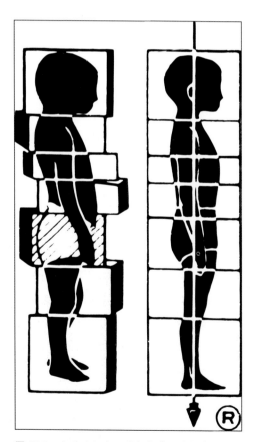

图 17.2　小男孩标志：罗尔夫学院的标志暗示了反复性原理

第1～第3期治疗，打开浅筋膜

• 前3期治疗重点是接触浅表筋膜层，目的是增加柔韧性和分化，以解决损伤和抑制。通过对这一层的特殊注意，患者被鼓励在三维空间中体验他们的身体。第一期治疗的目标是建立垂直方向的感觉，释放手臂、肩膀、躯干、横膈膜和臀部，让呼吸得到充分的表达。针对表面层需要应用特定的方向、速度和角度。外层的斜向"剪切"被用来评估分化，也用于启动释放和动员。例如，带有头部和肩部前倾的后凸性胸，可能会出现从锁骨延伸到胸骨筋膜的缩短，腹筋膜延伸到耻骨。这种浅前筋膜的连续性得到释放，允许呼吸的前偏移。

• 第2期治疗通过平衡脚部和小腿肌肉来提供一个稳定的基础，让人产生左右或双侧支撑的感觉。脚筋膜从深层封套筋膜中释放或放松，然后在缓慢持续的压力下激活小腿的功能区。当治疗师将关节保持在中立位置时，给予本体感觉反馈，并确定需要延长的区域，以便在进行有效的运动时，患者的运动可被用于铰链部：指骨跖骨关节、踝关节和膝关节。对抗群通过释放功能群来得到"平衡"，然后延伸长度到相反的筋膜。踝关节韧带和足底筋膜被拉伸，并以倾斜的滑动抚触的方式得到动员。人们可能会被邀请去体验跨阶段连接——脚、踝关节、膝盖和臀部——因为软组织和关节都被保持在中立对齐的位置上。一般认为，这种追踪法有助于本体感受和动觉整合。

• 最后，第3期治疗通过使用位置策略，将患者放在一边来唤起前后的深度感，从外侧腿、臀部、躯干、颈部和头部进入结构。第3期提供了一个"侧视图"，以了解站立时头部、肩带和臀部是如何相互关联的；例如，呈扇形的浅筋膜从大转子到髂前上棘，沿着髂骨到达骶髂关节，是从臀肌的外膜开始被动员的。沿着身体侧面进行的类似的伸展和动员，定义了前后关系。复杂的肌筋膜释放是用来释放腋窝筋膜、肌腱膜和胸肌筋膜的。侧"线"（见第三章）沿斜方肌延伸到颈部，位于横突后面，胸锁乳突肌和浅表"绷带"筋膜先得到释放。

每个阶段的治疗都有特定的目标，并在前一阶段治疗效果的基础上，逐渐调整身体，加入新的运动选项来探索当前的身体体验。前3个阶段的治疗为下一个阶段的展开做好了准备，焦点转向支撑和稳定骨盆、脊柱的深层结构。

第4～第7期治疗：与核心相关

• 第4～第7期治疗被称为"核心"阶段，从检查骨盆的空间秩序开始，因为它与腿和躯干有关。有腰部限制和功能障碍的人经常发现这些治疗阶段有助于支持适当的机动性和稳定性的平衡。第4～第6期治疗阶段从侧面、中间、前后来探讨骨盆与腿部的关系。第7期治疗阶段将重点放在肩部、颈部、头部和下颌上，以完成更深层次核心结构的组织和平衡。

• 第4期治疗覆盖的范围从足弓内侧开始，沿着小腿内侧越过膝盖一直延伸到骨盆的下部。从内侧腿和内收肌到下肢的筋膜连续性被肌腱和股四头肌之间的隔膜的缓慢释放分隔开来。目标是软组织柔韧性和空间分化，从前到后横跨骨盆、腿和脚的底部。内收肌与闭孔内肌和盆底的筋膜连接为骨盆内容物在静止时处于对立张力和支撑状态提供了基础。内收肌筋膜附着体被释放并沿着下肢"扩散"，而在内侧缓慢、持续的手指接触则使得闭孔内肌和骨盆底的筋膜连续性得以释放。骨盆由股骨头支撑的这一功能结构，通过骨盆弧形线周围的骶髂关节，将重量传递到内侧腿，并将腿与脊柱前部连接起来。

• 第 5 期治疗通过平衡腹部各层，从肌肉"紧身衣"到脊柱竖脊肌，从腰背部筋膜到腹膜，最后是髂腰肌，沿着腿部延伸到椎前间隙。平衡包括手法治疗和重置动作。随着仰卧位、双膝弯曲、脚放在桌子上，用手指区分腹斜肌和腹横筋膜，并沿着腹直肌的外侧边缘进行聚集和提升。更深层的体腔囊和腹膜被分化以进入腰肌。腰大肌的接触与骨盆倾斜相结合，使腰椎向桌子的方向下垂，以离心的方式释放腰肌。治疗师接触和患者运动的协调性有助于释放腰肌和延伸竖脊肌及臀部后侧筋膜。

• 这些结构的反复张力平衡为有机体提供了沿着脊柱前部、髂窝和上肢到小转子的重量转移和运动路径。其目标是对内在空间的体验，现在包括脊柱的前部、腹部的内部和侧面、膈膜的顶部和盆底底部。

• 在第 6 期治疗中要完成骨盆周围的核心工作，包括从脚底表面到上胸腔的后体。这些细节包括将脚与小腿后部连接起来，平衡可以移动脚跟并为脚底提供弹力的筋膜。接下来，小腿和大腿后部的筋膜通过更深的抚触得到释放，以调动大片筋膜，以及局部限制层和隔膜。筋膜释放并配合患者的踝关节和足部运动，目的是增加组织的柔韧性，平衡胫骨和股骨、股骨和骨盆之间的旋转。最后，通过缓慢的深接触（通常是肘部或柔软的拳头）对骶骨和脊柱有影响的筋膜进行分化并释放，以平衡相关肌肉的紧张和张力。这就完成了骶骨到脊柱的生物力学和本体感受定位，以及骶骨到骨盆带的定位。

每一个治疗期结束时都要进行手动动员，同时进行与颈部和脊柱有关的运动。这些综合的方法为脊柱提供了额外的柔韧性和稳定性，使椎骨与其他领域所要求的变化相关联（Jacobson，2011）。

最后的核心部分是第 7 期治疗，这一治疗阶段是把肩膀和脖子、脖子和头部、颅骨和下颌联系起来，包括运动系统中较深层肌肉的特定拉伸和分化，这些肌肉与横突前面的内脏间室的运动有关。咀嚼肌在下颌骨下缓慢伸展进入颞筋膜和口腔内部，与口腔上颚和下颚相接触。这个区域组织的柔韧性和张力平衡使血液流动、神经信号和通过枕下反射的定向功能得以增强。

第 8 ~ 第 10 期治疗：整合和结束

在剩下的 3 个治疗阶段中，对整合进

行了强调，因为第 8～第 10 期治疗为执业者提供了一个机会，使他们能够整合之前建立的意识，并鼓励精确的预备运动和基于感知的协调，以解决剩余的损伤和抑制。

虽然特殊的软组织手法，如拉伸、分离和延长，可以提供很大的缓解作用，但是为了恢复最佳的功能，个人也需要增强意识和改变负面的知觉习惯。第 8 和第 9 期治疗探讨了下肢和上肢与脊柱连接的综合治疗；而第 10 期治疗则加强了四肢到脊柱的最佳生物力学流动，均匀地增加了全身张力。这可能包括通过运动、知觉和协调训练来改变习惯，以及找到对日常活动和需求做出情感和感知上的反应的新方式。

第 10 期治疗是这一初步疗程的结束。我们鼓励患者留出时间来整合和吸收他们增加的意识和新的运动形式。在这段时间之后，他们可能会回来参加"调整"治疗阶段，以解决日常活动和损伤带来的不平衡问题，或者只是探讨如何改善协调性。

RISI：一个正在进行的探究

面对从神经科学、筋膜背痛研究中获得的新见解，RISI 将继续审查我们用来解释工作成果的故事。罗尔夫按摩治疗法是一种治疗手法吗？它是一种通过增加身体体现和本体感受来实现转变的途径吗？是基于知觉的改变显示了姿势的改变吗？所有这些问题似乎都是相关的，并为罗尔夫博士开始最初的调查提供了新的线索。

"虽然罗尔夫按摩治疗法®通常被定义为与手动疗法领域相关的疗法；但任何有第一手经验的人都知道这是一个有局限性的观点。罗尔夫按摩治疗法实际上更准确的分类是一种哲学，因为它是对人类具体化的本质的探究"（Bond，2007）。

参考文献

[1] Anson B1998 Rolfing: stories of personal empowerment. North Atlantic Books, Berkeley, CA.

[2] Ball T 2011 Structural integration–based fascial release efficacy in systemic lupus erythematosus (SLE): two case studies. J BodywMov Ther 15:217–225.

[3] Bond M 2007 The new rules of posture: how to sit, stand and move in the modern world. Healing Arts Press, Rochester, VT.

[4] Caspari M 2005 The functional rationale of the recipe. Structural Integration 03 33(1): 4–24.

[5] Deutsch, J Anderson E 2008 Complementary therapies for physical therapy a clinical decision-making approach. Elsevier, St Louis.

[6] Deutsch , Derr LL, Judd P, Reuven B 2000 Treatment of chronic pain through the use of Structural Integration (Rolfing). Orthop Phys Ther Clin North Am 9:411–427.

[7] Frank K, Blakeslee S 2009 The confluence of neuroscience and structural integration. Structural Integration 37: 2: 26–29.

[8] Frank K 2008 Body as a movement system, a premise for structural integration. Journal of Structural Integration pp 14–23.

[9] Hanson A, Price K, Feldman H 2012 Myofascial structural integration: a promising complementary therapy for young children with spastic cerebral palsy. J Evid Based Complementary Altern Med 2:131–135.

[10] International Association for Structural Integrators, PO Box 8664, Missoula, MT 59807. Available

online at www.theiasi.org. Accessed 20 April 2013.

[11] Jacobson E 2004 'Getting Rolfed': structural bodywork, biomechanics and embodiment. In: Oths KS, Servando ZH (eds) Healing by hand: bonesetting and manual medicine in global perspective.: Altamira Press, Walnut Creek, CA:171–193.

[12] Jacobson E 2011 Structural Integration, an alternative method of manual therapy and sensorimotor education. Journal of Alternative and Complementary Medicine, 17(10): 891–899.

[13] James H, Casteneda L, Miller M, Findley T 2009 Rolfing structural integration treatment of cervical spine dysfunction. J Bodyw Mov Ther 13:229–238.

[14] Maitland J 1995 Spacious body: explorations in somatic ontology. North Atlantic Books, Berkeley.

[15] McHose C, Frank K 2006 How life moves: explorations in meaning and body awareness. North Atlantic Books, Berkeley.

[16] Myers T 2001 Anatomy Trains: myofascial meridians for manual and movement therapists. Churchill Livingstone, Edinburgh.

[17] Myers T 2004a Structural Integration: developments in Ida Rolf's 'recipe'. Part 1. J Bodyw Mov Ther 8:131–142.

[18] Myers 2004b Structural Integration: developments in Ida Rolf's 'recipe'. Part 2. J Bodyw Mov Ther 8:189–198.

[19] Myers T 2004c Structural Integration: developments in Ida Rolf's 'recipe'. Part 3. J Bodyw Mov Ther 8:249–264.

[20] Rolf Institute of Structural Integration 2013 Research on Rolfing. Boulder, CO. Available online at http://rolf.org/about/Research. Accessed 24 June 2013.

[21] Schultz R, Feitis R 1996 The endless wcb: fascial anatomy and physical reality. North Atlantic Books, Berkeley.

[22] Schleip R 2003 Fascial plasticity–a new neurobiological explanation. J Bodyw Mov Ther 7(1):11–19 (Part 1), 7(2):104–116 (Part 2).

第十八章

瘢痕和粘连的处理

威廉·傅里叶（Willem Fourie）

简介

瘢痕和粘连的治疗不能用固定的模式来描述。其治疗可以被定义为一种"管理策略"，使用不同的按摩和手动技术的组合，构成一种旨在提高组织质量和流动性的治疗方法。

治疗技术将包括轻抚法、揉捏法、手动淋巴引流按摩、筋膜释放术、筋膜松解术、摩擦术、肌筋膜松解术等的组合，可以统称为"瘢痕组织按摩/松动术/疗法"。

一些资料显示，在伤口和瘢痕的治疗中使用手动技术可以追溯到现代外科手术的创始人和外科技术的先驱之一，安布鲁瓦兹·帕雷（Ambroise Paré，1510—1590），一位法国理发师兼外科医生。除了其他技术外，他还利用按摩来缓解关节僵硬，促进战场上手术后的伤口愈合。从这些近乎粗糙的方法开始，损伤组织的治疗和护理已经发展成为一个基于更好地理解解剖学、生理学、病理学、组织愈合反应和现有治疗模式的管理方案。

关于组织愈合、瘢痕形成、粘连及其发展和预防的医学文献已经大量发表，但支持手动瘢痕管理的证据仍然没有定论（Shin & Bordeaux，2011）。防止和治疗异常瘢痕的非手术技术包括激光治疗、病灶内用药、冷冻治疗、放疗、压力治疗、封闭敷料、局部用药和瘢痕按摩。

虽然可以使用各种各样的瘢痕按摩技术，但迄今为止没有一种技术是经过来格的临床验证的。也就是说，它们的使用是基于不同团队的经验，但并没有科学依据（Roques，2002；Atiyeh，2007）。虽然手动瘢痕修复技术的具体益处难以证明，但已报道的益处包括改善与患者的关系、改善皮肤质量、减轻敏感性、增加皮肤水合作用、改善瘢痕质量及使患者更好地接受损伤（Roques，2002）。申和波尔多（Shin & Bordeaux，2011）将加速埋藏缝线的释放和吸收，并帮助解决肿胀和硬化作为瘢痕按摩潜在的积极作用。

尽管瘢痕管理已被证明对患者产生了积极的作用，但许多从业者可能观察到，仍然需要一个设计良好的临床试验，使用客观的标准来建立以证据为基础的建议或反对在护理手术和其他伤口时使用手动瘢痕治疗术。

本章概述了瘢痕组织和粘连治疗方案的规划和使用原则。伤口护理是一个多学科交叉的过程，从在医疗小组护理下的急性阶段开始，然后持续到受损组织的康复和治疗的各个阶段，直至完全康复。在这个过程的不同阶段，许多治疗学科将参与其中。本章的其余部分将讨论问题的严重程度、从业人员需要的知识背景、如何评估和治疗瘢痕组织，以及处理特殊情况的方法。

概述

对于日常生活来说，正常的使用感、灵活性、稳定性，以及不受疼痛和焦虑的限制，都是保障生活质量的先决条件。上述任何一项的失败或障碍都可能损害正常功能，不仅是受影响的部分，甚至可能影响全部功能。身体是一个功能单元——如果一个部分受伤，整个身体都会受损。我们维持健康的过程取决于身体通过适当的修复程序使损伤得以消除的能力，且不会产生并发症。

大自然为我们提供了一种高效的生存工具，通过肉芽瘢痕组织的修复来恢复组织的完整性。虽然非手术组织创伤，如感染、化疗、放疗和癌症，可能会损害组织并引发愈合级联，但组织愈合和瘢痕的常见触发因素仍然是损伤和手术。虽然所有的伤口都要经过相同的修复机制才能完全恢复，但最终的美观效果和功能效果可能会有很大的不同。理想的方法是先缝合伤口，建立组织稳定性；其次，在表面上与周围组织混合，使损伤前的功能得以恢复。

对于开放性伤口（包括手术伤口）和严重的内部撕裂（肌腱或韧带断裂），伤口闭合和组织强度至关重要，一定数量的瘢痕是必要的，也是不可避免的。当瘢痕组织在松散、柔韧的组织中填充缺陷时，它会在愈合的最后阶段尽可能地复制相同的组织特征（Bouffard et al., 2008）。在松散、柔韧的组织中，运动能力受损可能导致慢性疼痛、组织僵硬及肌肉骨骼系统中的异常运动模式（参见第五章和第十三章中关于在术后重塑阶段使用偏心负荷的说明）。

问题是什么？

在受伤或手术后，该部位的成功愈合并不一定与完全恢复受伤前/干预功能有关。修复后的肌腱在手术后可能会出现正常的抗拉强度，但如果不能在肌腱鞘内滑动，就会出现功能衰竭。同样，表面愈合的手术切口，肌肉之间的运动受损、关节囊挛缩或内脏器官之间的粘连，也可能被归类为功能障碍——通常以功能障碍组件结束。所有损伤后或手术后的管理策略的一个重要要求是在不破坏伤口愈合和组织修复过程的情况下最大化地恢复功能。

问题的严重程度

术后瘢痕和粘连的出现是由于受伤组织（切口、烧灼、缝合或其他创伤手段）

融合在一起，在身体两个正常分离的表面之间产生异常连接（Ergul & Korukluogl，2008）。结果因损伤组织、损伤类型、遗传因素和系统性疾病的存在而异，其可能对功能产生从无关紧要到造成严重临床后果的衰弱等不同程度的影响。例如：

• 几乎95%的患者在开腹手术后都会出现粘连（Ellis，2007）。此外还有肠梗阻、慢性腹痛和盆腔疼痛，以及女性不育症等。

• 以往的腹部手术已被证明是导致腰痛、肌筋膜疼痛综合征的一个因素（Lewit & Olsanska，2004）。

• 据说，微创外科手术（如关节镜检查）会增加患膝关节骨性关节炎的风险（Ogilvie-Harris & Choi，2000）。

• 原发性全膝关节置换术中，以往的手术瘢痕可能与手术困难和术后并发症有关（Piedade et al.，2009）。

• 乳腺癌手术后，多达72%的患者会出现粘连、组织纤维化和组织间滑动缺失等症状，这些症状是导致患者疼痛和运动功能受限的原因（Lee et al.，2009）。

严重的损伤、激进的手术（如癌症手术）和潜在性烧伤不仅可能导致不良的美容结果或毁容，而且还会给医疗保健制度带来沉重的经济负担。这可能是医疗的直接成本，也可能是由于最初的手术或受伤而导致未来的再次入院和手术。在美国，与粘连相关的医疗费用每年都超过10亿美元（ASRM Committee，2013）。

关键问题是如何定义和开发一个合理的术后方案，以优化受伤或手术后的最终功能康复效果。要开发此类项目首先需要了解瘢痕是什么，它是如何形成的，以及它可能涉及的功能障碍。

我们需要知道什么？

为了开发瘢痕和粘连治疗策略，需要了解以下几点：

• 整个康复过程及其阶段。

• 组织对损伤的反应方式及对愈合结果的了解。

• 影响不同阶段修复过程的因素。

• 对身体表层和深层之间的组织层的解剖学理解。

• 良好的按摩和手动组织技术操作知识。

伤口愈合的阶段

详细描述愈合过程不在本章的范围之内。有关详细描述，请参阅本章的一些参考资料（另见第二章关于伤口修复的说明）。

瘢痕的形成是我们恢复组织完整性的主要方法。虽然所有伤口的愈合，无论是手术还是创伤造成的，都要经过相同的顺序和修复过程，但最终的美容性结果和功能性结果可能会有明显的差异。本章，我们将对正常的、不复杂的愈合过程及其时间框架进行讨论。

通过受损上皮细胞的简单再生，浅表伤口的愈合不会形成瘢痕组织。而深层伤口的愈合是一个有组织的和可预测的过程，包括3个重叠的阶段：**炎症、增殖和成熟 / 重塑**（Myers，2012）。

• 身体对损伤的第一反应是炎症，使身体能够控制失血和抵御细菌入侵。它还组织了恢复受伤区域所需的细胞。这个阶段持续的时间取决于损伤的程度，通常会持续 48 小时到 6 天。在此阶段，伤口没有抗张强度，对机械应力的响应较差。

• 在增殖阶段，新组织被构建出来以填补受损和脱毛组织留下的空白。因此，当上皮细胞恢复完整性，则伤口被认为是闭合的。这是一个积极的治疗阶段，从第 5 天开始，在第 14 天达到顶峰，持续数周。随着成纤维细胞和胶原蛋白沿着应力线排列，伤口的抗张强度缓慢增加。

• 成熟和重塑阶段开始于第 21 天左右，可能持续到伤口愈合后 2 年。在这段时间里，瘢痕组织被重新组织，从随意的纤维排列到沿着组织应力的方向排列，直到达到最大的强度和功能。在这个阶段，瘢痕的抗张强度和机械性能继续得到改善（Lederman，1997）。不幸的是，即使是重塑后，瘢痕组织的弹性也低于原始组织，并且可能只达到原始组织强度的 80%（Myers，2012）。伤口在表面重新排列后被认为是完全愈合的状态，并且达到了最大的组织强度。

不同的治疗结果

"友好的"瘢痕关闭伤口，创造稳定性，与周围组织进行美容性混合，使结构恢复其损伤前的功能。而"问题瘢痕"或"不友好瘢痕"可分为两类：

• 因无炎症、炎症减轻（延迟愈合）或异物引起的慢性炎症、营养不良、感染、重复性机械损伤或瘢痕形成不足（裂开）而未能在预期时间内愈合。

• 过度修复包括过度增生性瘢痕（不成熟胶原的过度生成）、瘢痕疙瘩或挛缩（瘢痕组织的病理性缩短造成了畸形；Myers，2012）。

伤疤是一种纤维组织，它代替了被烧伤、伤口、手术、放疗或疾病破坏的正常组织（Andrade & Clifford，2008）。瘢痕组织永远不会像正常的、未受伤的皮肤或组织那样强壮。

增生性瘢痕是由在伤口愈合的增殖和重塑阶段，未成熟的胶原过度产生造成的。这更有可能发生在跨越皮肤张力线的伤口、炎症期延长的伤口（大的或感染的伤口）或烧伤处，因为它们有较长的增生期（Myers，2012）。

挛缩是瘢痕组织的病理性缩短所导致的畸形（Myers，2012）。"挛缩"一词通常用来表示由于结缔组织和肌肉缩短而导致关节运动范围的丧失。下层挛缩形成是由于粘连或过度的交联。

粘连 / 固定与瘢痕形成过程有关，继发于正常的愈合过程。它是附着或连接两个表面或部分的突起，尤指伤口上相对表面的结合（Stedman's Medical Dictionary，1972）。与瘢痕不同的是，粘连的特征是正常情况下相互滑动或运动的组织失去了流动性；一旦成熟，甚至可能比它们附着的组织更强（Lederman，1997）。粘连可能会损坏肌肉、关节和结缔组织的完整性

（Andrade & Clifford，2008）。继发于粘连的机械刺激的连续状态可以影响许多远离受累部位的系统。正常滑动表面的黏附对正常器官或肌肉骨骼功能的影响可能是一个连续区间，从无关紧要到使人衰弱。

纤维化被定义为结缔组织的增厚和瘢痕化。纤维化，作为一个凸起，不像瘢痕的形成那样是线性的，纤维化通常是循序渐进的。纤维化通常涉及整个区域的结缔组织和结构。

影响结果的因素

影响伤口愈合速度或改变某些阶段结果的因素包括：

- **伤口特征**，如发病机制、部位、大小、温度、伤口水化、坏死组织和感染。
- **局部因素**包括局部血液循环、创面感觉和机械应力。
- **系统性因素**包括年龄、营养不足、合并症、药物治疗，以及吸烟和酗酒等风险性行为。
- **不恰当的伤口护理**。

管理方案必须足够灵活，及时识别并发症和风险，以便调整治疗干预的时机和应用程序。

组织层的解剖

在触诊组织时，治疗师会遇到一系列的组织层。利用这些组织层的不同特性，如硬度、密度、质地和流动性，治疗师可以区分不同的层次，如下所述。有关组织层的完整描述，请参阅第一章。

身体被分为以下几个层：

- 由表皮和真皮形成的皮肤。
- 由两层或两层以上的脂肪组成的浅筋膜，由胶原纤维和弹性纤维的膜层隔开的疏松结缔组织层。
- 深筋膜包裹着躯干的大肌肉并在四肢形成筋膜袖。
- 在四肢深筋膜下的肌肉及其肌外筋膜。
- 腹膜是一层薄薄的不规则结缔组织，排列在腹腔周围。它可以进一步分为两个层：
    o 腹膜壁层作为腹腔的外壁。
    o 内脏腹膜覆盖着其中的内脏和器官。

我们如何进行评估和治疗？

指导方针

在评估和治疗瘢痕和粘连时，医生需要记住两个基本的指导方针。触摸需要分级，并且应该理解触摸手指在组织上的停止位置和方式。

触摸的深度和分级

手动技术的一个优点在于手是一个敏感的仪器，它能与被操纵的组织建立反馈关系。治疗伤口和瘢痕时，治疗师应该清楚工作的深度和力度。可以使用 1~10 级的评分量表（Fourie & Robb，2009）。

- **1~3级**：非常轻、温和、不刺激。这就好比在眼球上移动眼睑而不刺激眼睛。没有产生不舒服的感觉。

• **4~6 级**：从温和到强硬。大多数的按摩技术都是在这里进行的。可能会有轻微的不适，但不会对组织造成刺激或损伤。

• **7 级和 8 级**：强硬的、深度的和不舒服的压迫与不适，但是可以忍受的。存在潜在的组织损伤危险。针对激痛点的相关操作将在这个层面进行。

• **9 级和 10 级**：深度的、非常的不舒服或疼痛，有很强的潜在的组织损伤危险。它常被描述为"没有麻醉的手术"。这个等级的一个例子是深度横向摩擦。

屏障现象

与关节相似，软组织也有特定的可用的运动范围。在这个运动范围内，正常的软组织有 3 个屏障或阻力，可以限制运动——生理屏障、弹性屏障和解剖屏障（Andrade & Clifford，2008）。

• 生理范围是正常运动过程中底层结构平稳、无限制运动所必需的，它决定了可用的运动范围。

• 弹性屏障是一个人在被动运动范围结束时从组织中取出松弛部分（与组织接触）时所感受到的阻力。

• 解剖范围（屏障）指的是在没有不适或疼痛的情况下停止运动（最后的被动运动范围）之前，组织可以被拉伸到超出生理范围的地方。

• 生理屏障和解剖屏障之间的距离构成了一个"安全"区域，在施加外力时保护身体免受伤害。

在生理屏障中，对拉伸或移动的阻力最小。当遇到阻力而组织无法进一步运动时，就会达到解剖障碍。在正常情况下，该屏障具有柔软的、有弹性的末端感，可以很容易地移动，并在目标组织中伴有不必要的紧张或疼痛感。

在病理障碍中，当出现软组织功能障碍时会发生解剖（被动）组织范围过早到达和出现。这个障碍的特点是有一种紧张的、限制性的感觉，带有突然的、坚硬的或坚韧的末端感。正常的生理运动可能仍然存在，没有明显的运动限制，但当组织被拉紧时，保护会减少。限制性屏障可能出现在皮肤、筋膜、肌肉、韧带、关节囊或这些组织的组合中（Andrade & Clifford，2008）。病理障碍可以限制组织的有效活动范围，或改变中程范围的位置，从而改变关节或结构之间的有效运动质量。

评估

瘢痕评估的目的是确定"过早的或病理性"组织屏障的特性、范围和深度。

• 特性指的是可感知的末端感觉——正常的柔软的、有弹性的或不正常的坚实的、突兀的末端感觉。

• 屏障的范围是指在有效范围内遇到阻力的地方，以及涉及的区域的大小。

• 组织屏障的深度可能是主观的，但应该尝试区分哪些组织层受到限制：皮肤与深筋膜之间的浅层，肌肉、器官或肌腱与其鞘之间的深层限制。

筋膜滑动的评估：

• **皮肤和浅筋膜**——手动地将皮肤在

深筋膜上滑动。将手和皮肤作为一个单元移动到可用组织滑动的末端，使用压力分级为 2～4 级。

• **深筋膜和肌筋膜界面**——将一个深层结构移到另一个之上。相应地改变手或手指的位置，并用稳固的 4～6 级的压力滑动组织。

• **骨界面上的深层肌肉和软组织**——调整手和（或）手指位置，以测试特定方向限制，指尖或拇指压力为 6～8 级。患者可能会感到不适，因此应小心处理。

这是对组织运动的评估，而不是对软组织内疼痛区域的评估。触诊针对的是组织的移动性、灵活性和组织滑动的自由度。对于致密、低可动性或不灵活的组织的位置和方向都应该记录下来。

瘢痕运动的评估：

• **纵向**沿着瘢痕的长度；
• **横向**跨过瘢痕的长轴；
• 顺时针和逆时针方向的**旋转**；
• 将瘢痕垂直地从更深的层次上**提起来**。

治疗

治疗要以限制的来源和由此产生的功能障碍的程度为指导。在患者出现异常情况（功能障碍）的组织功能得到恢复之前，主要针对受限的组织滑动（局部原因）进行治疗。应清楚地确定受限的组织滑动的深度、位置和范围。

原则

• 治疗是针对通过评估确定的机械性限制。

• 我们的目标是将组织屏障移向一个正常的末端感觉和振幅。

• 从表面到深层的分层处理；在移动到更深或相邻的层之前，清除一层或一个隔间的限制。

• 技巧是在可触及的组织屏障或在其之前以不同角度进行限制。

• 在早期阶段使用柔和的触摸分级。对于成熟的、长期粘连的瘢痕，可能需要以更高的触摸等级进行更有力的治疗。

如何治疗

为了防止伤口破裂和增加炎症，应该在愈合的早期使用温和的治疗。然而，当在长期瘢痕和粘连处使用更高的触摸等级时，必须注意避免触发新的炎症反应。

接触和移动组织屏障的方法（Lewit & Olsanska，2004）：

• 直接接触屏障，持续施压，直到组织释放，屏障在短暂的延迟后发生移动。

• 持续拉伸瘢痕组织。拉伸可以是单向的，也可以是多向的。

• 对组织屏障施加缓慢的有节奏的动员。运动方向可以垂直于组织屏障，或者与组织屏障成一定角度，也可以远离组织屏障。

组织手法

有许多方法可以有效地应用手动技术来治疗棘手的瘢痕组织和粘连。事实上，只有有限的几种治疗组织的方法，大多数瘢痕组织治疗技术都是这些方法的变体（Lederman，1997；Chaitow & DeLany；2008）。

直接用于组织负荷的方法变形可能是（Chaitow & DeLany，2008）：

· **拉力负荷**包括牵引力、拉伸、拉伸和伸长。目的是通过增加胶原聚集来延长组织。

· **压缩负荷**通过增加压力来缩短和扩大组织从而影响流体运动。压迫不仅可以影响循环，而且可以影响神经结构，并能促进内啡肽的释放。

· **旋转负荷**能有效地拉长一些纤维，同时压缩其他纤维。这能产生各种各样的组织效应。"拧"技术或"S"弯曲是旋转负荷的例子。

· **弯曲负荷**实际上是压缩和拉伸的组合，对目标组织同时有延长和循环作用。"C"形弯曲或"J"形抚触动作都是常用动作。

· **剪切负荷**使组织相对于其他组织发生横向平移或移位。这包含了所有试图将较浅的软组织层滑入或穿过较深的组织层或结构的技术。

· **联合负荷**涉及以上所有负荷方式的变形组合，产生了目标组织适应性需求的复杂模式。例如，拉伸与侧弯的多向组合比拉伸或侧弯单独使用更有效。

需要考虑的其他因素包括：

· 需要多用力？使用的力的程度（参考上面的分级）。

· 有多大？力作用的面积的大小。

· 多远？指的是作用力的振幅。在范围的开始部分、在范围的中间、在整个范围和振幅上，或在小振幅范围的末端（参考上面的屏障现象）。

· 有多快？施加力的速度——快或非常慢。速度会影响疼痛和自主感受器的反应。

· 多久？可以指一次处理持续的时间长度或一个力被维持的时间长度。

· 节奏如何？

· 如何稳定？所用的力是运动的还是静态的？

· 主动型、被动型还是两者兼有？患者是否积极参与治疗过程？

基本技术

用于瘢痕和粘连的手动技术大多没有特定的样式或顺序，但都要基于上述原则。治疗的目标是放松瘢痕内形成的胶原纤维连接，以及瘢痕与周围组织之间的黏附。有效的处理是对特定的阻力点和方向施加直接压力，即将有效的力集中于局部区域。为了有效地集中力量，治疗师的手指或手不应该在皮肤表面滑动。因此，应该不使用或少使用润滑剂。

基本技术示例

· **总体拉伸**（图18.1）：这是最浅表瘢痕的张力负荷技术。用手指或整个手来接触。

将所有松弛的组织都提起来。

沿着瘢痕的长度轻轻拉伸。

保持，等待释放，再次拉伸。

改变手的位置，在与原拉伸垂直的方

向上重复拉伸。

在之前位置的对角位上重复拉伸序列。

继续以放射状拉伸并跨过瘢痕，直到无法再拉伸为止。

注意：这种技术应该只能在愈合的早期阶段沿着瘢痕的长度应用，因为应该避免垂直的剪力。

- **柔和的循环**（图 18.2）：手指在深筋膜上移动皮肤。组织运动是一种结合了拉伸、剪切和压缩负荷的具有剪切特性的形式：

将手指放在要治疗的部位上（瘢痕旁边）。手掌下部可以放在身体上以便更好地控制（图 18.2a、图 18.2c）。

从以钟表盘定位法的 6 点钟的位置开始，用中间的 3 根手指进行顺时针旋转。

慢慢地将皮肤移动到瘢痕处，以均衡的压力和速度，通过圆周运动的方式操作和剪切。

改变手的位置，重复旋转和释放。

治疗整个瘢痕，如果需要的话在一个疗程中重复几次。

或者，从 12 点的位置开始圆周运动，然后离开瘢痕（图 18.2b），或者把手指放在瘢痕上以圆周运动在更深的层上移动瘢痕（图 18.2d）。

- **坚实的倒置"J"形瘢痕**（图 18.3）：在起始位置和深度方面与前面的技术相似。组织运动具有综合负荷性质。

在距离瘢痕约 1 英寸（2.5 厘米）处以垂直于瘢痕的方向开始进行直接的抚触。

以缓慢、坚定和慎重的运动进入组织屏障。

当屏障被作用时，手指向左或向右施加切应力，组织就会恢复到非拉伸状态。

重复这个动作，直到组织屏障移动或不适感消退。

这项技术可以非常温和地用于早期愈合阶段（图 18.3c、图 18.3d；用 1～3 等级触摸），或者在成熟的瘢痕上需要施加更稳固的力道（第 8 等级）（图 18.3a、图 18.3b）。

- **垂直提升**（图 18.4）：垂直提升可以用于治疗任何可以夹在拇指和手指之间的瘢痕，并施加张力负荷。

用温和的力度夹住瘢痕处，但要抓得牢靠。

施加垂直于身体表面的拉伸。

保持，等待释放，然后再增加拉伸。

从不同角度重复拉伸序列，直到不能进一步拉伸。

- **皮肤滚动法**（图 18.5）：一种用于治疗皮肤和浅筋膜运动受限的张力负荷技术。

用尽可能宽的接触面，抓住拇指和指尖之间的皮肤和浅筋膜。

提起组织，在保持组织稳定的同时，用慢波将表层组织沿表面滚动。

当你同时收集和释放组织并保持抓握和抬起的动作时，用拇指或手指沿着组织滑动。

这项技术可以作为评估方法、引导性技术，或用于治疗和重新评估。

- **扭或"S"型弯曲**（图 18.6）：这是一种改良的揉捏法，可用于瘢痕或粘连组

图 18.1 瘢痕和周围组织的整体拉伸。ⓐ沿着长轴拉伸——拉长瘢痕。ⓑ沿着长轴滑动瘢痕和周围组织。ⓒ和ⓓ向相反的方向做拉伸运动。对于未成熟的瘢痕要格外小心

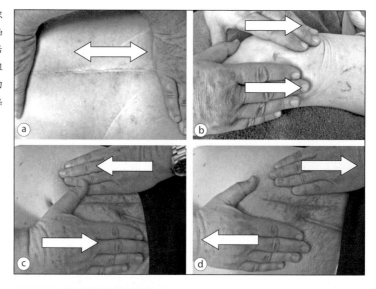

图 18.2 轻轻地在瘢痕旁边或瘢痕上打转。ⓐ指尖直接接触组织屏障进行旋转运动。ⓑ双手的旋转从瘢痕和屏障伸展开来。ⓒ单手旋转直接接触组织屏障。ⓓ在瘢痕上轻柔地旋转——以旋转动作移动瘢痕

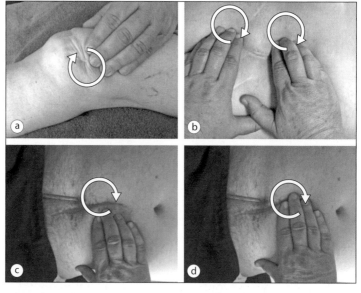

织治疗，该方法使用不同数量的拖、拉和滑动，以及反复压迫和剪切来释放和动员组织。

　　无论使用何种方式，都建议采用基于损伤的方法来治疗限制性瘢痕和粘连。基于评估过程中发现的功能障碍程度，来对

技术应用的方向和深度进行选择。这种方法使治疗师能够灵活地使治疗与患者的具体状况相适应，而不是治疗"诊断"。此外，可以根据患者的组织反应、病情的改善或进展的不足等情况对治疗方案进行修正（Fourie & Robb，2009）。

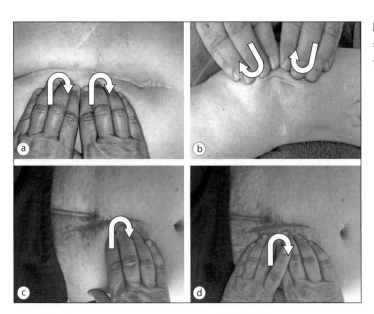

图 18.3　直接接触和移动组织屏障——坚实的倒置"J"形瘢痕

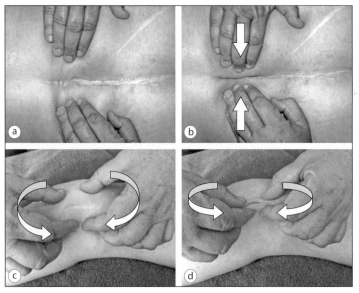

图 18.4　向"瘢痕"下面滑动，试图"抬起"瘢痕。ⓐ和ⓑ滑向瘢痕，试图滑到瘢痕下面。ⓒ和ⓓ用手指和拇指夹住瘢痕，试图将瘢痕从表面垂直抬起。应该温和地处理附着性瘢痕

当各个方向和层次上的释放都完成后，治疗就可以停止了。这种情况可能不会发生在一次治疗中，而是可能需要几个月的时间——尤其是对于长期存在的慢性瘢痕。应注意避免创面破裂或组织动员引起炎症反应。

有需要特别注意的吗？

简要介绍早期创伤按摩、烧伤、胸部瘢痕、腹部创伤的概况及指导思想。在任何时候，这些特殊群体的治疗都应该得到患者和监督医生或医疗团队的同意。

早期干预

干预可能在受伤或手术后早期开始。在炎症阶段占主导地位，伤口没有抵抗张力的力量阶段，治疗应谨慎进行。敷料和缝合线可能还在，可能会出现一定程度的肌肉痉挛、疼痛和肿胀（水肿）。治疗的目的应该是控制水肿和肿胀，防止潜在的粘连，同时温和地引导伤口走向完全康复。

炎症阶段

水肿是损伤和手术后发生的正常炎症反应的一部分，可以将其定义为间质间隙中液体过多的现象（Villeco，2012）。这种肿胀可能会破坏废物和营养物质在毛细血管和细胞之间的传输。在炎症期（第2～第6天），水肿是液态的，柔软且易于流动。这种液体应该通过压缩、抬高、冷却和温和的主动运动的原则来进行管理。可以使用轻柔的按摩技术来刺激受伤区域附近的淋巴系统。不应该使用或拉伸组织屏障，且不应超过3级触摸分级。

组织增生期

在组织增生期（2～6周），由于瘢痕产生的速度加快，组织粘连开始在结构和水肿之间形成，如果水肿存在，则变得更加黏稠。这种多余的液体被称为渗出液（Villeco，2012）。此时，伤口闭合了，抗拉强度逐渐增加。

• 淋巴按摩和其他刺激完整淋巴系统

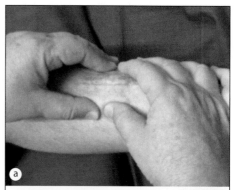
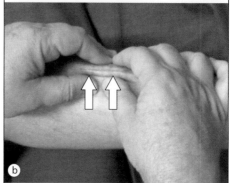
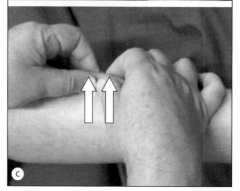

图18.5　皮肤滚动法

的技术应该是治疗计划的重点。

• 现在可以采用温和的技术（如上所述）来处理皮下组织，同时进行主动运动和肌腱滑动练习，以尽量减少正在形成的瘢痕与周围组织之间的粘连。

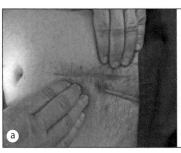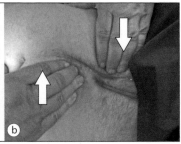

图 18.6　拧成 "S" 弯

烧伤瘢痕

烧伤不仅会对皮肤造成破坏，还会引起身体各个部位一系列其他的生理变化（Myers，2012）。不同解剖区域的皮肤厚度不同，每种烧伤的深度也不均匀。这可能会使损伤程度的分类和组织动员技术的最终选择复杂化。

单个烧伤瘢痕可能是局部厚度（表皮和真皮）的损伤并伴有微小的瘢痕，也可能是全厚度（表皮、真皮和皮下组织）的破坏，会产生严重的增生性瘢痕。不同程度的损伤最终产生的结果也会有很大差异，需要采用有针对性的干预策略。

烧伤瘢痕可能需要 6~24 个月才能成熟。瘢痕组织很脆弱，容易因摩擦、剪切力和创伤而破裂。增生性瘢痕和瘢痕疙瘩可能是烧伤愈合重塑期的并发症（Myers，2012）。瘢痕动员有助于重塑瘢痕组织的质量和外观。更积极的干预可能会给更严重的瘢痕带来益处。

按摩和手动干预的适应证和目的：

- 形成质量好的瘢痕；
- 减少或防止挛缩的形成；
- 减少瘙痒（痒）；

- 消肿——烧伤和移植体通常有持续性水肿，可导致疼痛（由于压迫基础结构）和关节僵硬；
- 减少疼痛和疼痛管理；
- 减少皮肤过敏反应；
- 底层软组织的治疗（即肌肉、筋膜）；
- 代偿模式功能障碍的预防；
- 为用于拉伸和力量练习的组织作准备；
- 协助心理症状的管理。

从重塑阶段开始，应轻轻清洁瘢痕组织，并应使用保湿剂，以防止干燥、开裂和皮肤破裂。这样可以更好地缓解瘙痒、疼痛和焦虑。瘢痕动员可以进一步改善组织质量和外观。温和的瘢痕动员可以使用保湿剂以帮助重塑瘢痕组织。一旦伤口愈合，这些干预措施就可以小心地开始了（Myers，2012）。应注意限制剪切力，因为如果瘢痕暴露在摩擦或剪切力下，可能会产生水泡。

随着瘢痕组织的成熟，可以在组织允许的情况下，以更大的负荷、更大的振幅和更长的时间来应用相关手动治疗技术。这个治疗技术可能包括拉伸、绞拧、"S" 弯曲、针对特定的紧绷区域的 "J" 抚触、皮肤滚动术，甚至是谨慎的摩擦型组织动员。对瘢痕组织对按摩技术的反应进行监测（特别是剧烈的技术，如摩擦），这对烧伤瘢痕组织特别重要，因为烧伤瘢痕缺乏抵抗力，可能容易发生进一步的损伤（Kania & Boersen-Gladman，2013）。

烧伤瘢痕一旦成熟，在很多年内仍可能导致身体正常部位的异常运动模式和组织张力。烧伤瘢痕下面和周围的健康肌肉和筋膜也需要处理。在创伤和瘢痕愈合的初始过程中，周围组织的张力会造成损伤，所以常常会出现痉挛、紧绷和粘连。为了缓解这种情况，可以使用多种按摩和筋膜释放技术。

胸部瘢痕

乳房是一个浅筋膜层腺体结构，通过乳腺后间隙与胸大肌深筋膜分离。它没有像肌肉一样的主动的内部支撑，它的筋膜承受了自身所有重力和身体运动产生的压力。此外，乳房没有可用的解剖平面，所以手术切口必须直接穿过组织。因此，当瘢痕在组织宿主内脱水收缩时，会有更大的皱褶和拉扯倾向。也有更大的在乳房组织内部形成大的附着面或者附着在胸大肌下方的倾向性。这可能会形成更加不兼容、更令人排斥的瘢痕类型，形成的此类瘢痕含有非功能性的、缠结的纤维模式。

相当多的女性可能会有形成水肿、疼痛和令人不舒服的瘢痕等问题，这些问题在审美和症状上都可能是令人烦恼的（Curties，1999）。乳房的瘢痕组织可能会发展成一个长期的疼痛焦点，即使是在小的外科手术后，如活检或乳房脓肿引流。当存在组织瘢痕或粘连区域时，可以通过在颈部和肩部不均匀地施加力来进行治疗。

理想情况下，一旦胶原开始良好地沉积，而瘢痕还没有愈合，治疗师就可以开始进行优化纤维方向的操作了（10~14天）。然而，在大多数情况下，治疗师只有在瘢痕成熟后才开始治疗。由于乳房没有天然的肌肉，因此不会发生"良好"的定向力。这些力量有助于使一个形成中的瘢痕使其胶原纤维的方向与身体正常的力量线相适应。此外，当伤疤形成时，胸罩往往会把乳房紧紧地贴在胸壁上。因此，乳房瘢痕很容易扩散和膨出，或者变得非常厚和牢固，已形成的瘢痕往往具有非功能性的、粗糙的纤维纹路。

乳房或乳房切除部位的瘢痕管理的目标与身体其他部位相同——减少和控制水肿及瘢痕内胶原纤维的重新定向。瘢痕组织和粘连的治疗首先应针对乳房组织本身，其次应针对乳房和胸壁之间的运动。直接或间接筋膜技术也可产生很好的效果。建议采用不太激进的方法来限制支撑筋膜的应力。

腹部瘢痕和内脏粘连

几乎所有患者在接受腹膜手术后都会发生粘连。粘连（通常是相对滑动的组织之间的固定连接）可在脏器和（或）腹腔内/盆腔内器官之间形成。最常见的是网膜与创面之间的粘连（Van Goor，2007）。

在产生粘连的情况下，组织的正常活动范围受到内脏（或其他）筋膜异常关系的抑制，可能会破坏器官的正常生理功能（Hedley，2010）。

导致正常滑动表面黏附的情况多种多样，一般包括以下几个原因：

- 由感染或其他疾病过程引起的炎症感染或其他类型疾病过程引起的炎症；
- 手术干预引起的炎症和瘢痕；
- 运动周期的预先限制的后遗症；
- 特意设置的治疗性粘连。

粘连的风险和程度还取决于以下因素，如：切口类型、既往剖腹手术的次数、内脏或腹膜壁层受损及初次剖腹手术中出现的术中并发症（Van Goor，2007）。

这类患者的治疗策略可分为以下几种：

- 腹壁瘢痕；
- 腹膜和（或）内脏粘连。

腹壁

对瘢痕进行手法治疗的目的是恢复组织弹性。在患者的外科医生的指导下，可以进行早期瘢痕干预，目的是：

- 刺激淋巴吸收。可以使用人工淋巴引流技术，将液体导向最近的淋巴结，以解决局部肿胀和硬化。
- 加快埋藏缝合线的释放和吸收。
- 保持组织在真皮和底层组织层之间滑动的自由度。由于在早期阶段，创面边缘可能仍然没有足够的强度来承受剪切力，因此只能从健康组织开始，朝着瘢痕部位逐步进行接触和施加力：

  o 在触摸等级不超过 3 的情况下，使用温和的环绕或"J"形抚触；

  o 沿瘢痕方向使用温和的拉伸技术（纵向）；

  o 仅使用足够的力来衔接弹性组织屏障。

随着愈合过程通过重塑阶段走向完全成熟，创面强度逐渐提升以承受组织负荷并且逐渐增加垂直于瘢痕的剪切力。现在目标转向：

- 恢复正常组织屏障：

  o 在瘢痕的上方和下方进行垂直拉伸。开始沿着瘢痕和垂直于瘢痕方向拉伸组织。

  o 使用拧绞的"S"弯曲、"J"形抚触、稳固的环绕和瘢痕提升技术。衔接组织屏障并穿过弹性屏障，朝着解剖屏障移动。触摸的分级可以逐步增加到 6 级。

  o 将瘢痕置于手指间，轻轻抬起，并伸展和振动。

- 从浅表到深层，逐步恢复更深的筋膜和肌肉层间的组织滑动。注意不要越层。

  o 使用按摩、肌筋膜或联合按摩，以及手动技术，逐步增加负荷、剪切、振幅和时间，直到所有层的全部解剖障碍恢复到尽可能接近术前水平。

通过轻抚法结束该区域的治疗，将液体导向淋巴引流通路。

腹膜和内脏粘连

手术、感染、创伤或放疗带来了腹

膜损伤后，粘连会迅速发展。难以对它们进行客观的检测和评估，因为它们可能在与原始手术切口没有直接关联的区域中形成，或者可能在触诊手无法触及的结构之间形成。

对内脏粘连的手动评估很大程度上取决于治疗师的触诊能力，以及对内脏解剖及其变异的良好了解。一般情况下，仅能触及腹壁、腹膜壁层和下壁脏器之间的表面粘连。迄今为止，唯一一项有希望确定深部粘连的研究是使用电影磁共振成像（Cine-MRI；Van Goor，2007）。

以下因素进一步使触诊发现的解释复杂化：

• 与粘连相关的疼痛可在 35% 的情况下在其他部位表现出来。

• 致密且厚的粘连（可能是可触及的）与最轻微的疼痛有关。

• 可移动的薄膜粘连（大多数是不可触及的）与最剧烈的疼痛有关（Van Goor，2007）。

当测试和衔接内部组织屏障时，评估和治疗应遵循相同的准则。然而，这些屏障非常微妙，因为在没有骨骼或肌肉支撑的情况下，内脏环境具有高度可移动性。治疗的有效性不一定在于技术的选择，而在于将腹腔作为一个整体来动员。

• 对于致密的和黏稠的粘连，衔接和移动组织屏障就是治疗方法。这些粘连很难单靠手动技术就能得到很好的处理结果。

• 可移动性粘连和薄膜粘连没有可触及的组织屏障，并且腹部环境的广泛的活动性可能足以使移动器官与腹膜脱离。

注意事项

在决定是否进行瘢痕按摩时，治疗师必须使用他们的训练和最佳判断。当瘢痕还处于不成熟阶段时，治疗是最有效的，这也是寻求治疗师帮助的最佳时机。通过观察瘢痕组织的反应，来判断介入治疗的适当性和有效性，这是一种很好的做法。潜在瘢痕问题的警示信号包括活动范围受限、新的关节限制、瘢痕组织随着运动而带状化，或随着瘢痕组织的伸展而变白。

对于未成熟的瘢痕，还有一些额外的警告：

• 对放射状组织要格外小心，因为皮肤很脆弱，很容易破裂。

• 除了摩擦按摩，如果治疗行为引起疼痛或增加组织红肿，请不要继续进行。

• 永远不要在任何开放性病变上进行按摩。在许多情况下，这个问题可能是不可逆转的，因为瘢痕变得非常固定和顽固，只有通过手术才能解除粘连。在已形成的顽固性瘢痕中，如果不能通过手动方式进行组织滑动，那么治疗的目标则是在周围组织中创造更多的软组织空间和灵活性。

在许多情况下，粘连性瘢痕可能会对生活质量产生不利影响；然而，开放的、积极的讨论和充分的解释和干预可能会极大地减少患者的焦虑、痛苦和残疾，使瘢痕治疗成为手动治疗中的一个有价值的领域。

参考文献

[1] Andrade C-K, Clifford P 2008 Outcome-based massage, from evidence to practice, 2nd edn. Wolters Kluwer, Philadelphia.

[2] ASRM Committee 2013 Pathogenesis, consequences, and control of peritoneal adhesions in gynecologic surgery: a committee opinion. Fertil Steril 99:1550–1555, doi:10.1016/j.fertnstert.2013.02.031.

[3] Atiyeh B S 2007 Nonsurgical management of hypertrophic scars: evidence-based therapies, standard practices, and emerging methods. Aesth Plast Surg 31:468–492.

[4] Bouffard N A et al 2008 Tissue stretch decreases soluble TGF-β and type-1 procollagen in mouse subcutaneous connective tissue: evidence from ex vivo and in vivo models. J Cell Physiol 214:389–395.

[5] Chaitow L, DeLany J 2008 Clinical application of neuromuscular techniques, vol 1. The upper body, 2nd edn. Churchill Livingstone Elsevier, Edinburgh.

[6] Curties D 1999 Breast massage. Curties-Overzet Publications, Toronto.

[7] Ellis H 2007 Postoperative intra-abdominal adhesions: a personal view. Colorectal Dis 9 (Suppl 2):3–8.

[8] Ergul E, Korukluoglu B 2008 Peritoneal adhesions: facing the enemy. Int J Surg 6:253–260 doi:10.1016/j.ijsu.2007.05.010.

[9] Fourie WJ, Robb K 2009 Physiotherapy management of axillary web syndrome following breast cancer treatment: discussing the use of soft tissue techniques. Physiotherapy 95:314–320 doi:10.1016/j.physio.2009.05.001.

[10] Hedley G 2010 Notes on visceral adhesions as fascial pathology. J Bodyw Mov Ther 14:255–261 doi: 10.1016/j.jbmt.2009.10.005.

[11] Kania A, Boersen-Gladman K 2013 The physiological perspective of burn scar tissue and the integration of Massage Therapy into a multidisciplinary burn rehabilitation program. Available online at http://www.massagetherapycanada.com/content/view/1411/38/. Accessed 5 August 2013.

[12] Lederman E 1997 Fundamentals of manual therapy. Churchill Livingstone, Edinburgh.

[13] Lee T S et al 2009 Prognosis of the upper limb following surgery and radiation for breast cancer. Breast Cancer Res Treat 110:19–37.

[14] Lewit K, Olsanska S 2004 Clinical importance of active scars: abnormal scars as a cause of myofascial pain. J Manipulative Physiol Ther 27:399–402.

[15] Myers BA 2012 Wound management: principles and practice, 3rd edn. Pearson Education, New Jersey.

[16] Ogilvie-Harris DJ, Choi CH 2000 Arthroscopic management of degenerative joint disease. In: Grifka J, Ogilvie-Harris DJ (ed) Osteoarthritis: fundamentals and strategies for joint-preserving strategies. Springer-Verlag, Berlin.

[17] Piedade SR, Pinaroli A, Servien E, Neyret P 2009 Is previous knee arthroscopy related to worse results in primary total knee arthroplasty? Knee Surg Sports Traumatol Arthrosc 17:328–333 doi 10.1007/s00167-008-0669-9.

[18] Roques C 2002 Massage applied to scars. Wound Repair Regen 10(2):126–128.

[19] Shin T M, Bordeaux JS 2011 The role of massage in scar management: a literature review. Dermatol Surg 38:414–423 doi: 10.1111/j.1524–4725.2011.02201.x.

[20] Stedman's Medical Dictionary, 22nd edn 1972 Williams & Wilkins, Baltimore.

[21] Van Goor H 2007 Consequences and complications of peritoneal adhesions. Colorectal Dis 9 (Suppl. 2):25–34.

[22] Villeco JP 2012 Edema: a silent but important factor. J Hand Ther 25:153–62 doi: 10.1016/j.jht.2011.09.008.

第十九章

按摩疗法和筋膜

桑迪 · 弗里茨（Sandy Fritz）

简介－概述：按摩疗法

按摩疗法属于手动疗法的范畴（Jonas，2005；《莫斯比医学词典》，2009）。根据《按摩疗法知识体系》文件（MTBOK，2010）的定义，"按摩疗法是一个涉及软组织操作的医疗和保健方面的专业体系"。

由于筋膜是具有生理功能的解剖结构，因此可以调整按摩以处理筋膜功能和功能障碍。一般来说，可以将手动疗法（按摩是其中的一种类型），描述为基于软组织和关节的疗法。按摩疗法以软组织为目标，通过共通的生物学上的可信机制与其他以筋膜为目标的手动疗法（将手动机械力施加在众多应变方向上以治疗损伤和躯体障碍）相结合，有逻辑性地对筋膜产生影响（Eagan et al., 2007；Simmonds，2012）。本章介绍和扩展了构成按摩方法的机械负荷应用的多种形式。

机械力的应用

本章所描述的按摩方法，将一种机械力或5种机械力的组合引入人体，以达到治疗效果（图19.1）。可影响身体组织的5种力有压缩力、张力、弯曲力、剪切力和扭转力：

• 当两个结构压在一起时，就会产生**压缩力**。当按摩负荷进入组织层时，就会产生压缩力。

• 当结构的两端被沿着相反方向拉动时，就会产生**张力**（也称为拉力）。在按摩过程中使用的张力，包括拖拽、滑动、伸展和拉伸组织。

• **弯曲力**是压缩力和张力的结合。当结构的一侧受到压缩力的作用时，另一侧则会受到张力的作用。弯曲常见于按摩应用中。力的应用可以穿过韧带，或穿过肌肉、肌腱或韧带和筋膜鞘的方向施加力。

• **剪切力**是一种滑动力，并且在相互滑动的结构之间经常产生很大的摩擦力。

• **扭转力**最准确的定义是使扭曲的力。按摩通过揉捏和扭转软组织的方法引入扭转力。

例如，将压缩、剪切和张力结合起来作为处理肌筋膜激痛点的方法，如下所示：在激痛点上施加压力，同时来回移动包含激痛点的组织并同时拉伸组织。

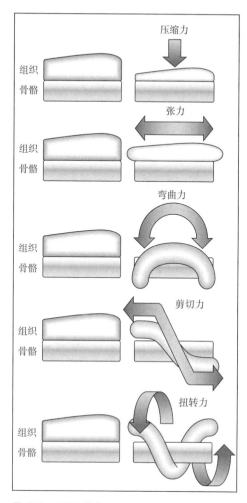

图 19.1　5 种机械力

宽广。处理厚而密的组织比处理薄而弱的组织需要更大的压力。组织层从皮肤表面开始，包括浅筋膜、多种肌肉和相关的深筋膜层，直到触及骨骼。

拖曳是对组织（拉伸）施加拉力（张力）。干燥的皮肤具有很高的抗滑性；因此，机械力，主要是张力，可以将组织拉向不同的方向而不会发生打滑。在按摩过程中会通过使用润滑剂来增加滑动，从而减少阻力。当组织被拖曳时，它最终会遇到束缚。束缚的感觉来自于组织受到的运动限制，也就是说，它不再容易被力移动。

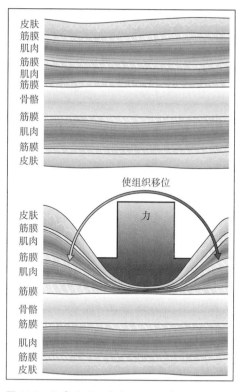

图 19.2　按摩应用程序系统地通过每个组织层产生力。这是一个关于力的应用的图示。它从轻的、表面的应用开始，且随着压力的增加逐步进入最深层

按摩应用程序中有 7 个变化可以修正其强度。施加在软组织上的机械力强度的修正包括：

• **压力的深度**（压缩力）可以是轻的、中等的、深的或可变的。

压力必须通过每一个连续的组织层进行传递，使组织转移到更深层，而不会对组织造成损伤或给患者带来不适（图 19.1）。压力越深，与身体表面接触的基础面就越

文本框 19.1

感觉束缚

"束缚"是指当组织达到或超过它们的范围时所注意到的一种状态。当达到或超越障碍时，组织从"舒适"状态变为"束缚"。当达到"束缚"点时，软组织（包括筋膜）表现出密度和张力的增加。

练习 1

1. 用一只手握住一块布、一张纸巾、一张纸或一条橡皮筋等的末端，另一只手握住另一端，剩余部分处于两手之间。

2. 保持一只手静止，然后用另一只手慢慢地拉动中间部分。

3. 当感到手上还有一个微小的拖拽时，说明已经达到（或刚刚超越）束缚点了——这表明已经通过了抵抗性屏障。

练习 2

1. 用你的一只手，抓住衬衫或汗衫的下边缘的边缝。

2. 把衬衫拉低一点，然后保持不动。

3. 朝着远离被下拉的一面侧弯。

4. 当感觉到手里握着的衬衫的拉扯时，说明已经达到（或刚刚超越）束缚点。

以下是测量拖曳程度的建议尺度：

0：没有拖曳；

1：移动组织但不到达束缚点；

2：移动组织到达束缚点；

3：最大程度拖曳——移动组织越过束缚点（拉伸）。

与其他的手动疗法的治疗方法相比，按摩最明显的区别是通过使用润滑剂来减少应用过程中在皮肤上产生拖曳。

拖曳是向组织加载张力所必需的，因此通过减少润滑剂和增加拖曳来改善按摩是按摩疗法中专门针对筋膜所做的主要变形之一。要想体验束缚的感觉，可遵循文本框 19.1 中的练习（图 19.2）。

• **方向**是指按摩可以从身体中心向外进行（离心）或从四肢向内进入身体中心（向心）。它可以沿着肌纤维从肌肉的近端附着延伸到远端附着（反之亦然），横切到组织纤维，或做圆周运动。专门针对筋膜的按摩方向将遵循图 19.3 中的方向模式。

• **节奏**是指该技术应用的规律性。一种按一定的时间间隔应用的方法，被认为是均匀的，或有节奏的。脱节或没有规律的方法被认为是不均匀的或无节奏的。

• **频率**是在给定的时间范围内重复该方法的速率。一般来说，在从业者移动或切换到其他方法之前，每种方法应重复约3次。可以通过增加重复的次数，使频率适应于目标筋膜的需求。

• **持续时间**是应用方法或技术在一个位置上保持的时间长度。特定位置应用程序的合乎逻辑的比例：

o 短期持续时间：10秒；

o 中等持续时间：30秒；

o 长期持续时间：60秒。

整个按摩疗程：

o 短期持续时间：5~15分钟；

o 中等持续时间：15~30分钟；

o 长期持续时间：45~60分钟。

• 速度是指一种方法应用的快慢程度。应用程序的速度可以是快速的、缓慢的或可变的。速度的合乎逻辑的比例：

o 慢速：从开始抚触到结束用时10~30秒；

o 中速：从开始抚触到结束用时5~10秒；

o 快速：从开始抚触到结束用时2~5秒。

按摩方法

按摩方法包括9种常用来产生作用于软组织的机械力的方式。该方法通过压力、拖曳、方向、节奏、频率、持续时间和速度这7个变量来实现多种效果。

• **保持**指保持组织不动。可以通过简单地将手放在皮肤的表面上或在肌筋膜松解的过程中作为在阻力屏障处固定软组织的方法来应用保持（图19.4）。

• **压缩**包括使用无滑动的压缩力，通常在与组织成90度角的方向上施加。压缩是所有按摩应用的一个方面，用于确定压力深度，从非常轻到深，然后是一次提升或力度释放，或者可以通过按摩抚触的偏移（长度）来维持压缩力。

• **滑动／抚触**（轻抚法）指产生张力的滑动运动。通过增加压缩产生的压力可以从浅到深贯穿组织层。根据滑动过程中使用的润滑剂的量，拖曳的程度可以是最小的，也可以是最大的。在寻找筋膜时，拖曳是一个重要的特性，此时润滑剂的使

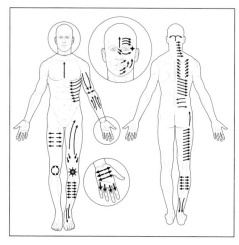

图19.3　针对筋膜的按摩应用程序的方向

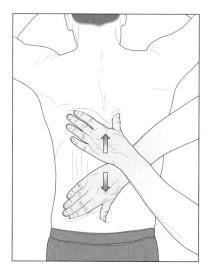

图19.4　伴随着阻力滑行

用量是最小的（图19.4）。

• **揉捏法**（压捏法）涉及提升、滚动、挤压和组织释放，最常见的方式是使用有节奏的交变压力并引入弯曲和扭转力。该方法对支持筋膜层的滑动有一定的帮助（图19.5）。

• **提升**指将组织拉起远离其当前位置，并且可以引入弯曲力和张力。提升是分离筋膜层的有效方法（图19.6）。

• **叩诊**（叩抚法）指双手交替或同时有节奏地击打身体，让手在接触后弹回，控制撞击力度。虽然这些方法通常包含在按摩中，但它在向筋膜施加力的多种方法中是效果最小的方法之一。

• **振动/震荡**指用手指、全手或器械施加的振动、颤抖、摆动或摇动运动。震动在使组织层进行相对移动中效果显著，并且在按摩中进行筋膜操作时应该多使用此方法。

• **摩擦**包括在一个表面上摩擦另一个表面，表面滑动很少或没有产生压缩力和剪切力。压力可以从表面（浅）到深度，在各种组织水平之间产生摩擦效应。摩擦的实例包括加热、轧制、绞拧、线性、剥离、交叉纤维、卡紧和圆形摩擦。大多数摩擦抚触在很少或没有润滑剂的情况下实施。然而，过度摩擦（剪切力）可能产生炎症刺激，导致许多软组织问题。摩擦可用于处理局部粘连的组织（图19.7）。

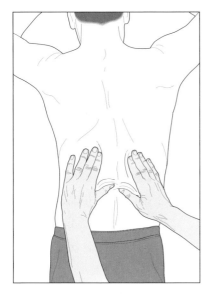

图19.5　揉捏轻抚

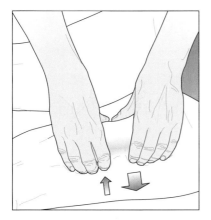

图19.6　通过增加运动/摇动来进行提升，以增加筋膜层分离

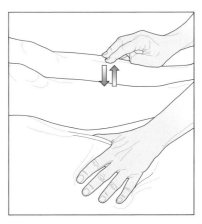

图19.7　交叉纤维摩擦的例子

• **运动和动员**（关节活动、伸展和牵引）需要通过在一个或多个关节处的运动来缩短和（或）延长软组织。其变形包括主动运动（患者无需治疗师的帮助移动结构）、被动运动（治疗师在没有患者协助的情况下移动结构）、阻力运动（患者在抵抗治疗师提供的阻力的情况下移动结构），以及主动辅助运动（患者在治疗师的支持和帮助下移动结构）。拉伸会产生弯曲力、扭转力和张力，这些力会对结缔组织产生机械影响。纵向拉伸沿纤维结构的方向拉动结缔组织。横向拉伸将结缔组织拉向与纤维结构相反的方向。横向拉伸侧重于组织本身，且不依赖于关节运动。其变形包括固定和伸展，按摩治疗师在这里识别出功能不良的组织，然后在束缚（钉住）处拖曳并固定该组织，同时将相邻的关节或组织移动到拉伸位置，在超出束缚点的区域施加负荷以产生治疗效果。主动释放类似于固定和拉伸由按摩治疗师识别的功能失

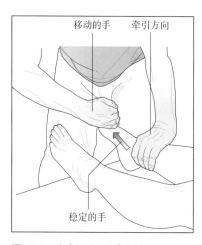

图 19.8　伸展运动/动员示例

调组织的部位，然后拖曳并保持组织处于束缚状态（钉住）。不同之处在于，患者主动将相邻的关节移动到了一个可拉伸的位置（图 19.8）。

适用于特定筋膜的按摩

按摩治疗师用来评估和处理筋膜的主要改良版方法更具体地说是一种方法的选择，依靠压缩、滑动、保持、揉捏、提升、摇晃、摩擦和拉伸，通过阻力、速度和持续时间来进行修正，以使施加的机械力可以有效地对筋膜产生影响。人们普遍认为，以筋膜为目标的方法要么被应用于远离束缚状态的过程，要么被应用于进入束缚状态的过程，因为它们都需要对组织施加足够的阻力（Chaudhry et al.，2008；Eagan et al.，2007；Findley，2011；Meltzer & Standley，2010）。在按摩期间，想要在组织上产生阻力则需要在目标区域少量使用或不使用润滑剂。速度慢，持续时间长。方向也是一个因素，而且常常要贯穿组织纤维。

按摩的结果

身体里的一切都在运动，身体的各个部分必须在身体的其他部分之间来回滑动。身体本身分泌的润滑液，使得体内结构可以相互滑动。根据相关研究发现，深筋膜内的疏松结缔组织层中的透明质酸（HA）呈层状分布。在细胞外基质中有丰富的 HA，它还参与组织的水解，以及细胞的运动和增殖，并参与多种细胞表面受

体的相互作用。科学设备的进步使得研究一层透明质酸液成为可能，透明质酸液可以在深筋膜和肌肉之间滑动。深筋膜层中的筋膜和肌肉之间有一层透明质酸，在疏松的结缔组织中，它分隔了深筋膜的不同的纤维亚层。深筋膜内的透明质酸可以促进两个相邻纤维筋膜层的自由滑动，从而促进与深筋膜相关的正常功能。研究人员认为，"肌筋膜疼痛"这一常见现象的基础与透明质酸呈现出的更加致密的结构，以及密度增加给组织滑动带来的变化有关（Findley，2011；Stecco et al.，2011）。

在肌肉或肌筋膜中，筋膜的一部分固定在骨骼（或其他结构）上，其他部分则可以自由滑动。如果组织不能像预期的那样滑动，就可能会导致炎症、活动范围（ROM）和力量的下降。作为功能障碍周期的一部分，滑动活动的缺乏可能是由炎症引起的，后者是致病因素。

筋膜由卷曲/波状胶原纤维和弹性纤维形成，弹性纤维排列形成不同的层；纤维在每层中以不同的方向排列。这些纤维嵌入明胶状的基质中。由于纤维结构和弹性纤维的波浪性质，浅表筋膜可以被拉伸，这使得筋膜能够恢复到原始的静止状态。皮下筋膜（包含位于皮肤下和肌肉顶部的含有体脂的组织）形成非常有弹性的滑动膜，其对于热调节、新陈代谢，以及血管和神经的保护非常重要。

深筋膜比皮下筋膜更硬、更薄（类似于胶带）。深筋膜围绕并划分肌肉，并形成将软组织附着在骨骼上的结构。这种类型的筋膜也形成了复杂的结缔组织网格状结构，类似于支柱、横梁和牵索，有助于保持身体结构的完整性和功能。由于不同的肌肉纤维的牵拉（有点像蹦床），使富含神经支配的筋膜保持绷紧的静止状态，这被称为筋膜张力。这种静止状态使得筋膜组织中的游离神经末梢和受体能够感知筋膜形状的所有变化（以此感知身体的所有运动）（Schleip et al.，2005）。筋膜的滑动/滑行的变化（如太松、太紧或扭曲）会引起异常运动并因此改变组织。在按摩和其他针对筋膜的身体治疗方法中，各种各样的技巧都有相同的成分。任何形式的应用（如按摩）带来的组织变形（改变形状），都有可能对筋膜产生影响。

筋膜含有收缩细胞和平滑肌细胞，前者对机械力的作用做出反应，后者则由自主神经系统控制。因此，筋膜紧张（张力）可能受自主神经系统状态的影响和调节。针对筋膜的任何干预也是可以影响自主系统的干预，反之亦然（Henley et al.，2008）。平滑肌细胞收缩很可能由自主神经系统的交感神经部分控制，但相关研究很少。如果交感神经系统是调节因子，那么它的激活就会增加整体筋膜张力（Klingler et al.，2004）。交感神经激活是一种应激反应。减少战斗或逃跑反应（交感神经支配）的按摩和促进放松（副交感神经支配）的按摩会给筋膜带来影响吗？

评估

按摩一般应用于评估过程。基本原则

是对舒适度和束缚感的评估，而按摩疗法是软组织和运动评估的极佳平台。按摩在这一方面的应用并不是治疗，而是看起来就像一个令人愉快的按摩，且达到了基本的放松效果。在一般性的全身按摩中，通过触诊和（或）关节运动来评估软组织和关节活动性的活动限制。在关节运动评估中，重要的是要确定患者感到适当僵硬的生理障碍，以及进入被拉伸区域而产生的作为一种保护机制，防止运动达到解剖学极限和产生潜在的损伤的拉力感。评估将显示该区域是否存在病理性障碍，可能是以下两种类型之一：

• 当进行关节运动评估时出现疼痛和僵硬的区域，表示其活动范围降低或出现低活动性。

• 当在评估期间达到正常活动范围时，出现缺乏阻力的情况，表明该区域活动过度。

在评估期间移动关节时，重要的是保持在正常的生理屏障内，如果确定了活动范围限制，则可以轻轻地且缓慢地训练关节以增加其 ROM。患者进行自助拉伸可能需要多个疗程才能看到持续的效果。预期的灵活性会逐渐增加。

在一般的按摩过程中，治疗师会找出没有出现筋膜正常滑动的致密/束缚区域。通常可以通过关注皮肤和皮下层的柔韧性来评估筋膜的质量。过厚、黏附的筋膜移动性较差，皮肤在感觉紧绷（束缚）之前只会滑动一小段距离。如果患者要求解决筋膜的异常，且具有足够的适应能力以对干预做出积极反应，同时没有治疗禁忌证，则可以修改按摩应用程序，使功能障碍的筋膜得以修复。

按摩中的治疗

组织的集中性张力（拉伸）似乎是影响筋膜的一种有效的机械力。在按摩过程中施加的力必须移动组织，直到它产生束缚感为止，此时可继续施加附加力以使组织充分移动，达到抵抗屏障。此时保持组织不动直至感觉到软化为止。将组织再次移动到束缚状态/阻力屏障，并重复该过程一次或两次。根据本作者的经验，阻力屏障通常在组织软化之前持续 15～60 秒，这样继续重复 3～4 次，通常就足以影响组织或患者且不会产生过度应力。在该区域施加的机械力的目标是允许组织通过变得更具柔韧性，而使其正常化：通过改变含水量；通过向身体的相邻和远处区域发送信号；通过机械转导的相关研究发现的更多的机制。

治疗性干预

直接和间接的结缔组织方法

研究证明，直接和间接结缔组织方法可以逆转反复应变的细胞中的炎症效应。直接技术将受限制的组织移动到由束缚引起的屏障中。间接技术将组织从限制性屏障移动到舒适点。改变细胞中的应变模式（间接的、远离束缚或直接的、朝向束缚）

可以使症状得到改善。改变可能只需 60 秒（Meltzer & Standley，2010）。

方法

　　间接的功能性技术非常温和安全。无论重点是软组织还是关节限制，都需要将功能性间接方法纳入按摩应用中，而不是特定的方式。这些方法不是参与和试图（通过任何方法）克服阻力（绑定），实际上所做的恰恰与此相反。软组织或关节被带到了最大舒适度上。按摩从业者只需将关节或组织保持在这个舒适的位置（特别参见第十一章和第十六章）。此时不再提供进一步的治疗，并且在 30 ~ 60 秒后，轻轻地释放位置并重新评估以增加活动性。呼吸可以使舒适位得到加强，这可以通过让患者吸气和呼气来实现，典型的做法是屏住呼吸几秒钟，以进一步缓解组织紧张。由于间接功能技术是非侵入性方法，因此它们应该作为使组织和关节运动正常化的首选方法。

　　直接功能技术与间接方法相反。这些方法从限制屏障开始（绑定）并进入阻力位。直接方法比间接方法更具侵略性。因为这些方法是通过提高施加的机械力强度使组织移动超过束缚点而产生变化的，所以增加了产生不利影响的可能性。拉伸被认为是一种直接技术，因为它会带来束缚并穿过束缚进行移动。

　　一个包含间接方法和更积极的直接拉伸的改良版应用方案，是在舒适位和束缚位之间来回移动。这可以描述为间接 / 直接

法。首先，如前所述，识别和保持舒适位。然后，在每个运动平面上达到关节或组织的限制性屏障，并且在屏障处保持拉紧直到发生软化。矫正激活力允许其轻微穿过限制性屏障，并在该位置保持 15 ~ 60 秒，直到组织软化。在直接和间接应用之间交替两到三次可以取得一定的效果。

组织运动方法

　　过程如下：

　　• 与皮肤保持紧密但温和的接触。最好是在组织放松的情况下完成此操作。

　　• 缓慢增加向下或垂直的压力，直到感觉到阻力；这个屏障柔软而敏感。

　　• 此时保持向下的压力；然后增加水平阻力直到再次感觉到阻力屏障。

　　• 保持水平压力并等待。

　　• 组织似乎会出现蠕动、分解、融化、滑动、颤动、扭曲或倾斜，或者其他一些很明显的运动感觉。

　　• 在运动的同时轻轻地保持组织的张力，当它通过各种水平的释放波动时，促进其保持这一模式。

　　• 先缓慢轻轻地释放水平力，然后释放垂直力。

　　• 在限制方向上施加的揉捏和提升可用于重新评估并进一步治疗有功能障碍残留的区域。

伸展

　　在伸展方法中，患者应该在缩短的软

组织中感受到拉力，但是从未在未被拉伸的关节或身体的其他部分中产生疼痛或拉伤。不要将任何关节区域伸展到解剖屏障之外。只拉伸活动性低的区域。如果评估确定过度活动性过高，不要拉伸。若情况相反，则需要某种强化方法。

伸展过程

- 只在组织温暖且柔软的时候拉伸。
- 通过按摩来为组织拉伸作好准备。
- 稳定身体，使拉伸过程中只有目标区域在移动。
- 把区域移到病理屏障上并稍微后退。
- 指导患者在拉伸前呼吸（吸气），然后慢慢呼吸（呼气）。
- 拉伸应该始终在患者运动范围中的舒适范围内进行。
- 应该以缓慢的速度控制和执行拉伸。
- 拉伸保持不超过 20 秒，并且以 2～5 次重复进行，每次拉伸间隔 15～30 秒。
- 进行静态拉伸，使关节放置在可用的无疼痛 ROM 的外部界限并保持。
- 当相反的肌肉被用来产生拉伸短组织的力时，就会产生动态拉伸。这被认为是主动的。

在本书的第十三章中对肌肉能量技术（MET）进行了描述，指的是在治疗师施加的特定反作用力的作用下，客户的肌肉在一个特定的、受控制的方向上以不同的强度水平进行自主收缩。肌肉能量技术具有各种各样的应用方案，并且被认为是由患者贡献矫正力的主动技术。从轻微的肌肉抽搐到最大程度的肌肉收缩，所需的运动量可能有所不同。持续时间可能是几分之一秒到几秒。所有的收缩在开始和结束阶段都是缓慢的，逐渐达到预期的强度。现在，MET 应用增加了拉伸的容忍度，这被认为是其相关的机制。

舒适／间接和束缚／直接的方法可以与肌肉能量方法相结合。在肌肉能量应用中，肌肉（收缩）被积极地用来支持所需的组织反应。肌肉组织被固定在一个特定的位置上；然后，患者在按摩师提供的反作用力的控制下，缓慢地推。

以筋膜为目标的按摩序列的示例（图 19.9）

1. 将双手交叉放在组织上，并将双手紧贴在皮肤上。

2. 分开手把组织移动到一起，别打滑。

3. 可以使用前臂，将前臂放在组织上并与之融合。

4. 分开手臂移动组织，并使之刚刚进入束缚状态。

5. 小区域的组织可以通过将短的组织放在双手手指之间来拉伸，而不需要使组织分别进入束缚位置。

6. 稳定目标区域一端的组织并迅速固定。然后慢慢地滑动，随时保持组织的张力。

7. 使用剪切力将组织从束缚位置移入或移出。

8. 使用弯曲力将组织移动到束缚位置（皮肤滚动法）。

9. 通过抓住、抬起和拉动产生组合负

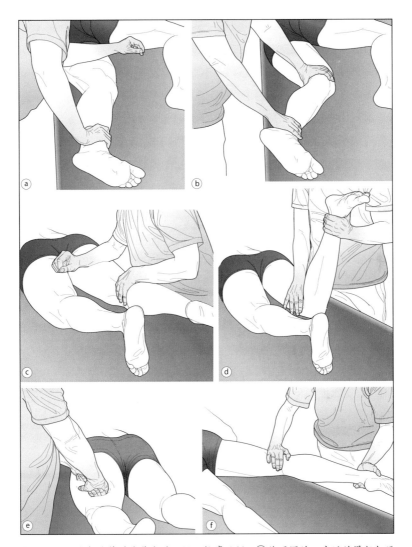

图 19.9 以综合性筋膜为焦点的腘绳肌按摩示例。ⓐ使用深的、广泛的滑行与压缩力，同时将腿部移动至膝关节屈曲和伸展位置。ⓑ通过运动对远端附着物施加抑制性压力。ⓒ对近端实施压缩以产生抑制性压力。ⓓ对远端附着物施加抑制压力。ⓔ对肌腹施加深的、缓慢的压缩力。ⓕ提供主动的辅助伸展运动；这也可以是一个实施肌肉能量方法或主动抵抗运动的位置

荷，以将组织从束缚位置中移入和移出。

10. 使用扭转力使组织扭曲成束或脱离束缚位。

11. 通过伸展法将组织结合在一起。在被拉伸的区域末端保持并移动以产生张力。

12. 将牵引力作用于关节周围的组织。将其牢牢地固定在关节的上方和下方，并将双手分开以产生张力。

13. 固定和拉伸的变化。将目标组织从舒适位移动到束缚位并保持在适当的位置。

14. 当目标组织被固定时，移动关节区域以产生进入束缚位的张力。

15. 主动释放变化。在舒适位压缩目标组织，然后从舒适位转移至束缚位。

16. 当组织被固定时，患者移动关节区域以产生张力，使组织移动至束缚位。

参考文献

[1] Chaudhry H et al 2008 Three-dimensional mathematical model for deformation of human fasciae in manual therapy. J Am Osteopath Assoc 108(8): 379–390.

[2] Eagan T et al 2007 Importance of strain direction in regulating human fibroblast proliferation and cytokine secretion: a useful in vitro model for soft tissue injury and manual medicine treatments. JMPT 30(8):584–592.

[3] Findley T 2011 Fascia research from a clinician/scientist's perspective. Int J Ther Massage Bodywork 4(4):1–6.

[4] Henley C et al 2008 Osteopathic manipulative treatment and its relationship to autonomic nervous system activity as demonstrated by heart rate variability: a repeated measures study. Osteopath Med Prim Care 2(1):7–8.

[5] Jonas WB 2005 Mosby's dictionary of complementary and alternative medicine. Elsevier Mosby, St Louis.

[6] Klingler W et al 2004 European Fascia Research Project Report 2005. Paper presented at Fifth World Congress on Low Back and Pelvic Pain, Melbourne Australia, November 10–16.

[7] Meltzer K, Standley 2010 In vitro modeling of repetitive motion injury and myofascial release. J Bodyw Mov Ther 14(2):162–171.

[8] Mosby's Medical Dictionary, 8th edn 2009 Elsevier, St Louis.

[9] MTBOK 2010 Version 1 of the Massage Therapy Body of Knowledge. Massage Therapy Body of Knowledge. Available online at: http:// mtbok. org. Accessed 25 May 2013.

[10] Schleip R et al 2005 Active fascial contractility: fascia may be able to actively contract in a smooth muscle-like manner and thereby influence musculoskeletal dynamics. Med Hypotheses 65(2):273–7.

[11] Simmonds N 2012 A theoretical framework for the role of fascia in manual therapy. J Bodyw Mov Ther 16(1):83–93.

[12] Stecco C et al 2011 Hyaluronan within fascia in the etiology of myofascial pain. Surg Radiol Anat 33(10):891–6.

第二十章

激痛点释放方法——包括干针疗法

塞萨尔·费尔南德斯-德拉-佩尼亚（César Fernández-de-las-Peñas）

简介

在临床实践中，激痛点（TrP）释放方法涵盖了几种旨在消除或钝化 TrPs 的手动疗法。激痛点被描述为骨骼肌紧绷带上的敏感点，在受到刺激时会引起疼痛（Simons et al., 1999）。TrP 的释放方法包括直接技术，如按摩、缺血性压迫、TrP 压力释放法或摆位放松术（Dommerholt & McEvoy, 2010），以及间接干预，如喷雾和拉伸、被动拉伸、肌肉能量技术（MET）、神经肌肉方法和（或）肌筋膜诱导。

直接技术是通过直接在 TrP 上施加压力以作用于 TrP 的相关结缔组织的技术，而间接技术是针对与紧绷肌带和周围组织相关的结缔组织的技术，包括筋膜（Dommerholt & McEvoy, 2010）。另一种释放方法是 TrP 干针疗法（TrPDN; Dommerholt & Fernández-de-las-Peñas, 2013）。该技术是将针刺和细针插入 TrP 区域，目的是使 TrP 失活。所有的 TrP 释放方法都是可以互补的，因为它们通常作用于不同的结缔组织水平，包括紧绷肌带、TrP 区域、肌肉组织和周围筋膜。

概述

一直以来，TrPs 被不同名称的功能障碍引用（肌肉萎缩、纤维组织炎等）。尽管在不同学科中使用的 TrP 定义各不相同，但最普遍接受的定义认为，"TrPs 是骨骼肌紧绷带上的敏感点，在受到刺激时会引起疼痛"（Simons et al., 1999）。根据各自的临床经验，不同的作者对 TrP 的释放方法进行了修正（Simons et al., 1999; Chaitow, 2007; Fernández-de-las-Peñas et al., 2011）。临床建议，根据实际情况采用不同的 TrP 释放方法，具体选择取决于施加的压力的大小、是否存在疼痛、持续时间、组织的位置（缩短或延长）或是否存在主动收缩（Fernández-de-las-Peñas & Pilat, 2011）。

目前，已经提出了几种力学和神经生理学机制，来解释不同 TrP 释放方法的效果，且它们可能同时起作用。

从力学的角度来看，通过 TrP 释放方法所产生的机械刺激可以平衡肌肉肌节的长度，可以诱导绷紧肌带纵向或横向动员，或者诱导肌肉特性的变化（Dommerholt & McEvoy, 2010; Fernández-de-las-Peñas et al., 2011）。

• 潜在的神经生理学机制包括脊柱反射效应诱导肌肉松弛、肌肉充血、门控理论中的刺激或下行抑制性疼痛机制中的激活（Dommerholt & McEvoy，2010）。

• 这些机制也涉及 TrP-DN；然而，考虑到 TrP-DN 是一种痛苦的干预，它是对中枢神经系统（CNS）的伤害性输入，更可信的是，神经生理机制与 TRP-DN 高度相关（Dommerholt & Fernández-de-las-Peñas，2013）。

• 最后，最近的理论还包括周围筋膜组织相关机制，因为它表明 TrP 的释放方法，包括 TrP-DN，可以改变筋膜组织的黏弹性特性或行为（Langevin，2013）。TrPs 和筋膜之间的相互作用是基于这样的前提，即肌外膜具有高密度肌成纤维细胞——结缔组织中的常见细胞（Schleip et al.，2005），以及透明质酸在肌筋膜疼痛中的作用（Stecco et al.，2011）。

一些系统的综述显示，有适度的证据支持使用一些 TrP 释放方法来立即缓解 TrP 的疼痛，而有限的证据支持可长期缓解 TrP 的疼痛；然而，很难得出任何临床结论，因为大多数研究都只是对单一模式进行的研究，而临床医生通常会使用多种模式相结合的方法（Vernon & Schneider，2009）。最近的研究结果显示，将 TrP 释放方法（包括 TrP-DN）整合到多模式手动治疗方案中，对于一些慢性疼痛，如足跟痛、踝关节扭伤、纤维肌痛综合征、颈部疼痛等都是有效果的。未来的研究还需要确定 TrP 释放方法的有效性，包括慢性疼痛的生物心理社会学治疗。

目标

目前的理论并没有将 TrP 解释为一种局部的病理 / 解剖学意义上的肌肉问题，而是关注 TrP 的伤害性本质及其在维持致敏机制中的作用。所有 TrP 释放方法的临床应用目的都是使肌肉相关的感觉和运动症状失活，并减少对中枢神经系统的伤害性攻击（Fernández-de-las-Peñas et al.，2011）。TrP 释放方法被许多医疗保健专业的人员使用，包括骨科医生、内科医生、牙科医生、物理治疗师或按摩治疗师，以及其他基于国家和地区管辖法规的专业人员。

由于有不同的 TrP 释放方法，这些方法可以应用于任何条件下与肌肉或筋膜组织相关的疾病。例如，一些对在肩痛、足跟痛、脚踝痛、慢性盆腔痛或紧张型头痛的治疗中应用缺血性压迫、TrP 压力释放、神经肌肉干预或肌筋膜诱导的研究。

评估

所有的 TrP 释放方法都是为了钝化 TrPs 活性。临床推理过程中确定应使用哪种 TrP 释放方法的第一步是对 TrP 进行准确的诊断。事实上，正确的 TrP 诊断需要手动能力、培训和临床实践，以提高临床检查的可靠性。典型的症状和体征包括：

• 在骨骼肌中可触及的紧绷带中存在

过度兴奋的斑点（当触诊时可触及）；

• 触诊 TrP 区或 DN 时可触及的局部抽搐反应（如果可能的话）；

• TrP 刺激引起的指涉性疼痛的存在。其他有助于诊断的症状包括肌肉无力、收缩疼痛、伸展疼痛、跳跃症状、自主现象或运动障碍（Simons et al.，1999）。尽管格温等人（1997）得出的结论是，对于诊断来说有些肌肉比其他肌肉更可靠，但对于 TrP 诊断的可靠性尚未达成共识。

TrPs 主要是通过手动触诊来识别的。临床医生可以用手指或拇指将肌肉压在骨组织上的平面上进行触诊，也可以用钳子在医生的手指间触诊特定的肌肉。可以通过垂直于纤维方向的触诊来识别张力带，这可以引起局部抽搐反应（弹拨触诊）。一旦紧绷肌带被定位，临床医生就会沿着紧绷肌带移动以找到强烈疼痛的离散区域，有时还会产生硬度，这将引发牵涉性疼痛。

一旦临床医生定位了 TrP，干预将取决于组织的应激性、肌肉的可触及性和症状。例如，对于疼痛和易怒程度较高的患者，临床医生可以选择针对紧绷肌带的间接释放方法（如纵向抚触或肌筋膜诱导）或无痛压缩方法（如 TrP 压力释放或摆位放松术）。在这类患者中，由于 DN 相关的疼痛，TrP-DN 可能不是首选。相反，在中枢神经系统（CNS）的敏感性较低的患者中，TrP-DN 可能是首选治疗方案，或者在 TrP 上应用疼痛阈值水平的压迫干预措施。然而，临床医生应该使用生物心理

社会学的临床推理来确定哪种 TrP 释放方法最适合特定患者。

机制

任何治疗干预都应以证据为依据，并以科学证据、临床医生的判断、专业知识和临床决策为基础（Dommerholt，2012）。由于 TrP 释放方法涉及机械和神经生理机制，因此很难确定其确切的治疗机制。事实上，TrP 释放方法是辅助性的，因为它们可以在不同的组织水平起作用，包括紧绷肌带、TrP 区域、肌肉组织和周围的筋膜。TrP 释放方法的治疗目的是终止循证综合 TrP 假说的恶性循环（Simons et al.，1999）。这一病因假说的最新版本是目前最全面的框架，可用来解释 TrP 的形成和指导治疗管理（Gerwin et al.，2004）。根据这一假说，任何 TrP 释放方法都应注重通过逆转观察到的缺氧和低 pH，以及通过降低肌肉疼痛感受器的兴奋性来减少 TrP 相关症状。

• 从机械学角度，有人提出 TrP 释放方法，是以竖直或垂直的方式压缩肌肉，使肌肉肌节的长度相等。如果肌肉同时收缩，这种效果会增加（Fernández-de-las-Peñas et al.，2011）。可以沿着 TrP 紧绷肌带或跨越 TrP 紧绷肌带施加 TrP 释放干预。通过应用这些干预措施，临床医生将对紧绷肌带和周围筋膜进行横向或纵向动员。

• 值得注意的是，TrP 释放方法的机械性效应还涉及黏弹性特性和（或）周围

筋膜行为的变化（Langevin，2013）。事实上，沿着绷紧肌带施加的纵向抚触似乎是非常类似的神经肌肉技术方法（Chaitow & DeLany，2008）。

• 有人建议对软结缔组织应用连续的机械性刺激，特别是压缩或拉伸，会产生压电效应，从而将结缔组织的"凝胶"状态修正为溶质状态。事实上，已经证明，为了在筋膜的黏弹性特性中产生持久的变化，机械性刺激应用应该长达60秒（Chaudhry et al.，2007）。

• 霍等人（Hou et al.，2002）研究了应用TrP压力释放所需的时间，并称该干预一般持续90秒。因此，针对TrP的压迫性干预很有可能也会引起周围筋膜的变化。在这种情况下一些作者提出，TrP释放方法以类似于筋膜方法的方式参与治疗，包括机械转导过程（Dommerholt，2012）。

• 正如斯泰科（Stecco，2004）所建议的那样，筋膜手法治疗®也可能在TrP释放中发挥更大的作用。类似地，结缔组织松弛似乎需要对筋膜进行至少持续10分钟的静态拉伸（Langevin，2013）。

从神经生理学的角度来看，也有一些相关理论。

• 霍等人（Hou et al.，2002）认为疼痛减轻可能是TrP区反应性充血或脊髓反射机制诱导肌肉放松所致。反应性充血可能与TrP区域存在的缺氧逆转有关，肌肉血液循环随之增加（Gerwin et al.，2004）。

• 此外，由机械性刺激引起的肌肉松弛可以激活脊柱的反射性机制，包括门控机制（Dommerholt & McEvoy，2010）。

• α-感觉传入纤维、δ-感觉传入纤维通过TrP释放干预诱导的伤害性机械刺激，会激活门控机制。这种激活可在TrP上引起节段性的伤害性效应（Fernández-de-las-Peñas et al.，2011）。

• 这种阶段性镇痛效应以活跃性TrP是外周痛觉的来源为前提，即TrP附近的缓激肽浓度、降钙素相关基因肽、P物质、肿瘤坏死因子-α、白细胞介素1β、IL-6和IL-8、5-羟色胺及去甲肾上腺素活性都显著高于潜在TrP或non-TrP点附近区域（Shah et al.，2008）。目前，尚不清楚是否所有TrP释放方法的治疗效果，特别是牵涉性疼痛的减少，都与背角神经元疼痛效应的减少有关。

• 第二种潜在的神经生理学机制是大脑区域的激活，特别是下行抑制性疼痛机制（Niddam，2009）。在TrP区域施加的伤害性刺激似乎激活了痛觉神经基质。

• 这些机制也主要涉及TrP-DN；然而，考虑到TrP-DN是一种会引起疼痛的干预，因此对神经系统来说它是一种伤害性输入，与神经生理学机制更具相关性（Dommerholt & Fernández-delas-Peñas，2013）。

• 众所周知，TrP-DN可减少节段性伤害性输入（Srbely et al.，2010）。事实上，尽管没有研究调查过TrP-DN对皮质区激活的影响，但有证据表明将针插入针灸和非针灸穴位的过程涉及边缘系统和下行抑制通路的激活（Dommerholt & Fernández-de-las-Peñas，2013）。

• 尽管如此，针刺给筋膜带来的机械性效应也不应忽略，因为每次将针穿过皮肤插入 TrP 时，针头都会穿过多层筋膜（Langevin，2013）。

• 已经证明用（旋转）针拉伸结缔组织可以拉伸并降低组织张力，使成纤维细胞变平并重塑细胞骨架。因此，针的机械性刺激可以激活机械转导（Langevin，2013）。

• 由于临床医生在针刺期间（即旋转或进出）会伴随针头的不同运动，因此胶原束可能会黏附在针头上，从而在针头附近形成一小块胶原蛋白（Langevin，2013）。因此，针灸针可用于产生皮下及更深的结缔组织层持续的和局部的拉伸。

方案

根据患者的特征和临床经验，可以在临床实践中使用多种 TrP 释放方法。它们在使用的压力大小、有无疼痛、技术持续时间、组织位置及是否使用主动收缩等方面都有所不同（Fernández-de-las-Peñas et al.，2011；Fernández-delas-Peñas & Pilat，2011）。

研究 TrP 释放方法（Vernon & Schneider，2009）和 DN（Furlan et al.，2005；Tough et al.，2009）有效性的几项系统综述已经发表。与手动释放方法相关的结论是，有证据表明其适用于短期缓解，但不适用于中期和长期效果保持。自从科克拉内在一篇综述发表了可用于下背痛患者的证据以来，TrP-DN 的有效性一直存在争议（Furlan et al.，2005），但最近的一项综述得出的结论是，与标准化护理相比，TrP-DN 的证据是有限的（Tough et al.，2009）。然而，由于大多数研究将 TrP 释放方法或 DN 作为单一模式进行研究，因此很难从现有证据中得出临床结论，而临床医生则往往会采用多种模式的治疗方法。事实上，目前的研究表明，当感觉到身体有危险需要采取特定的行动时，疼痛是由大脑产生的。因此，考虑患者的整体情况对于治疗方法的选取至关重要。

包括 TrP-DN 在内的 TrP 释放方法的效果不能独立于生物心理社会学模型来考量，必须从疼痛科学的角度来看待，因为将任何 TrP 释放方法都严格地视为解决局部肌肉病理学的工具是不够充分的（Dommerholt & Fernández-de-las-Peñas，2013）。

在作者的临床实践中，压力水平、施用持续时间和组织的位置（缩短、拉伸）将取决于患者所呈现的 CNS 的敏化程度和 TrP 的易兴奋性。

• 霍等人（Hou et al.，2002）提出了另一种替代压缩方法，即使用低于疼痛阈值的低压力、持续较长时间（即 90 秒）或超过疼痛阈值（疼痛耐受性）的高压力、持续较短时间（即 30 秒）。

• 临床医生应考虑 TrP 释放方法还涉及周围筋膜在被施加至少 60 秒负荷后的黏弹性特性或行为变化（Chaudhry et al.，2007）。

• 表 20.1 总结了不同形式的 TrP 压缩

的临床应用：缺血性压缩、压力释放、摆位放松术或位置释放疗法和脉冲压缩或间歇压缩。

• 基于压迫性干预的 TrP 释放方法可应用于几种慢性和急性疼痛病症，包括机械性颈部疼痛、肩痛、肘部疼痛、髋部疼痛、膝关节疼痛、颞下颌疼痛、头痛、纤维肌痛和鞭打，目的是减轻疼痛，改善运动受限范围和（或）改善功能。

• 手动技术取决于患者的 CNS 兴奋程度：对于具有高灵敏度的患者，可以使用无痛 TrP 释放方法，如摆位放松术或位置释放疗法，而在敏感度低的患者中，可以使用更强烈的干预措施，如缺血性压迫（图 20.1a）。

• 另一种 TrP 释放方法是按摩，可以沿着（纵向抚触）或跨越（横向抚触）紧绷肌带进行。沿紧绷肌带施加的纵向抚触有时与神经肌肉方法联合应用（Chaitow & Delany，2008）。请参考第十五章。

• 在这种特殊方法中，纵向抚触（滑动、滑行）在包含 TrP 的紧绷肌带上进行。一般用拇指（图 20.1b）、肘部或指关节实施。在可以通过触诊钳抓住紧绷肌带的肌肉中，用钳形夹具进行抚触（图 20.1c）。同样，压力程度和滑动速度将取决于组织的兴奋性和张力。在作者的临床经验中，最好的结果来自对受影响组织的重复性抚触（6~10 次）。

• 由于 TrPs 位于活跃组织中（即肌肉或筋膜），动态干预将给部分患者带来受益。在这些方法中，临床医生将应用 TrP 释放方法，如 TrP 压力释放或纵向抚触，同时结合受影响肌肉的收缩或伸展（Fernández-de-las-Peñas et al.，2011）。

• 一种可能的组合是，在手动压缩期间，要求患者在活动范围内移动该节段。动态技术包括临床医生沿着紧绷肌带施加

表 20.1　不同的激痛点（TrP）压缩释放法

压缩方法	肌肉位置	压缩程度	压力时间	技术持续时间
缺血性压迫	充分延长	足以诱发中度疼痛的范围为 3~6 或 7（其中 10 为最大值）。	直到疼痛减少 50%~75%	最多 90 秒
TrP 压力释放	部分延长或处于中立位	通常是无痛的（组织屏障的第一感觉）	直到治疗师察觉到 TrP 或绷紧肌带释放	最多 90 秒
摆位放松术	神经性静止（通常是缩短）	疼痛减轻 70%~80%	始终保持不变	90 秒
脉冲缺血性压缩	中立位或者处于第一个抵抗性屏障处，也就是不延长	持续 5 秒的压迫，引起 5~6 级疼痛，然后保持 3 秒无压力状态，重复上述操作直到局部或牵涉性疼痛改变或组织阻力减少	施加压力持续，然后保持 3 秒的无压力状态，重复这一操作	最多 90 秒或直到感到疼痛变化，或感觉到紧绷肌带释放。

NPRS：数字化疼痛等级量表（0~10）。

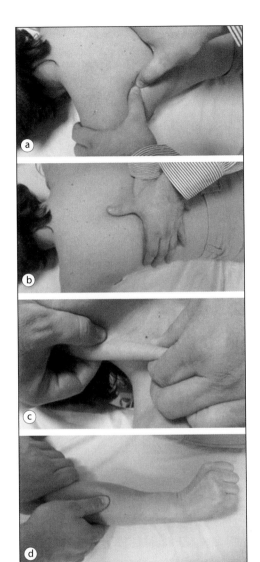

图 20.1　不同的激痛点（TrP）释放方法。（a）针对冈下肌 TrP 的缺血性压迫干预。（b）沿脊椎旁肌肉 TrPs 上的紧绷肌带进行纵向抚触。（c）沿着胸锁乳突肌 TrPs 上的紧绷肌带进行与钳形触诊相结合的离心纵向抚触。（d）动态干预：当患者同时并主动地伸展手腕时，沿着腕部伸肌 TrP 的紧绷肌带进行纵向抚触

纵向抚触的方法，同时要求患者移动该节段（图 20.1d）。

• 这些技术的机制尚不清楚，但可能与筋膜内帕齐尼体和鲁菲尼机械感受器的激活有关，这些机械感受器存在于所有类型的致密的特定结缔组织中（Schleip et al., 2005）。

• 拉伸方法也包括在 TrP 释放方法中：被动拉伸（治疗师在没有患者参与的情况下被动拉伸受影响的肌肉）、主动伸展（患者在没有治疗师参与的情况下主动伸展肌肉）、喷雾／拉伸或等长收缩后的放松／收缩-放松-释放（MET）。

• MET 涉及对肌肉屏障施加力的准确位置（TrP 紧绷肌带阻力屏障的第一个迹象），肌肉的等长收缩与治疗师施加的高强度的反作用力相抵抗，随后患者放松并接触新的组织屏障，或延伸跨越之前的屏障。等长收缩的力和持续时间应与组织的兴奋性相适应，范围为 3～9 秒（见第十三章）。

• 肌肉能量干预的治疗机制可以是结缔组织暂时延长和结缔组织可塑性变化的组合。最后实施的非手动 TrP 释放方法包括 TrP-DN。由于存在自主反应的风险，建议患者在接受任何针刺治疗的过程中保持卧姿。对于每块肌肉来说，首先需要确定的是其解剖学标志的位置，包括肌肉的边缘位置和任何与之相关的骨结构。也就是说，在对冈下肌的激痛点实施干针疗法（DN）时，先要确定肩胛骨和肩胛棘的内侧和外侧边界。

• 尽管业内对是否有必要对皮肤进行消毒尚未达成共识，但在任何 TrP-DN 干

预之前用酒精清洁周围皮肤是常见的做法（Dommerholt & Fernández-de-las-Peñas，2013）。

• 对于 TrP-DN，建议使用套管针灸针（简称套管针）。将套管置于覆盖 TrP 的皮肤上，并将针快速刺入皮肤。然后移除套管，通过将针头拉回皮下组织（但不要拉出皮肤）和变换针刺方向（图 20.2），来使针头进出 TrP 区域。

• TrP-DN 的目的是引起局部的抽搐反应，这可以表明 TrP 确实已失活（Hong，1994）。在一些肌肉或患者中，如果未引发明确的局部抽搐反应，进行 TrP-DN 期间引起的牵涉性疼痛感也可被视为针刺成功

练习

• 临床医生根据患者的病史进行推理，怀疑右侧胸锁乳突肌中存在 TrP。患者患有位于太阳穴和眼眶周围的单侧头痛。

• 临床医生触诊右侧胸锁乳突肌，并在肌肉周围进行钳形触诊，寻找活跃的 TrP。在检查期间，在肌腹部位发现两个疼痛点。

• 其中一个点会在治疗师压迫患者 6 秒后引起头部的牵涉性疼痛（也就是说这个点就是 TrP）。另一个点只出现了局部疼痛和压痛，而没有引发牵涉性疼痛。

• 临床医生决定使用手动释放方法对这一活跃性 TrP 进行治疗。首先尝试使用缺血性压迫法。在 TrP 上进行钳形触诊并抓起肌肉，然后临床医生开始压缩肌肉直至出现中度疼痛。

• 在压缩持续 15 分钟后，患者表示压缩引发了头部的牵涉性疼痛并且感觉特别不舒服。临床医生决定降低干预的强度，并保持与组织抵抗相当的压力水平（即 TrP 压力释放）。

• 因此，压缩的强度保持在与组织抵抗相当的水平上，这基本上不会使患者产生不适。

• 在治疗 20 秒后，组织抵抗力释放，临床医生再次增加压缩强度直至触及下一个组织屏障。重复这种程序 3～4 次。

• 在压缩性干预完成后，TrP 的手动触诊不会再引发牵涉性疼痛，但是由于紧绷肌带 TrP 的存在，右侧胸锁乳突肌仍然会有压痛和轻微疼痛。这时，临床医生决定沿着远离 TrP 的紧绷肌带实施纵向抚触。

• 临床医生用双手以钳形触诊的方式抓住 TrP 区域内的肌肉。然后施加与组织抵抗力水平相当的压力，并持续 5～10 秒。

• 此时，以离心的方式在远离 TrP 的方向上沿着紧绷肌带施加纵向抚触。以在组织屏障上的强度水平进行抚触，动作的速度要缓慢且平滑。重复这一程序 3～4 次。

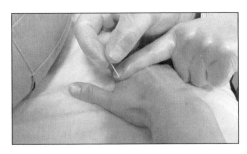

图 20.2　拇指内收肌 TrP 上的激痛点干针疗法（TrP-DN）

完成的指标（Dommerholt & Fernández-de-las-Peñas，2013）。

• 在实施 TrP-DN 之后，必须完成止血以预防和（或）减少局部出血。应该注意的是，TrP-DN（以及所有激痛点失活程序）应该与其他的干预措施结合实施，以恢复和维持活动范围并促进正常功能的恢复。

参考文献

[1] Chaitow L 2007 Positional release techniques. Churchill Livingstone, Edinburgh.

[2] Chaitow L, DeLany J 2008 Clinical application of neuromuscular techniques, 2nd edn. Vol 1: The upper body. Churchill Livingstone, Edinburgh.

[3] Chaudhry H et al 2007 Viscoelastic behaviour of human fasciae under extension in manual therapy J Bodywork Mov Ther 11:159–167.

[4] Dommerholt J 2012 Trigger point therapy. In: Schleip R, Finley T, Chaitow L, Huijing P (eds) Fascia in manual and movement therapies. Churchill Livingstone Elsevier, Edinburgh.

[5] Dommerholt J, McEvoy J 2010 Myofascial trigger point release approach. In: Wise CH (ed) Orthopaedic manual physical therapy: from art to evidence. FA Davis, Philadelphia.

[6] Dommerholt J, Fernández-de-las-Peñas C (eds) 2013 Trigger point dry needling: an evidenced and clinical-based approach. Churchill Livingstone Elsevier, London.

[7] Fernández-de-las-Peñas C et al 2011 Manual treatment of myofascial trigger points. In: Fernández-de-las-Peñas C, Cleland J, Huijbregts P (eds) Neck and arm pain syndromes: evidence–informed screening, diagnosis, and conservative management. Churchill Livingstone Elsevier, London, pp 451-61.

[8] Fernández-de-las-Peñas C, Pilat A 2011 Soft tissue manipulation approaches to chronic pelvic pain (external). In: Chaitow L, Lovegrove R (eds) Chronic pelvic pain and dysfunction: practical physical medicine. Churchill Livingstone Elsevier, London.

[9] Furlan AD et al 2005 Acupuncture and dryneedling for low back pain. Cochrane Database Syst Rev 1:CD001351.

[10] Gerwin RD et al 1997 Inter-rater reliability in myofascial trigger point examination. Pain 69:65–73.

[11] Gerwin RD et al 2004 An expansion of Simons' integrated hypothesis of trigger point formation. Current Pain Head Reports 8:468–475.

[12] Hong CZ 1994 Lidocaine injection versus dry needling to myofascial trigger point. The importance of the local twitch response. Am J Phys Med Rehabil 73:256–63.

[13] Hou CR et al 2002 Immediate effects of various physical therapeutic modalities on cervical myofascial pain and trigger-point sensitivity. Arch Phys Med Rehabil 83:1406–14.

[14] Langevin HM 2013 Effects of acupuncture needling on connective tissue. In: Dommerholt J, Fernández-de-las-Peñas C (ed) Trigger point dry needling: an evidenced and clinical-based approach. Churchill Livingston Elsevier, pp 29–32.

[15] Niddam DM 2009 Brain manifestation and modulation of pain from myofascial trigger points. Current Pain Headache Report 13:370–5.

[16] Schleip R et al 2005 Active fascial contractility: fascia may be able to contract in a smooth muscle-

like manner and thereby influence musculos-keletal dynamics. Med Hyp 65:273–7.

[17] Shah J P et al 2008 Biochemicals associated with pain and inflammation are elevated in sites near to and remote from active myofascial trigger points. Arch Phys Med Rehabil 89:16-23.

[18] Simons DG et al 1999 Travell & Simons' Myofascial pain and dysfunction: the trigger point manual: the upper half of body. Williams & Wilkins, Baltimore.

[19] Simons DG 2002 Understanding effective treatments of myofascial trigger points. J Bodywork Mov Ther 6:81–8.

[20] Srbely JZ et al 2010 Dry needle stimulation of myofascial trigger points evokes segmental anti-nociceptive effects. J Rehabil Med 42:463–468.

[21] Stecco L 2004 Fascial manipulation for muscu-loskeletal pain. Piccin, Padova.

[22] Stecco C et al 2011 Hyaluronan within fascia in the etiology of myofascial pain. Surgical Radiol Anat 33: 891–6.

[23] Tough EA et al 2009 Acupuncture and dry needling in the management of myofascial trigger point pain: a systematic review and meta-analysis of randomised controlled trials. Eur J Pain 13: 3–10.

[24] Vernon H, Schneider M 2009 Chiropractic management of myofascial trigger points and myofascial pain syndrome: a systematic review of the literature. J Man Physiol Ther 32: 14–24.